Milchchemisches Praktikum

Zum Selbstunterricht und Gebrauch
an milchwirtschaftlichen Laboratorien

zusammengestellt
von

Dipl.-Ing. **Oskar von Sobbe**
Assistent an der Versuchsstation für Molkereiwesen zu Kiel

Leipzig 1913
Verlag von Veit & Comp.

Druck von A. Th. Engelhardt in Leipzig.

Vorwort.

Im Jahre 1912 erschien aus der Feder des Herausgebers das „ABC des Molkereibeamten“, ein milchwirtschaftliches Lehrbuch, in welchem an der Hand praktischer Beispiele in gedrängter Kürze die gebräuchlichsten Methoden der Milch-, Butter-, Käse- usw. Untersuchung geschildert sind. In enger Anlehnung an dasselbe soll jetzt eine Neubearbeitung des Buches in die Öffentlichkeit gelangen unter dem Titel „Milchchemisches Praktikum“ und die Bestimmung haben, nicht allein vorgeschrittenen Landwirten und Molkereibeamten die nötigen Fingerzeige zu geben, sondern auch Chemiker und Apotheker, die sich auf dem Gebiete der Milchkunde spezialisieren wollen, in dieses so überaus wichtige Gebiet einzuführen. Bei der Abfassung des Buches wurde weniger Wert darauf gelegt, die zahlreichen Operationen und ihre Modifikationen möglichst vollständig aufzuzählen, als vielmehr darauf, sie derart zu beschreiben, daß der Anfänger auch in Abwesenheit des Assistenten dieselben darnach selbständig ausführen kann. Viele allgemeine Betrachtungen, welche sich auf das Wesen und die allgemeine Bedeutung der Untersuchungen beziehen, sollen den Zweck verfolgen, daß der Studierende sich schon beim praktischen Arbeiten auch möglichst vielseitige theoretische Kenntnisse aneigne, da dieselben, unter diesen Umständen erworben, weit besser haften als an der Hand eines rein theoretischen Buches. In Verfolgung dieser Aufgabe habe ich mich bemüht, alle einschlägige Literatur zu verwenden und zahlreiche Erläuterungen zu geben, und hoffe, daß das Buch günstige Aufnahme finden möge, umsomehr als es keinem Zweifel unterliegt, daß die Untersuchung nicht allein der Milch und ihrer Produkte, sondern auch der zum Molkereibetriebe erforderlichen Hilfsstoffe von weitgehendster Bedeutung ist. Sollten sich beim Gebrauche des Buches irgendwelche fühlbaren Lücken ergeben, so bitte ich die Herren Fachgenossen, welche sich mit dem Werkchen befreundet haben, mich auf etwaige Mängel aufmerksam zu machen.

Kiel, 1913.

Oskar von Sobbe.

Inhaltsübersicht.

Einleitung.

Da die Milchwirtschaft, die sich in den letzten Jahrzehnten mächtig entwickelt hat, heutigen Tags in der Periode ihrer Blütezeit steht, so ist es wohl nicht mehr als recht und billig, wenn in der Einleitung des Buches „Das Milchchemische Praktikum" nicht allein dem Werte der Milch als Nahrungsmittel für Kinder, Erwachsene und Kranke das Wort geredet, sondern auch der Bakterienkunde der Milch ein gebührender Platz eingeräumt wird. Demgemäß zerfällt die Einleitung in zwei Abschnitte, von denen der eine über den Wert der Milch als Volksnahrungsmittel, der zweite über die Bakterienkunde der Milch handeln wird.

a) Neben den Milchen verschiedener anderer Haustiere, die nur eine untergeordnete Bedeutung haben, kommt für die Milchwirtschaft hauptsächlich die Milch des Rindes, die Kuhmilch, in Betracht; sie nimmt im allgemeinen die hervorragendste Stellung ein, weil sie nicht nur in größter Menge erzeugt wird, sondern auch als unmittelbares menschliches Nahrungsmittel, sowie zur Herstellung von Butter und Käse am meisten Verwendung findet.

Die Milch besteht hauptsächlich aus Wasser, Fett, Käsestoff, Eiweiß, Milchzucker und Mineralsalzen, von welch letzteren der phosphorsaure Kalk als Knochenbildner die bedeutendste Rolle spielt. Da sie diese für den Menschen unentbehrlichen Nährstoffe in leicht verdaulicher Form enthält, so liegt darin ihre hohe Bedeutung als Volksnahrungsmittel begründet. In Rücksicht darauf, daß die organischen Bestandteile der Milch (Fett, Eiweiß, Milchzucker) in einer Form in ihr enthalten sind, die eine vollständige Aufnahme derselben durch den menschlichen Organismus gestattet, kann es als wahrscheinlich gelten, daß die Verwertung jener Bestandteile bei einer längeren Anwendung der Milch, insofern diese dem Körper nicht im Übermaß zugeführt wird, nahezu vollständig vor sich geht.

Unter den verschiedenen Nahrungsstoffen wird das Fett der Milch weit besser verwertet, als das des Fleisches. Vergleicht man in Bezug hierauf das Fett des Eies, welches als ein für die menschliche Ernährung von der Natur vorgesehenes Erzeugnis angesehen werden kann, mit dem der Milch, so findet man keine erhebliche Abweichung in der Verwertung dieses Nährstoffes bei beiden Nahrungsmitteln; denn das Milchfett wird durch den Organismus ebensogut verwertet wie das Fett des Eies. Weit wichtiger als das Fett sind die Eiweißstoffe; die hohe Bedeutung des Eiweißes für die Ernährung ist allgemein bekannt, seit Liebigs grundlegende Forschungen es zum wichtigsten aller Nährstoffe und zur hauptsächlichsten Quelle aller Muskelkraft gemacht haben. Daher kann auch das Bier wegen seiner Armut an stickstoffhaltigen Bestandteilen die Fleischnahrung niemals ganz ersetzen; als Beweis dafür dient die Tatsache, daß die Biertrinker ihren Eiweißbedarf mit Vorliebe in Käse, dem wichtigsten Milcherzeugnisse, zu decken suchen. Eine ähnliche Rolle wie die Eiweißstoffe spielen bei der Ernährung die unter dem Namen „Kohlehydrate" bezeichneten Nährstoffe, zu denen der in der Milch vorkommende Zucker gehört. Sie sind für die Ernährung der Tiere sowohl als des Menschen von außerordentlicher Wichtigkeit; denn es ist unwiderleglich bewiesen, daß diese stickstofffreien Nährstoffe bei ihrem Verbrauch im Körper Muskelkraft zu liefern vermögen.

Wie die Tiermilch für den Aufbau des tierischen Skeletts unbedingt erforderlich ist, so muß den Säuglingen die Wohltat der Mutterbrust oder eine künstliche Milchernährung zuteil werden, wenn die körperliche Entwicklung des Kindes eine normale sein soll. Daraus folgt schon, daß, wenn es durchaus nicht möglich ist, ein Kind an der Mutterbrust aufzuziehen, der schwache Magen des Säuglings eine möglichst gleichwertige, leicht verdauliche Nahrung braucht. Man greift zur Kuhmilch. Für die Kinder in den ersten Lebensjahren gilt dasselbe; auch für sie bildet die Milch das wichtigste Nahrungsmittel, das die Natur bietet. Die Kinder brauchen notwendig Milch und sie genießen nichts lieber als Milch; sie wird aber vom Kindermagen oft schwer vertragen. Daher gebe man Kindern, die an schwachem Magen leiden, oder die aus irgend einem Grunde auf leichte Kost gesetzt werden sollen, eine aus Milch und folgendem Pulver bereitete Suppe: 250 g Stampfzucker, 150 g Kartoffelmehl, 75 g Gerstenmehl, 50 g Kakao werden gut miteinander vermischt und in einer Blechbüchse aufbewahrt. Ein Eßlöffel dieser Mischung genügt für ½ Liter Milch, bei Kindern unter 1 Jahre 1—2 Kaffeelöffel für eine Flasche. Die Kinder nehmen das Getränk sehr gern, und auch für Genesende ist es als Frühstücks- und Abendkost sehr empfehlenswert.

Es ist eine wahre Versündigung gegen Gesundheit und Leben des Kindes, ihm die Milch zu entziehen. Durch das fortwährende Streben, sämtliche Milch auf Butter und Käse zu verarbeiten, wird der Unterernährung in erheblichem Maße Vorschub geleistet, um so mehr als diese Entziehung zur Folge die Zuflucht zu einem der Milch niemals in seinem Werte gleichkommenden Ersatzmittel hat. Auf dem Lande z. B. wächst die Höhe der Kindersterblichkeit mit der Größe des Milchexportes, schreibt Prinzing-Ulm, welche Erscheinung zum größten Teile der starken Vermehrung der Molkereien zuzuschreiben ist. In löblicher Weise hat eine lothringische Molkerei an ihrem Eingang in großen Buchstaben geschrieben:

Erst fürs Kind, dann fürs Rind,
Was noch frei, zur Molkerei!

Ganz unentbehrlich ist die Milch auch für Kranke und Schwache.

Nicht so nötig ist der Milchgenuß dagegen für Erwachsene, die sich in einem gut entwickelten körperlichen Zustande befinden. Immerhin sollte auch für sie die Mahnung dienen: Je mehr Milch, desto mehr Nahrung und Kraft. Es ist ja aus dem alltäglichen Leben zur Genüge bekannt, leider jedoch zu wenig beachtet, daß die Milch frische Wangen und frohe Gesichter macht, gesundes Blut, starke Knochen und rüstige Arbeitskraft gibt.

Weshalb die Milch ein so mustergültiges Nahrungsmittel ist, folgt aus ihrer Zusammensetzung, die aus Fett, Eiweiß und Kohlehydraten besteht, Stoffe, die der Mensch zum Leben unbedingt nötig hat, ohne deren Einverleibung er allmählich dahinsiechen würde. Nach Feststellungen des bekannten Physiologen Karl von Voit bedarf ein erwachsener Mensch bis zu 118 g Eiweiß 50 g Fett und 500 Gr. Kohlehydrate pro Tag zu seiner vollen Ernährung. Nicht zu unterschätzen ist daneben der Gehalt der Milch an mineralischen Bestandteilen, die zum Aufbau des Knochengerüstes dienen. Diese Bestandteile sind zum Teil in dem in der Milch enthaltenen Wasser gelöst, zum Teil darin sehr fein verteilt. Der hohe, bis zu 87,75 Prozent betragende Wassergehalt macht die Milch auch zu einem vorzüglichen Durststillungsmittel, sodaß sie uns gewissermaßen Speise und Trank zu gleicher Zeit bietet. Welch erfrischendes Labsal in der Hitze des Sommers ein Glas Milch ist, weiß jeder, der es nicht verschmäht hat, aus eigener Erfahrung. Den nach Erfrischung Dürstenden bietet die Milch in ihrer Eigenschaft sowohl als Vollmilch, wie auch als Mager- oder Buttermilch ohne Zweifel einen kühlenden Trank. Somit ist die Milch auch als ausschließlich angewandte Nahrung bei den verschiedenen Altersstufen des Menschen das von der Natur dargebotene, vorzüglichste und mustergültigste Nahrungsmittel. In fast allen größeren Betrieben, wo die Muskelkraft und die Arbeitsausdauer der Leute in Anspruch genommen werden, hat sich die Milch als Erfrischungs- und Stärkungsgetränk vorzüglich eingeführt. Selbst die kalte Jahreszeit tut dem steigenden Milchverbrauch keinen Abbruch, da die schwach erhitzte Milch in geschlossenen und fest zugedeckten Wagen so warm wie möglich an die Arbeiter geliefert wird.

Der Milch nahe kommt in ihrer Eigenschaft als Durststillungsmittel das frische, natürliche Obst, welches außer seinen erfrischenden Eigenschaften noch einen ziemlich bedeutenden Nährwert besitzt und wegen seines ebenfalls sehr hohen Wassergehaltes als Durststillungsmittel allen anderen Ersatzgetränken, denen der Nährwert fehlt, entschieden vorzuziehen ist.

Für die Hausfrau hat die weit billigere Milch einen noch ganz besonderen Wert insofern, als sie sich zur Bereitung von allerhand leckeren Gerichten und Speisen vorzüglich eignet und daher in der Küche niemals fehlen sollte. Für den Haushalt werden die Milcherzeugnisse noch viel zu wenig gewürdigt; hierher gehören namentlich auch die verschiedenen Käsesorten, die in Verbindung mit Butterbrot das Fleisch der Abendmahlzeit vollkommen ersetzen können.

Aus vorstehendem geht zur Genüge hervor, daß die Aufgabe, welcher die Milchwirtschaft für die Volksernährung zu genügen hat, darin besteht, in der Milch Armen und Reichen eine gleich wertvolle Speise, den Kindern das beste Ersatzmittel für die Muttermilch und Kranken und Schwachen Erquickung und Labsal zu bieten. In der Butter soll sie Tisch und Küche mit dem edelsten Speisefett versorgen und in den Käsen teils kräftige Nahrungsmittel, teils hochgeschätzte Genußmittel liefern.

Es ist aber nicht zu leugnen, daß beim Genusse der Milch eine gewisse Vorsicht am Platze ist; denn eine frischermolkene Milch, die bis zu ihrer Ablieferung in den Haushalt nicht die sorgfältigste Behandlung erfährt, ist zum Frischgenuß ungeeignet. Um sich daher vor Gefahren, die der Genuß roher Milch mit sich bringen kann, zu bewahren, sollte die Milch selbst von Erwachsenen nur in gekochtem Zustande genossen, Säuglingen und kleinen Kindern nie anders als in sterilisiertem Zustande gereicht werden. Reinlichkeit und Abkühlung der Milch sind daher, abgesehen von der die Tötung der Keime bezweckenden Behandlung, dem Sterilisieren, Maßnahmen, deren strengste Befolgung die beste Gewähr für eine günstige Nährwirkung des Milchgenusses leistet. Es gilt dies nicht nur für die Kindermilch, sondern auch für die sogenannte Kurmilch, die besonders Genesenden und Schwachen eine gedeihliche Nahrung darbieten soll. Kindern wie Erwachsenen darf die Milch als Nahrungsmittel nicht entzogen und durch minderwertige Kunsterzeugnisse ersetzt werden. Man muß dringend wünschen, daß die Milch als Nahrungsmittel nicht nur bei Kindern, sondern auch bei Erwachsenen nicht weniger, sondern mehr Eingang findet. Die Kinder sollten soviel Milch wie irgend möglich erhalten, und für Erwachsene ist sicherlich die Milch ebenfalls ein sehr wertvolles Nahrungsmittel; denn

Was der Mensch noch trinken kann,
Das ist die Milch, die nährt den Mann,
Macht frisch das Herz nicht bloß allein,
Auch klar den Kopf und stramm die Bein'.

Die Frage der Kindersterblichkeit findet erfreulicherweise immer mehr öffentliche Beachtung, da man erkannt hat, daß von der Gesundheit und von dem Gedeihen der jüngsten Generation das Wohl und die Zukunft des ganzen Volkes abhängt. Einwandfrei ist festgestellt worden, daß der größte Teil von den 400000 Kindern, welche jährlich vor dem ersten Lebensjahre sterben, nicht infolge schwächlicher

Veranlagung, sondern durch falsche, unzweckmäßige Ernährung sterben.

Betrachtet man also die Milch vom biologischen Standpunkte aus, so muß ihre Zusammensetzung uns als eins der vielen großen Wunder der schaffenden Natur imponieren. Vom Standpunkte der Ernährungslehre aber müssen wir sie als den wichtigsten Bestandteil unserer Nahrung anerkennen.

b) Es ist bereits erwähnt worden, daß beim Genusse der Milch eine gewisse Sorgfalt am Platze ist, da sie für die Entwicklung aller möglichen schädlichen und harmlosen Bakterien einen günstigen Nährboden bietet. Die Hauptgefahr für die Gesundheit der Menschen liegt in der Eigenschaft der Milch, durch Infektion mit kleinen Lebewesen einer schädlichen Veränderung zu unterliegen. Daher soll der zweite Teil der Einleitung in kurzen Zügen der Bakterienkunde der Milch gewidmet sein.

Bakterien sind einzellige Lebewesen niedrigster Stufe und geringster Größe und bestehen aus einer Hülle (Membran) und einem breiigen eiweißartigen Inhalt (Protoplasma). Alle Bakterien ohne Ausnahme zeichnen sich durch eine ungeheure Vermehrungsfähigkeit (vegetative Form) aus, welche sie zur Auslösung großer und folgenreicher Erscheinungen befähigt. Eine größere Zahl der Bakterien zeichnet sich durch eine mehr oder weniger große Beweglichkeit aus, die je nach der Form verschieden ist und die kleinen Lebewesen in den Stand setzt, Orte, an denen die Lebensbedingungen ungünstig sind, zu verlassen. Bei einer größeren Zahl von Bakterien wiederum fehlt diese Beweglichkeit, dafür bildet sich beim Eintritt ungünstiger Lebensbedingungen eine besondere Form heraus, welche sie befähigt, die ungünstige Zeit zu überdauern (Spore). Da die Sporen hohen Temperaturen widerstehen können, so finden sich solche in der sterelisierten Milch vor und verursachen, sobald sie günstige Lebensbedingungen wieder angetroffen haben und zu vermehrungsfähigen Bakterien ausgewachsen sind, durch ihre Arbeit die Zersetzung der Milch.

Man unterscheidet in der Hauptsache Bakterien in Kugelgestalt Kugelbakterien oder Kokken), Bakterien von Stäbchengestalt (Stäbchenbakterien) und Bakterien von Schraubenform (Schraubenbakterien). Die Kokken kommen vor als einzelnliegende, als doppelte Kokken und als in einer Kette liegende Kokken (Streptokokken).

Außer Bakterien kommen in der Milch Hefen und gewisse Schimmelpilze vor. Von den Hefen, die bedeutend größer als die Bakterien sind und sich durch Sproßung d. h. durch Ansetzen einer oder mehrerer Tochterzellen an eine bereits existierende Zelle vermehren, sind für die Milch diejenigen von Wichtigkeit, welche den Milchzucker vergären und dabei fruchtartiges Aroma erzeugen. Die für die Milch wichtigsten Schimmelpilze sind der weiße Milchschimmel und der gewöhnliche Pinselschimmel. Die Bakterienflora einer guten frischen Marktmilch setzt sich besonders aus folgenden Vertretern zusammen: Kokken, Milchsäurebakterien, Kurzstäbchchen, Kolibakterien und Sporenbildner.

Die Bakterien wandern von außenher in das Euter und in die Milchdrüse und sind also schon in der Milch enthalten, wenn diese sich noch im Euter befindet. Größere Mengen von Keimen gelangen erst nach dem Melken in die Milch hinein und zwar durch verschiedene Umstände. An dieser Stelle muß auch darauf hingewiesen werden, daß Krankheitserreger auf dem Wege der Blutbahn in das Euter gelangen können. Insbesondere kommt hier für das Milchvieh der bacillus tuberculosis Koch in Betracht, der die in der Milchhygiene so gefürchtete Tuberkulose hervorruft, eine Erkrankung, die unter Umständen durch den Genuß tuberkelbazillenhaltiger Milch sich auch auf die Menschen überträgt. Auf die weiteren vorwiegend für die Milchhygiene in Betracht kommenden Tierseuchen näher einzugehen, würde zu weit führen und den Rahmen des Buches überschreiten. Aseptisch d. h. möglichst keimfrei gewonnene Milch enthält nur wenig Keime und ist sehr viel haltbarer als bei gewöhnlicher Melkweise erhaltene Milch. Wenn auch ein einzelner Bazillus unschädlich erscheint, so ist doch zu bedenken, daß aus dem einen, infolge der riesigen Vermehrungsfähigkeit, unter günstigen Umständen nach etwa 5 Stunden schon 1000 geworden sein können, die alle einmütig auf das Verderben der Milch und ihrer Produkte hinwirken.

Erstes Kapitel.

Allgemeiner Teil.

Definition der Milch.

Unter der allgemeinen Bezeichnung Milch versteht man Kuhmilch mit unverändertem Gehalt (sogenannte Vollmilch oder ganze Milch), wie sie von richtig genährten Kühen durch regelmäßiges, ununterbrochenes und vollständiges Ausmelken gewonnen wird.

Die Milch stellt eine weiß gefärbte, in sehr dünnen Schichten durchscheinende Flüssigkeit dar, die in sich völlig gleichartig ist und neben einem schwachen Geruch einen angenehmen Geschmack besitzt. Das Milchfett befindet sich in der Milch in Form äußerst fein verteilter, winzig kleiner Fettkügelchen, die nicht gelöst, sondern schwebend in ihr enthalten sind, sodaß die Milch als eine emulsionsartige Flüssigkeit erscheint. Die weiße Farbe der Milch und ihre Undurchsichtbarkeit wird weniger durch das in ihr enthaltene Fett, als vielmehr, wie die Magermilch zeigt, durch den Käsestoff bedingt.

Kennzeichen einer guten Milchkuh.

Die Güte der Milch spielt, zu welchem Zwecke auch immer die Milch gebraucht werden soll, die wichtigste Rolle; außerordentlich groß sind daher auch die Anforderungen, welche an sie gestellt werden. Wie das Milchvieh ist, so ist auch die Milch; eine gute Milchkuh lefert stets nur gute Milch, vorausgesetzt, daß sie nicht krank ist. Eiine gute Milchkuh aber erkennt man an verschiedenen Kennzeichen, die einen oft sicheren Schluß auf die Vortrefflichkeit bzw. Minderwertigkeit des Tieres zulassen. Obschon die Besprechung derselben eher in das Gebiet der landwirtschaftlichen Tierarzneikunde, als in ein milchwirtschaftliches, für die Praxis bestimmtes Lehrbuch gehört, so darf doch ihre kurze Erwähnung mit Rücksicht auf das edle Naturprodukt, welches die Kühe liefern, nicht mit Stillschweigen übergangen werden.

Eine gute Milchkuh zeichnet sich durch folgende Zeichen aus:

1. Weibliches Aussehen d. h. eine gewisse Feinheit des Körperbaues und sanftes Wesen. Da die Milchergiebigkeit im engsten Zusammenhange mit dem Geschlechtsleben steht, so ist dieses Merkmal leicht zu verstehen. Ein Tier mit männlichem Aussehen wird nie

eine gute Milchkuh sein, obschon es ja auch möglich ist, daß eine recht fein und weiblich gebaute Kuh einmal eine schlechte Milcherin ist.

2. Eine feine, fernige, leicht verschiebbare Haut.

3. Ein feiner langer Schwanz mit langer Quaste.

4. Weiter Abstand der Wirbelkörper und weite Zwischenrippenräume.

5. Ein gutes Milcheuter. Dasselbe soll viereckige Form zeigen, mit einer feinen plastischen Haut überzogen und mit ganz feinen Haaren bedeckt sein. Die Haut bildet in nicht gefülltem Zustande des Euters Falten und Runzeln.

6. Erscheint die Haut am Euter und in der Spalte wie mit Kleie bestreut, so deutet dies auf eine starke Absonderung der Talgdrüsen hin und verspricht reiche Milchergiebigkeit.

7. Stark entwickelte Afterzitzen.

8. Stark geschlängerte Milchadern.

9. Die Milchadern, die sogenannten Milchbrustgänge, lassen bei ihrem Austritt aus der Bauchhöhle Vertiefungen, die Milchschüsseln, fühlen. Je größer dieselben sind, ein desto besseres Milchzeichen sind sie.

10. Ein gut geformter Milchspiegel.

11. Ein noch wenig beachtetes Milchzeichen äußert sich in einem oder mehreren in der Längsrichtung parallel zur Oberfläche des Rückens über die Rippengegend verlaufenden Streifen und macht den Eindruck, als wenn jemand dem Tiere an der bezeichneten Stelle einen oder mehrere kräftige Schläge mit einem Stock versetzt hätte. Obschon dieses Milchzeichen sehr zweifelhaft scheint, so soll es doch ab und zu von Landwirten beobachtet worden sein.

Es sei aber darauf hingewiesen, daß auch diese Zeichen trügen können, wenigstens einzeln betrachtet, in ihrer Gesamtheit aber lassen sie doch ziemlich sichere Schlüsse zu.

Fütterung der Milchkühe.

Auf Kellners Veranlassung sind die Fragen der besonderen Wirkung der einzelnen Futtermittel eingehend geprüft worden. Viele Meiereien sind eben der Ansicht, manche Futtermittel übten neben der Wirkung der in ihnen enthaltenen Nährstoffe, namentlich beim Milchvieh, noch einen besonderen Einfluß aus; dieser äußere sich in der Menge und dem Fettgehalt der gewonnenen Milch. Insbesondere wird den Palmkern- und Kokoskuchen und dem aus ihnen hergestellten Mehl eine solche Wirkung zugeschrieben; sie sollen den Fettgehalt der Milch erheblich steigern, während einem Gemisch von Erdnußmehl und Maisschrot ein derartiger Einfluß auf die Beschaffenheit der Milch nicht zuzutrauen ist. Das Ergebnis der Prüfungen war in der Hauptsache folgendes: Palmkernkuchen und das aus ihm gewonnene Mehl können im Vergleich zu einem an Nährstoff gleich reichen Gemisch von Maisschrot und Erdnußmehl den prozentischen Fettgehalt und die Menge des ermolkenen Milchfettes erhöhen, ohne dabei gleichzeitig die Milchmenge wesentlich zu beeinflussen. Diese Wirkung der Palmkernkuchen ist deutlich zu beobachten; sie stellt sich nach vollzogenem Futterwechsel zwar meistens sehr bald ein, erreicht aber ihren Höhepunkt in der Regel erst nach 14—20 Tagen, indem das vorangegangene Futter sowohl auf die Milchmenge wie auf den Fettgehalt längere Nachwirkung ausübt.

Werden die Kühe mit Palmkernkuchen gefüttert, so ändert sich auch die Beschaffenheit des Milchfettes; diese Wirkung tritt ebenfalls bloß nach und nach ein, hält aber ziemlich lange Zeit vor, nachdem dieses Futtermittel den Tieren wieder entzogen worden ist. Selbstverständlich darf der Futterwechsel nicht zu plötzlich erfolgen, weil sonst leicht Krankheiten unter den Tieren entstehen können, sondern man muß mit den neuen Futtermitteln nur ganz allmählich und in kleinen Mengen beginnen.

Was den Grad der Wirkung der Palmkernkuchen anbelangt, so ist er bei den einzelnen Kühen sehr verschieden. Im allgemeinen tritt die Wirkung auf die Menge des Milchfettes um so stärker hervor, je mehr Milch die Tiere ihrer Anlage und der seit dem letzten Kalben verflossenen Zeit nach geben. Der höchste Mehrertrag an Milchfett, welcher infolge des Ersatzes von Maisschrot und Erdnußmehl durch Palmkernkuchen oder Palmkernkuchenmehl erzielt werden kann, stellt sich auf den Tag und die Kuh auf 62—64 g, der niedrigste auf 13—15 g.

Es empfiehlt sich daher dort, wo die wirtschaftlichen Verhältnisse das Zukaufen von Futtermitteln erheischen, welche reich an Kohlehydraten sind, bei geeigneten Preisen Palmkernkuchen oder Mehl aus solchen zu verfüttern, und zwar täglich etwa 4 Pfund auf 1000 Pfund Lebendgewicht. Auf die Beschaffenheit der Futtermittel, die als Grundfutter neben dieser Zulage den Tieren verabreicht werden, kommt es dann weniger an, wenn dabei berücksichtigt wird, daß allzu wasserhaltiges Futter, wie Rübenblätter, die Qualität der Milch bedeutend herabdrückt. Dem Milchvieh soll man nicht mehr als ein Drittel des gesamten Bedarfs an Nährstoff in Form von Rübenblättern reichen, daneben natürlich größere Mengen Heu und Stroh und etwas Getreideschrot. Auf 1000 Pfund Lebendgewicht und den Tag darf man nie mehr als 20 Pfund Rübenblätter ohne Kopf vorlegen, aber bis zu 50 Pfund, wenn Kopfabschnitte zugleich gereicht werden, die nicht zu klein sind. Hochträchtige Kühe dürfen überhaupt nur wenig Rübenblätter verzehren. Bei zu starker Rübenblätterfütterung erkrankt das Milchvieh an Durchfall, auch die Kinder, denen die Milch solcher Kühe gereicht worden ist. Sogar Vergiftungserscheinungen können bei solchen Milchkühen zutage treten, welche reichlich mit Rübenblättern gefüttert werden. Aber auch wenn sich die Fütterung mit Rübenblättern in mäßigen Grenzen hält, so leidet der Geschmack der Milch und die aus ihr gewonnene Butter ist salzig, krümelig und sehr schwer streichbar. Dies gilt insonderheit von den Köpfen und Blättern der Zuckerrüben. Beseitigt oder doch stark gemildert werden diese unerfreulichen Begleiterscheinungen durch Verabreichung von Palmkernkuchen, die das geeignetste und vortrefflichste Beifutter zu Rübenblättern bilden.

Die Verfütterung von Steckrüben und Wasserrüben verursacht, daß die Milch und Butter einen Geschmack und Geruch nach Rüben annehmen, ein Butterfehler, der durch einen in der Hauptsache auf der Schale der Rübe wachsenden Bazillus (Pseudomonas carothae) erzeugt wird. Durch allerhand Arten von Unreinlichkeit wird dieser Rübengeschmackserreger beim Melken direkt in die Milch übertragen. Läßt man es nicht an der nötigen Sauberkeit fehlen, so kann man auch bei starker Fütterung von Steck- und Wasserrüben eine gute Butter erzeugen, wie die Verhältnisse in Nord-Schleswig beweisen, wo Rüben in großen Mengen an das Milchvieh verfüttert werden, und doch eine Butter von durchweg vorzüglicher Qualität gewonnen wird.

Außer dem genannten Bazillus gibt es noch andere Erreger des Rübengeschmackes. Erwähnt sei der bacillus foetidus lactis. Eine Milch, die stark mit dieser Kolibakterie durchsetzt ist, liefert eine Butter mit starkem Rübengeschmack. Einige den Gruppen coli aerogenes und feuorescens angehörende Bakterien sollen ebenfalls den Steckrübengeschmack auf die Butter übertragen; doch sind die Forschungen über diese Rübengeschmackserreger noch nicht abgeschlossen.

Zu vermeiden sind auf alle Fälle, selbst bei Futtermangel, Öl-, Kokosnuß- und Leinkuchen, oder deren Mehl, da diese Stoffe das Butterfett in anormaler Weise verändern. Soweit die Milch zum unmittelbaren Verbrauch bestimmt ist, können sie sehr gut Verwendung finden. Die verschiedenen Futterstoffe üben eine verschiedene Wirkung auf die chemische und physikalische Beschaffenheit des Butterfettes und somit auf die Eigenschaften der Butter aus. Es ist nicht möglich, auf die vielen Futtermittel im einzelnen näher einzugehen; wie aber praktische Fütterungsversuche an Milchkühen und die Erfahrung uns gelehrt haben, wirkt eine unzweckmäßige Fütterung des Milchviehes in ungünstigem Sinne auf die Güte und Haltbarkeit der Milch und der Butter ein.

Zusammensetzung der Milch.

Die Milch besteht aus Wasser, Fett, Eiweißstoffen, Milchzucker und mineralischen Bestandteilen, Stoffe die ihren hohen Nährwert bedingen. Diejenigen der Leser, welche der Tatsache eines hohen Nährwertes der Milch mit Mißtrauen begegnen, dürfte eine in Zahlen ausgedrückte Zusammensetzung von der Richtigkeit überzeugen. Eine normale Kuhmilch enthält an Nährstoffen durchschnittlich: 3,00 bis 3,50% Fett, 3,50% Eiweißstoffe, 4,60 bis 4,80% Milchzucker, 0,75% Mineralsalze.

Was das Milchfett angeht, so wird seine Beschaffenheit, wie schon aus der Besprechung über die Fütterung des Milchviehes hervorgeht, durch die verschiedenen Futtermittel ungleich beeinflußt.

Hierüber liegen zahlreiche Beobachtungen vor; Aufgabe des Landwirtes ist es, sich mit der Wirkung, welche die einzelnen Futtermittel in dieser Richtung ausüben, bekannt zu machen. Das Fett, der wertvollste Bestandteil der Milch, ist in ihr in Form von kleinen, mit dem bloßen Auge nicht sichtbaren Kügelchen, sogenannten Fett- oder Milchkügelchen, enthalten. Betrachtet man einen Tropfen Milch unter dem Mikroskop, so erkennt man die Fettkügelchen, deren Durchmesser zwischen den Grenzen 0,01 und 0,0016 mm schwankt, mit Leichtigkeit und sieht, daß dieselben sich in einer wasserklaren Flüssigkeit befinden, woraus zu schließen ist, daß die Milch zum größten Teile aus Wasser besteht.

An Eiweißstoffen enthält die Milch drei verschiedene Körper: den Käsestoff oder das Kasein. Dieser Körper befindet sich in der Milch nicht in gelöstem, sondern in gequollenem Zustande und ist durch Säuren und Labwirkung ausfällbar. Er ist in der Milch als Kalziumphosphatverbindung enthalten, welche vom Labferment direkt angegriffen und in zwei verschiedene Verbindungen zerlegt wird: in eine der Menge nach weitaus vorwiegende unlösliche, als Käse sich abscheidende, und in eine nur in kleiner Menge auftretende in den Molken gelöst bleibende Kalziumphosphatverbindung des Käsestoffs. Die erstere Verbindung bezeichnet man als Parakasein.

Das Albumin, welches in der Milch in gelöstem Zustande vorkommt, wird weder durch Säuren noch durch Lab, sondern nur durch Kochen der Milch ausgeschieden.

In nur ganz geringen Mengen weist die Milch von dem dritten Eiweißkörper, dem Laktoprotein oder Globulin, auf.

Der Milchzucker ist in der Milch in ganz beträchtlichen Mengen vorhanden, während die Milchasche im Verhältnis zu den genannten Stoffgruppen fast ganz verschwindet, dagegen aber die Mineralsalze, d. h. diejenigen Salze enthält, die zum Aufbau des Knochengerüstes erforderlich sind.

Außer diesen Nährstoffen enthält die Milch ca. 87,50 % Wasser.

Die Mengen, in denen die erwähnten Bestandteile in der Milch vorkommen, sind nicht immer sich gleichbleibend, sondern mitunter recht beträchtlichen Schwankungen unterworfen, die durch Individualität, Rasse, Fütterung, Laktationsperiode und andere Umstände bedingt sind.

Der Gehalt der Milch an festen Stoffen und das gegenseitige Verhältnis der einzelnen Stoffgruppen in der Trockenmasse der Milch, insonderheit das Verhältnis des Fettes zur fettfreien Trockenmasse, sind bei den Tieren der gleichen Rasse je nach deren ererbtem oder erworbenem individuellen Vermögen sehr verschieden. Dieses Verhalten kann an dem einzelnen Tiere durch äußere Mittel nicht wesentlich geändert, es kann also von einer milchfettarmen Kuh auf keinerlei Weise eine fettreiche Milch erzielt werden. Unter gleichen Verhältnissen geben verschiedene Kühe Milch von ungleicher Zusammensetzung, je nach der Veranlagung der Tiere. Die Eigenschaft, mehr oder weniger gehaltreiche Milch zu liefern, ist vererbbar. Die Rasse des Viehes hat geringen Einfluß auf die Zusammensetzung der Milch, die Farbe in der Regel keinen. Die Zusammensetzung der Milch einer Kuh ist, wie die Milchmenge, stets von mehreren Umständen abhängig. Alle Umstände die auf die Milchmenge einwirken, verändern meistens auch die Zusammensetzung der Milch. Mit steigender Milchmenge verringert sich in der Regel der Gehalt an Wertstoffen, aber in geringerem Grade. Die größten Schwankungen zeigt der Fettgehalt, die geringsten der Gehalt an fettfreier Trockenmasse. Bei Milch derselben Kuh verändert sich meistens mit dem Fettgehalt auch der Gehalt an fettfreier Trockenmasse in gleichem Sinne, aber kleinerem Grade. Unter sonst gleichen Verhältnissen verändert sich der Fettgehalt bei Milch einer einzelnen Kuh im Laufe der Laktationsperiode durch das Futter, durch die Häufigkeit, Zeit und Art des Melkens, durch Anstrengung, Krankheiten und Aufregungen, durch das Alter der Kühe, die Jahreszeit und Witterung. Milchmischungen sind um so gleichmäßiger, je verschiedenartiger und je zahlreicher die Kühe sind, deren Milch gemischt wird. Die Abendmilch hat nicht die gleiche Zusammensetzung wie die Morgenmilch, und die zuletzt ermolkene Milch ist fettreicher als die zuerst aus dem Euter austretende. Es scheint der allgemeine wichtige Satz zu gelten: In der Kuhmilch treten die Einzelbestandteile der Trockenmasse um so konstanter in ihrer Menge auf und sind um so weniger täglichen Schwankungen unterworfen, je weitergehend und damit gleichmäßiger ihre Zerteilung ist.

Wie der Gehalt der Milch erheblichen Schwankungen unterworfen ist, so auch die Milchergiebigkeit. In bezug auf die Milchmenge sind die Licht- und Temperaturverhältnisse der Stallungen von nicht zu unterschätzender Bedeutung. Bei trockener Hitze vermindert sich die Milchmenge, weil die Tiere dann eine übermäßige Hauttätigkeit entfalten müssen. Eine zu große Helle im Stall bewirkt eine unruhige Hin- und Herbewegung der Tiere, weil die Lichtstrahlen auf das Nervensystem anregend wirken. Infolgedessen geht ein Teil der Energie, der sonst zur Milcherzeugung hätte dienen können, unnütz verloren.

Biestmilch, Erstlingsmilch oder Kolostrum.

Unter Biestmilch oder Kolostrum versteht man diejenige Kuhmilch, welche unmittelbar und innerhalb der ersten acht Tage nach dem Kalben ermolken wird und die stets in eine normale Milch wieder überzugehen pflegt. Sie behält diesen Namen solange bis sie das Kochen vertragen kann, ohne dabei zu gerinnen. In den letzten Wochen vor dem Kalben versiegt in der Regel die Milch der trächtigen Kuh. Dieses sogenannte Trockenstehen ist eine Notwendigkeit, sowohl mit Rücksicht auf die Ernährung des Kalbes, das immer größerer Mengen von Nährstoffen bedarf, wie auch in Hinsicht auf die spätere Milchergiebigkeit der Kuh. Letztere soll daher 6 bis 8 Wochen vor dem Kalben trocken stehen. Wo bei den Tieren die Milch nicht von selbst versiegt, suche man dies dadurch herbeizuführen, daß die Tiere seltener gemolken werden. Nebenbei können die Kühe etwas sparsamer gefüttert werden.

Die junge Milch unterscheidet sich von der gewöhnlichen Milch, in die sie nach dem Kalben wieder übergeht, durch einen erheblich höheren Gehalt an Trockenmasse, löslichem Eiweiß und Asche. Die Biestmilch ist also sehr reich an Extrakten und dem Kasein analogen Substanzen; sie ist vermöge ihrer reinigenden Eigenschaften hauptsächlich dazu bestimmt, auf die Darmtätigkeit und Darmentwicklung des neugeborenen Tieres einzuwirken. Der Übergang von der Biestmilch zur gewöhnlichen Milch findet bald plötzlich, bald allmählich, bald früher, bald später nach dem Kalben statt. Nach Verlauf eines Monats hat diese erste Milch den Charakter des Kolostrums gewöhnlich völlig verloren. Der Nährstoffgehalt nimmt mehr und mehr zu, um darauf bis zu dem Zeitpunkte, mit welchem die Milchdrüsen versiegen, allmählich abzunehmen. Bedeutend sind diese Veränderungen indessen nicht. Die Biestmilch entrahmt schlechter als gewöhnliche Milch, gerinnt beim Erhitzen, gibt beim Verkäsen keinen festen Bruch, schädigt die Güte von Butter und Käse und soll leicht ein Blähen der Käse verursachen.

Milchfehler.

Die Milch ist ein Nahrungsmittel, das durch kein Surrogat ersetzt werden kann. Damit sie ihren Zweck möglichst unbeeinträchtigt erfüllt, ist vor allem nötig, daß sie frei von Fehlern und Fälschungen sei. Leider kommen jedoch sowohl die ersteren als auch die letzteren vor; die Kenntnis der Milchfälschungen ist so überaus wichtig, daß ihr ein besonderer Abschnitt gewidmet werden muß. Milchfehler spielen besonders bei den Rindern eine Rolle. Es ist dies ein Umstand, der wohl in der Hauptsache durch eine wenig naturgemäße Fütterung begründet ist. Im übrigen lassen sich die Ursachen in vier Gruppen zusammenfassen: 1. abnorme Fütterungsweise; 2. Magendarmerkrankungen; 3. Erkrankungen des Euters; 4. infektiöse Einflüsse. Damit man sich nun vor ihnen, soviel es irgend angeht, schütze, seien hier die wichtigsten Kennzeichen angeführt. Zu den Milchfehlern rechnet man:

1. Die blaue Milch. Sie ist auf einen Mikroorganismus, den bacillus cyanogenus, zurückzuführen, der sich nicht selten im Euter ansiedelt, gewöhnlich aber dort, wo es an der nötigen Sauberkeit fehlt, das Feld seiner Tätigkeit zu finden pflegt. So lange die Milch im Euter sich befindet, schmarotzt diese Bakterie seltener in ihr; erst später gelangt sie in dieselbe hinein und zwar entweder von den Gefäßen aus, an denen sie haftet, oder von dem ganzen Raume aus, der mit ihr angefüllt ist. Die blaue Färbung tritt erst, nachdem

die Milch kurze Zeit gestanden hat, auf. Eine solche Milch neigt auch sehr zum Sauerwerden. Das einzige Abwehrmittel besteht in einem rücksichtslosen Vernichtungskampfe wider jenen Schädling. Die Räume, in denen die Milch aufbewahrt wird, müssen aufs gründlichste desinfiziert und in der Folge stets peinlich sauber gehalten werden. Wände und Decke sind mit Kalkmilch zu übertünchen, die Gefäße mit kochender Sodalauge zu behandeln und auszuschwefeln. Endlich ist, wenn nicht alle Mühe umsonst gewesen sein soll, stets für gute Luft in den Räumen zu sorgen..

2. Die gelbe Milch wird verursacht durch einen bacillus synxanthus, der durch dieselben Abwehrmittel wie bei der blauen Milch vernichtet wird.

3. Die rote Milch. Ursache derselben ist seltener der bacillus prodigiosus als vielmehr der bacillus erythrogenes, dessen schädliche Tätigkeit sich insofern bemerkbar macht, als die Milch einen unangenehmen Beigeschmack annimmt. Die sich leicht zersetzende Milch strömt einen an Heringslake erinnernden Geruch aus. Verhaltungsmaßregeln wie bei der blauen Milch. Unter Umständen kann die rote Milch auch von den Futterstoffen, die die Kuh aufnimmt, verursacht sein; in diesem Falle liegt kein Milchfehler vor, weshalb eine solche Milch ruhig genossen werden kann. Die Rötung der Milch kann auch durch Blutbeimischung herbeigeführt werden. Es ist diese Erscheinung auf verletzte Gefäße des Euters zurückzuführen. Helfen warme Kamillenumschläge nicht, um die Verletzung zu heilen, so muß der Tierarzt zu Rate gezogen werden.

4. Die wässerige Milch ist ein fehlerhafter Zustand, der nicht von außen her in die Milch hineingelangt, sondern auf die Kuh zurückzuführen ist. Der Gründe für sein Vorhandensein kann es mehrere geben. Entweder war das Futter schlecht oder es liegen gesundheitliche Störungen vor. Es gibt auch Kühe, die jahraus, jahrein wässerige Milch geben; in letzterem Falle gibt es kein Mittel, dem Übelstande abzuhelfen, es müßte denn sein, daß man eine solche Kuh mästet, falls Anlage dazu vorhanden ist, und durch Schlachten aus dem Milchviehstapel ausmerzt.

5. Die sandige Milch wird durch die Futterstoffe hervorgerufen. Sobald nämlich diese sehr kalkreich sind, setzen sich die von ihnen sich absondernden kleinen Kristalle als sogenannte Milchsteine in den Strichkanälen fest. Zuweilen werden diese dadurch so verstopft, daß sie sich überhaupt nicht mehr melken lassen. Sobald also die Milch sandig wird, muß das Futter gewechselt werden.

6. Die fadenziehende Milch ist wohl bereits im Euter der Kuh krank, obwohl man den Fehler erst erkennt, wenn man den Rahm abschöpft. Sie kann aber auch durch die Einwanderung von Pilzen verursacht werden. Dieser Milchfehler tritt vorwiegend im Sommer in unreinen Stallungen und Milchkammern auf. Die Milch

wird am zweiten Tage nach dem Melken zähflüssig und dickschleimig; sie hat schwache Rahmbildung und läßt sich schwer verbuttern. Die Butter hat einen sehr schlechten Geschmack, und der Rahm bildet dünne, sich in die Länge ziehende Fäden. Als Ursachen kommen verdorbenes Futter und Unreinlichkeit in Betracht. Das beste ist auch hier wieder die Vorbeugung; gründliche Desinfektion der Stallungen z. B. mit schwefliger Säure und Reinhalten der Gefäße; durch Erhitzen der Milch auf 65 Grad sollen ebenfalls die Erreger vernichtet werden.

7. Als seifige Milch bezeichnet man eine Milch, die einen laugenhaften, seifenartigen Geschmack hat. Äußerlich erkennt man den Zustand daran, daß die Milch nicht gerinnt, sondern einen schleimartigen Bodensatz ausscheidet; der Rahm schäumt beim Verbuttern auffällig. Auch hier sind Bazillen wieder die Attentäter, und zwar ist es der bacillus sapolacticus, der sich mit Vorliebe im Heu und Stroh ansiedelt und erst bei hoher Temperatur abstirbt. Mit seiner Entfernung aus dem Stalle schwindet in der Regel auch dieser Milchfehler. Derartige Milch muß also, wenn sie im Haushalte Verwendung finden soll, 5 Minuten lang bei 60 Grad erhitzt werden.

8. Die faulige Milch ist auf die Gegenwart von Fäulnispilzen zurückzuführen. Die Oberfläche der dünnen Rahmschicht ist mit kleinen Gasblasen besät, die alsbald platzen und Vertiefungen hinterlassen. Der Rahm wird schmutzig und hat einen bittersüßen, faulig-ranzigen Geschmack. Diesem Milchfehler tritt der Landwirt durch gründliche Desinfektion, Reinhaltung der Stallungen und Gerätschaften entgegen. Innerliche Mittel sollten nur vom Tierarzt angewendet werden.

9. Die erstickte Milch bildet sich, wenn kuhwarme Milch, wie sie dem Euter entfließt, ohne vorherige Abkühlung in ein fest zugedecktes Gefäß kommt. Eine solche Milch hält sich nicht und nimmt einen schimmligen Geruch an.

10. Die schlickerige Milch ist ein Milchfehler, der namentlich nach Verfütterung saurer Futtermittel, z. B. saurer Schlempe, sich zeigt. Auch Euterentzündungen, zu starke Erhitzungen des Körpers durch Bewegung der Tiere kommen als Ursache dieser Erkrankung in Frage. Besonders häufig wird aber die Milch schlickrig bei großer Hitze und bei Gewittern. Wenn die Stallungen zu wenig gelüftet und das Geschirr und die Seihtücher nicht sauber gehalten werden, so wird die Milch ebenfalls leicht schlickrig, d. h. sie gerinnt oft schon wenige Stunden nach dem Melken. Die Rahmschicht ist hierbei klein, weshalb sich die Milch schwer verbuttern läßt. Abhilfe kann der Landmann hier schaffen durch gute Lüftung und Kühlung des Stalles, größte Sorgfalt bei der Reinigung der Seihtücher, eventuell schnelles Abkühlen der gemolkenen Milch durch Kühlapparate.

11. Als **Milchmangel** bezeichnet man ein Versiegen der Milch, welches bei schlechter Fütterung und gleichzeitiger schwerer Arbeitsleistung der Tiere eintritt. Dieser Milchfehler tritt auch dann ein, wenn das Personal plötzlich wechselt oder die Tiere rücksichtslos in eine fremde und unbekannte Stallung übergeführt werden. Hat sich Milchmangel bemerkbar gemacht, so soll der Landmann den Tieren gute und — wenn irgend möglich — flüssige Nahrung, z. B. Brühfutter und Biertreber reichen lassen.

12. Die **blutige Milch** beruht auf Verletzungen im Euter oder auf gewissen scharfen oder giftig wirkenden Futterpflanzen. Solche Pflanzen sind vor allem Herbstzeitlose, Nachtschatten, Schirling, Schachtelhalm, Wolfsmilch und die Hahnenfußarten. Bei solchen Vergiftungserscheinungen tut lauwarme Tränke aus Kleie gute Dienste bzw. die Einholung ärztlichen Rates. Rührt der Fehler von einer Wunde im Euter her, so bewähren sich warme Kamillenaufschläge gut.

13. Das **Blähen** der Milch. Darunter versteht man die Erscheinung, daß die Milch, in die Gärprobe (38°—40°) gestellt, schon vor oder nach 12 Stunden flockig-zigerig gerinnt, wobei Gasblasen sich abscheiden, die den ausgeschiedenen Käsestoff auf und schließlich über das Gärprobegläschen hinaustreiben. Das Blähen der Milch, welches auf die Tätigkeit zweier im Kote der Tiere sich vorfindenden Bakterienarten zurückzuführen ist, ist ein Fehler, der nicht nur die Käsereitauglichkeit der Milch herabmindert, sondern auch deren Eignung als Konsummilch nachteilig beeinflußt.

Empfindlichkeit der Milch gegen äußere Einflüsse.

Man weiß seit langem, daß mit der Nahrung eingenommene chemische Stoffe durch die Milch ausgeschieden werden können. Schon **Hippokrates** und **Varro** im grauen Altertum war diese Tatsache bekannt. Vor etwa 100 Jahren lehrten dann zahlreiche Versuche, daß Farbstoffe, Bitterstoffe, Gewürze usw. aus der Nahrung in die Milch übergehen. Aus diesem Umstande suchte man dann Nutzen zu ziehen, indem man Säuglingen dadurch Arzneimittel zuführte, daß man solche den stillenden Müttern und Ammen eingab. Natürlich kann aber das leichte Übergehen solcher fremden Stoffe in die Milch auch Gefahren nach sich ziehen. Eine große Anzahl der Verdauungsstörungen und Verdauungskrankheiten im frühen Kindesalter sind auf den Genuß von Milch zurückzuführen, in welche aus dem Futter Pflanzengifte übergegangen sind. Da man ferner mit der Möglichkeit rechnen muß, daß Kühe, welche mit giftigen Arzneien behandelt werden, diese teilweise mit der Milch ausscheiden, ist vielerorts der Verkauf der von solchen Tieren stammenden Milch von den Behörden untersagt worden. Wenn sich auch nicht alle bekannten Medikamente und Giftstoffe in der Milch nachweisen lassen, so liegt das daran, daß sie nicht alle in gleichem Grade für sie empfänglich sind. Viele aber gehen, wie die Untersuchungen gelehrt haben, mit Leichtigkeit in die Milch über. Ohne Ergebnis verblieben Versuche mit Phenolphtalein, und gerade diese Tatsache ist für die Milchwirtschaft nicht ohne Bedeutung.

Wie es mit der Einwirkung von Arzneimitteln auf die Milch sich verhält, so ist letztere auch gegen andere äußere Einflüsse sehr empfindlich. Bekannt ist ja z. B., daß bei starker Steckrübenfütterung die Milch einen ausgesprochenen Steckrübengeruch annimmt, der dann der aus einer solchen Milch bereiteten Butter den sogenannten Steckrübengeschmack verleiht. Überhaupt ist wohl die Milch die empfindlichste Flüssigkeit, die existiert, da sie für alle möglichen Gerüche, in deren Bereich sie gelangt, empfänglich ist.

Rahm, Magermilch und homogenisierte Milch.

Läßt man Milch einige Zeit lang ruhig stehen, so findet eine Sonderung statt; die spezifisch leichteren Stoffe steigen in die Höhe, lagern sich in Form einer dickflüssigen, gänzlich undurchsichtigen Schicht an der Oberfläche ab, während eine durchscheinende Flüssigkeit zurückbleibt, die aber immer noch Fettkügelchen in reicher Menge enthält. Die obere Schicht der ruhig gestandenen Milch bezeichnet man als Rahm oder Sahne, die untere als Magermilch oder abgerahmte Milch.

Kaffeerahm (oder = Sahne) muß nach der neuesten Verordnung über die Regelung des Milchverkehrs einen Mindestfettgehalt von 10% haben, Schlagsahne einen solchen von 25%. Als saure Sahne darf nur die auf natürlichem Wege oder durch Zusatz von Säurebakterien sauer gewordene Sahne von mindestens 10% Fett verkauft werden.

Die Magermilch, die man auch beim Entrahmen der Vollmilch mittels Zentrifugen als Nebenerzeugnis gewinnt, enthält dieselben Bestandteile wie die Vollmilch; nur fehlt ihr das Fett. Trotz ihres hohen Nährwertes hat sie sich indessen bisher keiner besonderen Wertschätzung seitens der Bevölkerung zu erfreuen gehabt; man betrachtet sie eben als ein Abfallerzeugnis und daher als minderwertig. Bedenkt man aber, daß in Bezug auf die Ernährung das Eiweiß der Milch viel wertvoller ist als das Fett, so muß man der Magermilch das Recht eines Ersatzmittels für Vollmich zusprechen, welches die letztere, wenn auch nicht ganz, so doch teilweise ersetzen kann. Manche Personen, die gemischte Kost genießen und in dieser im allgemeinen genügend Fett zu sich nehmen, können das der Magermilch fehlende Fett leicht entbehren. Sie können durch das Eiweiß der Magermilch das Fleisch oder doch einen Teil desselben auf billige Weise ersetzen. Ein Liter Magermilch enthält etwa 40 g Eiweiß, welches einem Nahrungsäquivalent von etwa 170 g magerem, knochenfreiem Fleische entspricht. Ein Kilo solchen Fleisches kostet etwa 1,70 Mk., und 170 g kosten demnach 0,29 Mk. Ein Liter Magermilch, wie der Händler es absetzen kann, kostet etwa 0,10—0,12 Mk., direkt in der Molkerei geholt, noch weniger. Somit kostet der tägliche Eiweißbedarf eines Menschen in Form von Magermilch 0,17 Mk. weniger als in Form von Fleisch. Bringt man noch den Wert des in der Magermilch enthaltenen Milchzuckers in Anrechnung, so gestaltet sich der Unterschied noch günstiger für sie. Besonders auch zum Backen eignet sich die Magermilch vorzüglich, das fehlende Fett kann hierbei durch einen Stich Schmalz ersetzt werden.

Der Wert der Zentrifugen-Magermilch wird in manchen landwirtschaftlichen Kreisen, namentlich in solchen, die sich vorzugsweise mit Aufzucht beschäftigen, gering geschätzt. Viele Züchter sind der Meinung, daß Fehlschläge in der Aufzucht in vielen Fällen auf die Verfütterung dieser Magermilch zurückzuführen sind. Man hat daher neuerdings versucht die Zentrifugen-Magermilch dadurch für die Kälbermast wertvoller zu machen, daß man sie mit einem Fettgemisch homogenisiert, also in künstliche Fettmilch verwandelt und den Beweis erbracht, daß wohl mit der künstlichen Fettmilch eine Mästung erzielt werden kann.

Die homogenisierte Milch ist eine Milch, bei der das Fett durch Anwendung einer Homogenisiermaschine so fein verteilt worden ist, daß infolge der erheblichen Zerkleinerung der Fettkügelchen eine Aufrahmung einer solchen Milch bei längerem Aufbewahren nicht stattfinden kann. Die Untersuchung einer solchen Milch ist an anderer Stelle gegeben.

Zur Kenntnis des Milchserums.

Unter Milchserum pflegt man die beim Gerinnen einer Milch sich ausscheidende klare Flüssigkeit zu verstehen, die nach Abscheidung des Käsestoffes durch Filtration erhalten wird. Bekanntlich hat die Milch die Eigenschaft, bei längerem Stehen zu gerinnen; man spricht in diesem Falle von einer Spontangerinnung der Milch, wobei dieselbe in Kasein und Molken zerfällt. Eine Gerinnung der Milch kann aber auch künstlich und schneller durch Zusatz einer 5prozentigen Essigsäure erzielt werden, wobei ein Vorwärmen der Milch auf 40—50 Grad die Gerinnung beschleunigt; die Erscheinung, die bei dieser Gerinnungsart eintritt, ist dieselbe wie bei der Spontangerinnung. Endlich hat das Labferment, über welches an einer anderen Stelle noch ausführlich gesprochen werden muß, wegen seiner eiweißkoagulierenden Fähigkeit die für die Käserei so schätzenswerte Eigenschaft, Milch dickzulegen, d. h. das in ihr enthaltene Kasein in Parakasein, den Käse, überzuführen und gelblich gefärbte Molken abzuscheiden. Man nennt diese durch Ausfällung des Käsestoffes erhaltene Flüssigkeit Serum oder Molken und unterscheidet je nach dem Ausgangsmaterial, von dem sie kommt, und nach der Gewinnungsweise, auf welche die Milch zum Gerinnen gebracht wurde, verschiedene Arten von Molken. So liefert eine Vollmilch Fettmolken; von Magermolken spricht man, wenn sie von Magermilch herrühren. Süße oder Labmolken entstehen bei Dicklegung der Milch durch Lab, während saure Molken ihren Ursprung einer durch Säure dickgelegten Milch verdanken. So gerinnt die Milch, wenn man sie längere Zeit stehen läßt, von selbst, es bildet sich Milchsäure, und in diesem Falle spricht man von sauren Molken, sodaß also diese von einer Spontangerinnung der Milch herrühren. Die Spontangerinnung tritt nach längerer oder kürzerer Zeit ein, je nachdem die Milch an einem kühlen oder warmen Orte aufbewahrt wird. Diese durch Spontangerinnung der Milch entstandenen sauren Molken, die als Milchsäuremolken anzusprechen sind, dürfen nicht mit solchen sauren Molken verwechselt werden, die durch künstliche Dicklegung der Milch mittels einer Säure, z. B. Essigsäure, entstehen. Zum Unterschiede von ersteren muß man diese als Essigsäuremolken bezeichnen.

Endlich kommt noch das Chlorkalziumserum in Betracht, welches aber nur wissenschaftliches Interesse hat und hier nur dem Namen nach erwähnt sein mag.

An späterer Stelle wird jedoch noch näher auf dasselbe eingegangen werden müssen, da es in neuerer Zeit eine besonders hohe Wichtigkeit in der Milchuntersuchung erlangt hat. Das Chlorkalziumserum ist ein eiweißfreies Serum, weil es durch Aufkochen der Milch mit Chlorkalziumlösuug erhalten wird, während zu den eiweißhaltigen Sera diejenigen gehören, die bei der freiwilligen Gewinnung der Milch oder durch Zusatz von Essigsäure unter schwachem Erwärmen entstehen.

Das Milchserum enthält alle Bestandteile der Milch mit Ausnahme des Fettes und des Kaseins; in ihm sind nur unbedeutende Fettmengen enthalten. Aus der Reihe der Eiweißstoffe enthält es in größerer Menge Albumin, in geringerer Menge Globulin, von denen das erstere durch Kochen des Serums ausgeschieden wird, während sich das Globulin in der vom Albuminniederschlage abfiltrierten Flüssigkeit vorfindet und durch Phosphorwolframsäure ausgefällt werden kann. Verhältnismäßig reich ist das Milchserum an Milchzucker und enthält außerdem alle Mineralbestandteile der Milch in gelöster Form; der durchschnittliche Gehalt der Molken an Zucker beträgt 5 Prozent. Diesen in den Molken enthaltenen Milchzucker versuchte man vor etwa 20 Jahren durch Vergären in Alkohol überzuführen und letzteren für technische Zwecke nutzbar zu machen. Die Molkenbrennereien, deren nur einige existierten, konnten jedoch mit den mit zuckerreicheren Materialien arbeitenden Brennereien nicht konkurrieren und mußten schließlich ihren Betrieb einstellen. Will man die an und für sich allein zu zuckerarme Molke mit Erfolg und Gewinn verwerten, so setzt man sie in hochkonzentriertem Zustande aus verschiedenen Gründen, deren Erörterung hier zu weit führen würde, am besten bei der Melassevergärung zur Verdünnung der Melasse an Stelle des Wassers zu, um so die Melasse im Verein mit der Molke auf Alkohol zu vergären, und die Spiritusbereitung müßte als Nebenbetrieb dem Molkereibetriebe angeschlossen werden.

Das neueste Erzeugnis der praktischen Molkenverwertung ist die Molkenlimonade. Sie wurde zuerst in Basel fabriziert, und es soll bei ihrer Herstellung eine große Verwertung der Molken erzielt werden. In einigen Städten der Schweiz soll sie bereits guten Absatz finden, so daß ihr die Eroberung eines würdigen Platzes unter den alkoholfreien Getränken nicht schwer fallen wird.

Die Serumbestimmungen können sowohl in dem mit Lab oder Säure bzw. Chlorkalzium hergestellten, wie auch mit dem durch spontane Säuerung entstehenden Serum vorgenommen werden. Diese Sera können natürlich nicht unmittelbar miteinander verglichen werden, da die bei der Herstellung eintretenden Veränderungen verschiedenerlei Art sind. Die Anwendung von Lab bedingt gleichzeitig ein Ausfallen von Kalksalzen, also eine Verminderung der Mineralbestandteile des Serums, während die anderen Bestandteile dem Anscheine nach nur in unerheblichem Maße beeinflußt werden. Gebrauch von Säure hingegen hält die Mineralsalze fast sämtlich in Lösung, während bei Verwendung von Chlorkalzium als Gerinnungsmittel der Salzgehalt steigt. Beim Spontanserum endlich werden die Kalksalze in Lösung gehalten, aber ein Teil des Milchzuckers, und zwar ungleiche Mengen bei Milch verschiedener Herkunft, wird verbraucht und in Milchsäure übergeführt, sodaß süße Molken zur Bereitung von Milchsäure Verwertung finden können.

Aus obigem geht hervor, daß das Milchserum in verschiedener Weise erhalten werden kann; will man nicht viel Geld und viel Zeit mit seiner Gewinnung verlieren, so wendet man mit Vorteil Eisessig an, indem man je nach der Menge der dickzulegenden Milch verschieden große Mengen Eisessig zur Milch hinzufügt und letztere vorher etwas erwärmt; auf 1 Liter Milch genügen 4 Kubikzentimeter Eisessig. Hat sich das Kasein abgesetzt, so filtriert man durch ein Filter so lange, bis das Filtrat einigermaßen klar ist. Ganz klar filtriert die Molke nicht, was jedoch auf das spezifische Gewicht derselben keinen Einfluß hat. Man temperiert die Molke auf 15 Grad und bestimmt das spezifische Gewicht mit dem Laktodensimeter, über dessen Bestimmung im zweiten Kapitel noch gesprochen werden muß.

Das spezifische Gewicht des Serums wird vielfach zur ungefähren Berechnung des Wasserzusatzes bei einer verfälschten Milch benutzt; normale Milch besitzt ein spezifisches Gewicht des Molkenserums nicht unter 1,027. Das spezifische Gewicht der Molke aus fetter Milch wird vom Fettgehalt nicht unwesentlich beeinflußt und kann daher nur dann richtig beurteilt werden, wenn man den Fettgehalt der Molke kennt. Aus dem gefundenen spezifischen Gewichte der Molke läßt sich dann das spezifische Gewicht der fettfrei gedachten Molke berechnen, wenn das spezifische Gewicht des Molkenfettes gleich dem des Milchfettes zu 0.93 angenommen wird. Man kann annähernd rechnen, daß jedes Zehntelprozent Fett die Laktodensimetergrade der Molke um etwa $^1/_{10}$ erniedrigt. Für genauere Berechnungen kann unter obigen Voraussetzungen folgende Formel dienen:

$$b = \frac{(93-f) \times 0.93}{(93-f) \times a}$$

in welcher b das spezifische Gewicht der fettfrei gedachten, a das der fetthaltigen Molke und f den nach Gottlieb-Röse ermittelten Fettgehalt der Molke bedeutet.

Zweites Kapitel.

Die Milchuntersuchung.

I. Die Voruntersuchung der Milch.

Die Voruntersuchung der Milch beschränkt sich auf zwei Bestimmungen: Die Bestimmung des spezifischen Gewichtes und die Ermittlung des Fettgehaltes. Für die Güte einer Milch kommt es nämlich nicht nur auf den Fettgehalt an, sondern auch auf das spezifische Gewicht, da dieses einen gewissen Schluß auf die Reinheit bzw. Unverfälschtheit der Milch zuläßt. Daher müssen in diesem Abschnitte die Bestimmung des spezifischen Gewichtes und die in der Milchchemie gebräuchlichsten Fettbestimmungsmethoden besprochen werden. Beiden Teilen voran geht aber die richtige Probeentnahme der Milch, sodaß die Vorschriften für die Probenahme zur Milchuntersuchung den Reigen eröffnen müssen.

1. Die Probenahme.

Allgemeine Regeln. Mit welcher Unkenntnis manchmal bei der Probenahme vorgegangen wird, geht schon daraus hervor, daß nicht selten Milchproben zur Untersuchung eingesandt werden, mit denen man eine regelrechte Untersuchung nicht ausführen kann, weil sie zu gering bemessen sind. Die einzusendende Menge der Probe muß mindestens $^3/_4$ Liter betragen.

Von einer richtig ausgeführten Probenahme hängt das Ergebnis der ganzen Untersuchung ab; es sind deshalb die unten angegebenen Regeln, welche alle in der Praxis vorkommenden Fälle berücksichtigen, aufs genaueste zu beachten.

Bekanntlich sind die Fettkügelchen in der Milch ungleich verteilt. Die zuerst gemolkene Milch enthält weniger Fett als die zuletzt gemolkene. Ferner haben die Fettkügelchen das Bestreben, nach oben zu steigen und sich in den oberen Schichten anzusammeln. Um nun eine gute Durchschnittsprobe zur Untersuchung zu bekommen, darf man weder von den oberen Schichten, die zu fettreich sein würden, noch von den unteren, zu fettarmen nehmen, sondern die Milch muß bei der Probenahme aufs gründlichste durchgemischt werden, wenn eine richtige Durchschnittsprobe genommen werden soll. Hat sich an dem Gefäß, in dem die Milch transportiert wurde, an den Wänden ein Kranz von Rahm abgesetzt, so ist dieser in der übrigen Flüssigkeit gut zu verteilen. Ist an der Oberfläche schon eine dichtere Rahmschicht gebildet, so muß dieselbe so gut als möglich mit der Milch vermischt, und diese, wenn nötig, durch ein Sieb gegossen werden, um ein vollständiges Zerreißen und gleichmäßiges Verteilen des Rahmes zu bewirken.

Milch, welche in der Kälte längere Zeit transportiert worden ist, und sich stark abgekühlt hat, muß behufs gründlicher Vereinigung der gebildeten konsistenten Rahmschicht mit der übrigen Milch vor der Mischung und Probenahme erwärmt werden. Eine teilweise oder ganz gefrorene Milch muß vollständig aufgetaut und vor der Entnahme der Probe gründlich gemischt werden.

Da in der Zusammensetzung der Milch einzelner Kühe von einer Melkzeit zur anderen und auch von einem Tage zum andern erhebliche Schwankungen vorkommen und außerdem diese Schwankungen bei den einzelnen Tieren unter sich ganz bedeutende sind, so darf man, wo es sich um die Untersuchung der Milch einer Herde handelt, nie die Milch von nur einzelnen Kühen zur Probe benutzen, und da, wo es auf den Durchschnitt einer Tagesmilch ankommt, nicht allein ein einziges Gemelk berücksichtigen.

Soll von der frisch ermolkenen Milch eine Probe zur Untersuchung genommen werden, so ist zu warten, bis der Schaum sich gesetzt hat.

Die Flaschen, in denen die Proben versandt werden, sind im Sommer fast voll zu füllen; verbleibt ein großer leerer Raum in der Flasche, so tritt in warmer Zeit leicht Ausbuttern ein, was Schwierigkeiten und Ungenauigkeit bei der Untersuchung verursacht.

Bei strenger Kälte im Winter dürfen die Flaschen nicht ganz gefüllt werden, sonst zerspringen sie beim Gefrieren.

Ein Konservieren der einzuliefernden Milchprobe im Sommer ist nicht nötig, weil es Mittel und Wege gibt, um eine geronnene Milch wieder flüssig zu machen. Es ist sogar besser, wenn die Meierei die Milch nicht konserviert, weil das Konservieren die Untersuchung erschwert und beeinträchtigt. Will sie aber das Gerinnen der zu untersuchenden Probe verhüten, so setzt sie zweckmäßig 4—5 Tropfen Formalin auf eine $^3/_4$-Literflasche zu. Im Winter, überhaupt in der kühleren Jahreszeit, brauchen die Proben nicht konserviert zu werden, weil dann ein Gerinnen der Milch nicht zu befürchten ist.

Spezielle Regeln. Es ist Probe zu nehmen:

1. Von der Milch einer Lieferung eines einzelnen Lieferanten.

Ob die gleichzeitig gelieferte Milch nur von einer Melkzeit oder von mehreren Melkzeiten herrührt, ist für die Probenahme nebensächlich.

a) Die Milch befindet sich nur in einer Milchkanne.

Führe einen Rührer (durchlöcherte Scheibe, welche in der Mitte mit einem Stiel versehen ist), bis auf den Boden des Milchgefäßes und bewege ihn etwa achtmal langsam von unten nach oben und umgekehrt. Führe dann einen Schöpflöffel bis auf den Boden des Milchgefäßes und schöpfe soviel Milch, als zur Probe nötig ist (etwa $^3/_4$ Liter).

b) Die Milch befindet sich in mehreren Milchkannen.

Kann die Milch aller dieser Kannen in einem größeren Gefäße vereinigt werden, so tue man es, rühre die Milch wie unter a) angegeben durch und entnehme die Probe. Hat man ein größeres Gefäß, welches zwar den Inhalt mehrerer, aber nicht aller Kannen des betr. Lieferanten faßt, so fülle man dies Gefäß so oft als möglich gleichmäßig bis zu 2 Finger breit unterhalb des oberen Randes desselben, rühre jedesmal den Inhalt, wie unter a) angegeben, durch, nehme von jeder Füllung 1 Liter Milch und gieße dieselbe in einen Eimer. Wird das große Gefäß das letztemal nicht bis zur Marke voll, so schätze man den Inhalt und nehme nach dem Durchrühren einen entsprechenden Teil ($^1/_2$ Liter bei halber Füllung, $^1/_4$ Liter bei Viertelfüllung). Die im Eimer vereinigten Portionen werden gut durchgerührt, dann nimmt man aus denselben die Untersuchungsprobe.

Ist kein größeres Gefäß vorhanden, so rührt man die Milch jeder Kanne wie unter a) angegeben durch, nimmt aus jeder Kanne einen dem Inhalt entsprechenden Teil (z. B. 1 Liter aus einer vollen Kanne, $^1/_2$ Liter aus einer halbvollen Kanne) heraus, vereinigt diese Teilproben in einem Eimer, rührt gut durch und entnimmt dann die Untersuchungsprobe.

2. Von der Milch mehrerer Lieferungen eines einzelnen Lieferanten.

Am zweckmäßigsten ist es, wenn von jeder Lieferung eine Probe untersucht wird. Die einzelnen Proben sind dann sorgfältig zu bezeichnen.

3. Von der Milch sämtlicher Lieferanten.

Von der Milch jedes Lieferanten wird nach den angegebenen Regeln eine Probe genommen und von dieser Probe mit einem geeigneten Meßgefäß eine solche Menge abgemessen, daß sie einen leicht zu berechnenden Bruchteil der Lieferung des betreffenden Lieferanten darstellt, z. B. von 50 Liter oder Kilogramm Milch

$^1/_2$ Liter. Diese abgemessenen Einzelproben aller Lieferanten werden vereinigt und gut durchgerührt. Dann nimmt man von der Mischung die Untersuchungsprobe.

Regeln für die Entnahme der Stallprobe.

Die Entnahme der Stallprobe, oder, falls das Vieh sich auf der Weide befindet und hier gemolken wird, der Weideprobe, hat unter folgenden Vorsichtsmaßregeln zu erfolgen.

1. Die Stallprobe muß genau der verdächtigen Probe entsprechen. War diese eine Tagesmilch, so muß auch die Stallprobe von der ganzen Tagesmilch entnommen werden, rührt sie dagegen nur von einem Gemelk her, z. B. von einer Morgenmilch, so darf auch nur das betreffende Gemelk, in diesem Falle die Morgenmilch, zur Stallprobe benutzt werden.

2. Die Stallprobe ist von der Milch aller Kühe zu entnehmen, von denen die verdächtige Milch stammt.

3. Das Melken muß genau zu derselben Zeit erfolgen, wie gewöhnlich, und muß von derselben Person geschehen, die es immer besorgt hat.

4. Es ist darauf zu achten, daß die Milcheimer kein Wasser enthalten und das ganze Gemelk in denselben aufgefangen wird, vor allem müssen die Kühe rein ausgemolken werden.

5. Es muß eine gute Durchschnittsprobe genommen werden, und ist dabei in den einzelnen Fällen in derselben Weise, wie angegeben ist, zu verfahren.

6. Die Entnahme der Stallprobe muß in Gegenwart vollgiltiger, einwandsfreier Zeugen, am besten von vereidigten Personen geschehen; es ist dabei festzustellen, von wieviel Kühen die Milch herrührt und ob dieselben altmelk sind oder nicht. Außerdem ist anzugeben, ob seit dem Tage, an welchem von der verdächtigen Milch eine Probe genommen war, ein Wechsel in der Fütterung vorgenommen wurde, und ob einige Kühe in dieser Zeit erkrankt waren oder gerindert haben. Eine gleichzeitige Angabe der gelieferten Milchmenge ist empfehlenswert.

Die Stallprobe liefert nur dann zum Vergleich verwertbare Resultate, wenn sie möglichst bald, nachdem die Milch verdächtig erschien, genommen und in der soeben angegebenen Weise ausgeführt wird. Wenn die Stallprobe nicht innerhalb drei Tage nach Eintreffen der Lieferungsprobe beschafft werden kann, so muß eine zweite Lieferungsprobe, d. h. eine zweite Probe der verdächtigen Milch zugleich mit der entnommenen Stallprobe eingeschickt werden. Ein Zeitraum von mehr als drei Tagen darf zwischen Lieferungsprobe und Entnahme der zugehörigen Stallprobe nicht liegen, da besonders bei einer einzelnen Kuh die Milch von einem Tage zum andern sich in ihrer Zusammensetzung ändert. Die Flaschen, in denen die Proben zur Untersuchung eingeschickt werden, müssen sorgfältig verschlossen und deutlich versiegelt sein. Eine Stallprobe kann in den meisten Fällen beigebracht werden; in Ausnahmefällen d. h. in solchen Fällen, wo die Meierei zur Entnahme einer Stallprobe nicht kommen kann, zieht die betreffende Untersuchungsanstalt zum Vergleich die Fleischmannsche Normalmilchprobe herbei, deren Zusammensetzung an späterer Stelle erwähnt ist.

2. Die Bestimmung des spezifischen Gewichtes.

Unter dem spezifischen Gewichte der Milch versteht man dasjenige Gewicht, welches 1 ccm Milch bei 15° Celsius hat. Dasselbe beträgt für eine normale Milch 1,0280—1,0320, welche Zahlen man wohl als Grenzwerte annehmen kann, d. h. das Gewicht von 1 ccm Milch schwankt zwischen 1,028 bis 1,032 g. Als Durchschnittswert für das spezifische Gewicht einer normal zusammengesetzten Milch kann wohl die Zahl 1,030 gelten, und daher nimmt man auch durchweg das Gewicht von 1 ccm Milch zu 1,030 g an. Eine Magermilch zeichnet sich wegen der Entfernung des spezifisch leichten Fettes — denn um diesen Teil der festen Bestandteile ist sie ärmer als die Vollmilch — durch ein bedeutend höheres spezifisches Gewicht aus, welches zwischen 1,0330 bis 1,0350 schwanken kann. Zugrunde gelegt wird bei der Bestimmung des spezifischen Gewichtes die Normaltemperatur von 15° Celsius.

Von den verschiedenen Bestimmungsarten kommt für die Praxis des Molkereibeamten nur eine einzige in Betracht, nämlich die, welche mit dem Laktodensimeter ausgeführt wird; daher muß diese näher geschildert werden. Neben dieser sehr gebräuchlichen Methode müssen aber noch folgende Erwähnung finden: Die Bestimmung mit dem Pyknometer, mit der Westphalschen Wage und der Kosmoswage.

Der Gebrauch des Laktodensimeters. Zur Ausführung der Bestimmung des spezifischen Gewichtes für Milch dienen die sogenannten Laktodensimeter (Milchdichtigkeitsmesser). Das Laktodensimeter ist ein zylindrischer Hohlkörper, an dessen oberen Ende eine im Innern mit Papierskala versehene geschlossene Röhre, am unteren Ende eine mit Schrot oder Quecksilber gefüllte Kugel angesetzt ist, die dazu dient, das in der Flüssigkeit schwimmende Instrument in senkrechter Stellung zu halten. Die auf der Skala befindlichen Zahlen nennt man kurzweg Spindelgrade, wobei zu berücksichtigen ist, daß jeder Spindelgrad = 0,2 ist; dieselben entsprechen der zweiten, dritten und vierten Dezimale der spezifischen Gewichtsangabe, vor denen 1,0 zu ergänzen ist. Von der Bezeichnung „Milchspindel“ für Laktodensimeter rührt der übliche Ausdruck „das Spindeln der Milch“ her, und man versteht darunter nichts anderes als die Bestimmung des spezifischen Gewichtes der Milch. Wenn man also mit Hilfe eines Laktodensimeters eine Milch spindelt, so gibt man, nachdem man entweder vorher oder gleich nach dem Spindeln die Temperatur der gut durchmischten Milchprobe gemessen hat, dieselbe in einen nicht allzu hohen Standzylinder aus Glas fast bis zum Rande hinein, läßt das Laktodensimeter, ohne sich dabei um die überlaufende Milchmenge zu kümmern, in die Flüssigkeit eintauchen, liest, sobald dasselbe nach einigem Auf- und Niedergehen zur Ruhe gekommen ist, an dem Teilstriche, bis zu welchem es eingesunken ist, die Spindelgrade ab und denkt sich, um das wirkliche spezifische Gewicht der Milch auszudrücken, die Zahl 1,0 vor die abgelesenen Spindelgrade gestellt.

Es kommt hierbei auf die möglichst genaue Innehaltung der Normaltemperatur an. Je höher die Temperatur einer Milch ist, um so niedriger ist ihr spezifisches Gewicht, was aus dem allgemeinen Naturgesetze folgt, daß die Körper in der Wärme sich ausdehnen und leichter werden. Da umgekehrt die Körper in der Kälte sich zusammenziehen, so ergibt sich daraus eine Erhöhung ihres spezifischen Gewichtes. Eine Milchprobe, die im Augenblicke der Bestimmung ihres spezifischen Gewichtes z. B. eine Temperatur von 19° Celsius hat, wird demnach bei 15° Celsius schwerer sein, und umgekehrt bei einer Temperatur unter 15° Celsius wird dieselbe Milchprobe ein höheres spezifisches Gewicht haben als bei der Normaltemperatur. Und zwar verändert jeder Wärmegrad das spezifische Gewicht im Durchschnitt um $^1/_5 = 0{,}2$, sodaß für jeden Wärmegrad, um den die Milch zu warm oder zu kalt ist, 0,2 zugezählt bezw. abgezogen werden muß. Ganz richtig ist das nicht, da die Wärme in verschiedenem Grade auf die Laktodensimetergrade der Milch einwirkt. In den meisten Fällen aber handelt es sich um $^1/_5$, und schließlich kommt es auch bei der Bestimmung auf $^1/_{10}$ Laktodensimetergrad mehr oder weniger nicht an. Es muß also das bei einer anderen Temperatur als bei 15° Celsius ermittelte spezifische Gewicht auf dasjenige bei der Normaltemperatur reduziert d. h. durch Hinzuzählen bezw. Abziehen von 0,2 für jeden Wärmegrad umgerechnet werden. Auf die Messung der Temperatur, die die Milch im Augenblicke der Bestimmung ihres spezifischen Gewichtes hat, kommt es wesentlich an; will man die Umrechnung vermeiden, so muß man notwendigerweise die Milch vor der Bestimmung durch Abkühlen bezw. mäßiges Anwärmen auf die Normaltemperatur bringen, was unter Umständen nicht so leicht sein dürfte.

Beispiele: Eine Milch, die bei 18° 28,2 Spindelgrade zeigte, hat ein spezifisches Gewicht von 1,0288 (bei 15° Celsius).

Eine Milch, die bei 13° 30,5 Spindelgrade zeigte, hat ein spezifisches Gewicht von 1,0301 (bei 15° Celsius).

Eine Magermilch, die bei 19° 33,8 Spindelgrade zeigte, hat ein spezifisches Gewicht von 1,0346 (bei 15° Celsius).

Für Meiereien, die ihre Milch selbst zu spindeln beabsichtigen und das zu diesem Zwecke nötige Laktodensimeter bei einer Niederlage für Laboratoriumsutensilien anzuschaffen gedenken, ist anzuraten, dasselbe vor seiner Verwendung zwecks Kontrollierung auf seine Richtigkeit zur Prüfung an ein milchwirtschaftliches Institut einzusenden.

Die spezifische Gewichtsbestimmung mit dem Pyknometer. Die Milch wird gut durchgemischt und auf 15° Celsius temperiert. Beim Arbeiten mit dem Pyknometer macht man drei Wägungen: 1. Man bestimmt die Tara des trockenen Pyknometers. 2. Das Gewicht des mit destilliertem Wasser bei 15° Celsius angefüllten Pyknometers. 3. Das Gewicht des mit der zu prüfenden Milch angefüllten Pyknometers. Es muß hierbei berücksichtigt werden, daß das Pyknometer erst dann vollständig angefüllt ist, wenn die Flüssigkeit beim Einsetzen des eingeschliffenen Glasstöpsels durch die kapillare Durchbohrung in Form eines feinen Strahles herausspritzt. Dividiert man dann das Gewicht des Wassers, welches sich aus der Differenz der beiden ersten Wägungen ergibt, in das der Milch, welches man aus der Differenz von Wägung 3. und Wägung 1. erhält, so findet man das spezifische Gewicht der Milch.

Die Handhabung der Westphalschen Wage. Die Westphalsche Wage ist eine einarmige Wage und besteht aus einem Stativ mit hohlem Leitungsrohr, in dem mittels einer Schraube der Wagebalken hoch und niedrig eingestellt werden kann. Auf der rechten Seite des Wagebalkens befinden sich Zahlen von 1 bis 10 und Kerbe zum Aufhängen der Reiter; auf der anderen Seite befindet sich eine Spitze für die Einstellung des Balkens auf den Nullpunkt. Zur Wage gehört ferner ein an einem Platindraht hängender Senkkörper, welcher ein kleines Thermometer von 40 mm Länge und 5 mm Durchmesser bildet und eine Marke für die Normaltemperatur von 15° Celsius trägt. Endlich dienen zur Herstellung des Gleichgewichtes verschiedene Reitergewichte, von denen die drei größten gleich sind dem Gewicht des vom Senkkörper verdrängten destillierten Wassers bei 15° Celsius, die anderen kleineren um das zehnfache jedesmal geringer als das nächst vorhergehende größere. Das größte Gewicht ist mit einer Öse versehen, gibt das spezifische Gewicht 1,0 an, wenn man es in den Haken des Platindrahtes einhängt, und wird nur bei Flüssigkeiten mit höherem spezifischen Gewichte als 1,0 gebraucht. Die übrigen Gewichtsstücke tragen an ihren Enden Haken, um bei wiederkehrenden Dezimalen aneinander gehängt werden zu können. Zur Ausführung der Bestimmung bedient man sich eines Glaszylinders von 80 ccm Inhalt. Ist die Wage aufgestellt, so wird die Thermometerspindel in den Haken des Balkens eingehängt. Nach genau horizontaler Einstellung der Wage senkt man die Spindel in die auf 15° Celsius temperierte Flüssigkeit so weit ein, daß die über der Spindel befindliche Öse eben noch eintaucht. Handelt es sich um eine Flüssigkeit, die schwerer als Wasser ist, z. B. um Milch, so wird der mit der Öse versehene große Reiter in den oberen Haken des Wagebalkens gehängt und von den übrigen Reitern soviel in die Einschnitte des Wagebalkens, bis die Spitze auf den Nullpunkt einspielt. Der größte Reiter bedeutet die erste, der zweitgrößte die zweite, und kleinste Reiter die vierte Dezimale.

Das Arbeiten mit der Kosmoswage von Paul Funke. Während die Westphalsche Wage nur auf die spezifische Gewichtsbestimmung von Flüssigkeiten beschränkt bleibt, findet die Kosmoswage eine viel ausgedehntere Verwendung, da man mit ihr Wägungen aller Art bei der Untersuchung von Milch und Molkereiprodukten ausführen kann. Ehe jedoch die Art und Weise, wie man mit ihr das spezifische Gewicht der Milch bestimmt, angegeben wird, soll die Kosmoswage näher beschrieben werden, damit sie für die anderen Fälle, wo sie in Anwendung treten kann, bekannt ist.

Die Kosmoswage ist freilich sehr kompliziert; aber je komplizierter ein Apparat ist, um so vorteilhafter ist er auch infolge der Mannigfaltigkeit seiner Anwendung; für denjenigen aber, der es bei der Hantierung eines derartigen Apparates an der nötigen Obacht fehlen läßt, kann er nichtsdestoweniger verhängnisvoll werden.

Die Apparatur der Kosmoswage umfaßt folgende Bestandteile:

1. Einen Kasten, in dem die Wage sich befindet, wenn sie nicht gebraucht wird, und der, wenn die Wage montiert werden soll, wagerecht auf einen Tisch gestellt wird.
2. Das Stativ, welches in die im Deckel des Kastens befindliche Schraubenmutter eingeschraubt wird.
3. Der Wagebalken. Er hat drei verschiedene Einteilungen. Auf dem einen Arm befindet sich auf der einen Seite eine Einteilung von 1 bis 10, auf der entgegengesetzten Seite eine solche von 1 bis 20. Der andere Arm ist auf dieser Seite eingeteilt von 1 bis 15.
4. Die zu jeder der drei Einteilungen des Wagebalkens gehörenden Reitergewichte.
   a) Die Käsereiter von der Form V für die Einteilung von 1 bis 10.
   b) Die Milchreiter von der Form M für die Einteilung von 1 bis 15.
   c) Die Butterreiter von der Form B für die Einteilung von 1 bis 20.
5. Drei Anhängegewichte an den Wagebalken, von denen das eine die Bezeichnung „S", das andere die Bezeichnung „Butter" und das dritte die Bezeichnung „Käse" oder „$^1/_2$ Butter" hat. Das erste wiegt 15, das zweite 10 und das dritte 5 g.
6. Außerdem gehören zur Ausrüstung der Wage ein Reimannscher Glaskörper nebst einem Glaszylinder, ein Glasmaß für Seesand, ein Hornspatel, ein pistillartiger Glasstab, ein

Gewichtssatz, zwei Arbeitsbecher und eine Zange zum Festhalten der letzteren.

Es soll hier nur angegeben werden, wie die Kosmoswage zur Bestimmung des spezifischen Gewichtes der Milch benutzt werden kann. Sie wird zunächst wie eine Westphalsche Wage aufgestellt.

Man hängt nun an dem rechten Arme des Wagebalkens den Reimannschen Glaskörper auf und bringt ihn mit dem am linken Wagebalkenarme aufgehängten „S"-Gewicht mittels der Drehschranbe ins Gleichgewicht. Dann füllt man den Glaszylinder bis zu ein Finger breit vom oberen Rande mit destilliertem Wasser, wobei das Eintauchen des Glaskörpers in dem Wasser eine Störung des Gleichgewichtes hervorruft, die durch Anhängen des flachen Bügels mit den Anhängegewichten an den Aufhängehaken neben den Glaskörper beseitigt werden muß. Ist das geschehen, so ersetzt man das Wasser durch die zu prüfende Milch, nachdem man den Glaskörper vorher gründlich abgetrocknet hat. Hierbei schlägt der Zeiger stets nach rechts aus, weil das spezifische Gewicht der Milch größer als 1,0 ist. Bei Flüssigkeiten mit spezifischen Gewichten, die niedriger als 1,0 sind, wird der Zeiger nach links ausschlagen. Soll die Wage wieder einspielen, so muß man die Reiter auf den rechten Wagebalken aufhängen, wobei man für die großen Reiter nur die mit Ziffern versehenen Teilstriche berücksichtigt, beim kleinsten Reiter aber auch die dazwischen liegenden benutzt. Man beginnt mit dem größten Reiter und schiebt ihn, vom Teilstrich 1 ausgehend, allmählich so weit nach rechts, bis der Zeiger der Wage gerade noch nach rechts ausschlägt, dann stellt man unter Zuhilfenahme der übrigen Reiter das Gleichgewicht wieder her.

Beispiel: Für Milch kommt Reiter 1 nicht zur Anwendung; hängt Reiter 2 bei 3, Reiter 3 bei 2, Reiter 4 bei 7, so hat die Milch das spezifische Gewicht von 1,0327.

3. Die in der Milchchemie gebräuchlichsten Fettbestimmungsmethoden.

Von der Wichtigkeit der Entnahme einer richtigen Durchschnittsprobe ist bereits gesprochen worden. Noch größere Sorgfalt ist erforderlich, wenn die Probe für die Fettbestimmung, auf die es ja bei der Milchuntersuchung in erster Linie ankommt, entnommen werden soll. Kleine Nachlässigkeiten hierbei können erhebliche Fehler im Gefolge haben. Zur Erzielung eines zuverlässigen Ergebnisses ist die Anwendung richtiger Chemikalien erforderlich, genaues Abmessen derselben, sowie der Milchproben, Anwendung richtiger und besonders reiner Instrumente und sorgfältiges Ablesen der Fettprozente. Die hier aufgeführten Fettbestimmungsmethoden sind nur eine geringe Anzahl aus der großen Reihe der in der Milchchemie existierenden Verfahren. Nicht ohne Absicht ist eine vollständige Zusammenstellung derselben an dieser Stelle unterblieben, und die Zahl der Fettbestimmungsmethoden mußte auf ein Minimum reduziert werden; denn da das vorliegende Handbuch auch zum praktischen Gebrauche für Meiereien dienen soll, so ist ein Bekanntwerden mit den früher üblichen und heute ausrangierten Verfahren für sie wertlos um so mehr, als die gebrachte Zusammenstellung der Methoden vollauf den Anforderungen der Praxis gerecht wird.

a) Die in der Laboratoriumspraxis vorkommenden Fettbestimmungsmethoden.

Hierher gehören:

1. Die refraktometrische Fettbestimmung nach Wollny.

Diese Methode ist, wenn auf dem Laboratorium die zur Ausführung derselben nötige Einrichtung vorhanden ist, mit Vorteil da am Platze, wo es sich um Massenuntersuchungen handelt. Sie kann zu den Schnellverfahren gerechnet werden, da sie erlaubt, bei einiger Übung und mit Hilfe eines Laboranten ca. 200 Milchproben zu erledigen.

Das Prinzip, auf dem sie beruht, liegt in der Ermittlung des Fettgehaltes aus der Ablesung der Lichtbrechung einer Ätherfettlösung. Da der Äther ein vorzügliches Lösungsmittel für Fette ist. so ist es selbstverständlich, daß sich bei einer sachgemäßen Vorbereitung einer auf Fettgehalt zu untersuchenden Milchprobe das Fett mit Äther aus derselben ausziehen läßt. Je mehr Fett nun eine bestimmte Äthermenge enthält, um so größer ist die Lichtbrechung der betreffenden Ätherfettlösung, woraus sich ergibt, daß die Höhe des Fettgehaltes sich nach der Stärke der Lichtbrechung einer Ätherfettlösung richtet; es wächst also der Fettgehalt mit zunehmender Brechungsintensität. Diese Erscheinung bringt die Notwendigkeit mit sich, daß die anzuwendende Milchmenge eine bestimmte sein, die Äthermenge sich aber nach der Milchmenge richten muß. Von großer Wichtigkeit ist auch die Temperatur der Milchprobe und des Aethers bei der Ansetzung sowohl als bei der Ablesung; sie soll 17,5° Celsius betragen. Der Äther hat bekanntlich die Eigenschaft, bei verschiedenen Temperaturen ein verschiedenes Volumen einzunehmen und verschiedene Mengen Wasser aus der Milch aufzunehmen, so daß bei zu hoher Temperatur der Fettgehalt zu hoch, bei zu niedriger Temperatur zu niedrig gefunden wird. Spielt hierbei auch das Wasseraufnahmevermögen des Äthers eine Rolle, so kommt es darauf an, zur Untersuchung einen möglichst wassergesättigten Äther zu verwenden, der nicht mehr fähig ist, aus der Milch Wasser aufzunehmen. Ein zu warmer Äther liefert also ein etwas zu hohes, ein zu kalter Äther ein etwas zu niedriges Resultat; dahingegen übt ein verschiedener Sättigungsgrad, wenn nur sonst bei allen Manipulationen ca. 17,5° Celsius innegehalten werden, so gut wie keinen Einfluß aus. Bewirkt man demnach vor der Abmessung des

Äthers nur eine Temperierung ohne gleichzeitige normale Sättigung auf 17,5° Celsius, so liegen die zu erwartenden Abweichungen noch innerhalb der normalen Fehlergrenzen. Was die zuzusetzende Äthermenge anbetrifft, so richtet sich dieselbe, wie bereits erwähnt, nach der angewandten Milchmenge; Regel ist, daß die Äthermenge $^1/_5$ der zur Untersuchung gelangenden Milchmenge betragen soll, wobei es auf ein sehr genaues Abmessen der letzteren ankommt. Kommen z. B. zur Anwendung 30 ccm Milch, so müssen diese mit 6 ccm wassergesättigtem Äther aufgefüllt werden, wohingegen bei Anwendung von 25 ccm Milch die Äthermenge nur 5 ccm betragen darf.

Nach diesen Erörterungen möge die Arbeitsweise der Wollnymethode geschildert werden:

30 ccm Milch werden mit einigen Tropfen Eisessig zur Ausscheidung der Eiweißstoffe angesäuert und bei einer Temperatur von 17,5 ° Celsius mit 6 ccm wasserhaltigem Äther aufgefüllt. Hat letzterer nicht die vorgeschriebene Temperatur, so muß ihm dieselbe durch Abkühlen oder Anwärmen verschafft werden. Hierauf wird das Milchfett durch Schütteln der Probe herausgezogen und geht in den Äther über; auf die Dauer des Schüttelns kommt es weniger an, wenn auch eine solche von 5 bis 7 Minuten vorgeschrieben ist. Zur Neutralisierung der überschüssigen Säure wird die Probe nun mit $1^1/_2$ ccm Lauge versetzt, die eine eigene Beschaffenheit hat und nach ihrem Urheber allgemein mit dem Namen „Wollnylauge" bezeichnet wird. Sie wird in folgender Weise hergestellt: Man löst 250 g mit Alkohol gereinigtes Stangenkali in der gleichen Menge Wasser auf und verdünnt noch mit 250 ccm Wasser; man erhält so 500 ccm Kalilauge. Hinzu kommen 250 ccm Glyzerin vom spezifischen Gewichte 1,25 und 100 g grünes Kupferkarbonat. Das letztere wird mit wenig Glyzerin in einer Reibschale verrieben, das übrige Gyzerin nach und nach zugesetzt und die ganze Masse mit der Kalilauge verdünnt. Die ganze Mischung läßt man einen Tag ruhig stehen und gießt dann die Flüssigkeit von dem Bodensatz ab. Die so hergestellte Lauge hat eine tiefblaue Färbung, die durch den Übergang des grünen Kupferkarbonates in das basische Karbonat hervorgerufen wird.

Nach dem Zusatz der Lauge, wodurch der Inhalt des Glases, in welchem die Fettbestimmung vorgenommen wird, sich blau färbt, wird die Probe geschleudert, und es setzt sich dabei die klare Ätherfettlösung glatt an der Oberfläche ab: in vielen Fällen ist ein Schleudern gar nicht nötig, weil die Abscheidung der Ätherfettlösung beim Stehen von selbst eintritt, in anderen dagegen tritt sie nur schwer ein, sodaß dann nach dem Schleudern noch einige Tropfen Eisessig zugefügt werden müssen, wodurch sie erleichtert wird. Die geschleuderten Proben werden darauf in ein Wasserbad von 17,5 ° Celsius gestellt, das durch zwei Gummischläuche mit dem Prismengehäuse des Refraktometers in Verbindung steht. Eine durch Wasserdruck in Bewegung gesetzte Turbine läßt das Wasser im Bade und durch das Prismengehäuse des Ablesungsapparates zirkulieren und so eine Temperatur von 17,5° Clesius erreichen, die an einem auf dem Refraktometer befindlichen Thermometer beobachtet werden kann und sich stundenlang mit Leichtigkeit konstant erhalten läßt.

Mit Hilfe eines Glasröhrchens nimmt man von der Ätherfettlösung einen aliquoten Teil heraus, bringt ihn durch die Einflußöffnung zwischen die beiden Prismenflächen des Apparates und liest bei 17,5° Celsius die Lichtbrechung ab. Aus der für die Ablenkung des Lichtes erhaltenen Zahl wird an der Hand einer Tabelle der gewichtsprozentische Fettgehalt der betreffenden Milchprobe ermittelt.*) Man findet denselben in der Weise, daß man die Grenze zwischen dem hellen und dunklen Gesichtsfelde durch Drehen an der rechtsseitlich vom Rohr befindlichen Mikrometerschraube scharf markiert, und genau auf einen Teilstrich der im Apparate sichtbaren Skala einstellt, an letzterer liest man die Ganzen und an der Mikrometerschraube, die von 0—10 eingeteilt ist, durch Verfolgung der Pfeilrichtung die Zehntelgrade ab.

Die refraktometrische Milchfettbestimmungsmethode nach Wollny, die für Massenuntersuchungen, wie sie bei Meiereien vorkommen, mit Vorteil angewandt wird, gibt uns einen schnellen und sicheren Aufschluß über den Fettgehalt einer Milch. Schnell und bequem läßt sie sich ausführen, und bei gewissenhafter Arbeit sind ihre Resultate sicher und zuverlässig. Nicht nur für Vollmilch, sondern auch für Mager- und Buttermlich ist sie anwendbar; ein Fettgehalt bis zu 7 Prozent läßt sich noch bei ihr mit Sicherheit feststellen. Dagegen versagt sie bei der Untersuchung von fettreicheren Substanzen. Von Nachteil für die Untersuchung nach Wollny ist ein geronnener Zustand der Milchprobe, weil dadurch nicht nur die Untersuchung erschwert wird, sondern auch bei klumpig gewordenen Proben das Ergebnis unrichtig ausfällt. Dieser Übelstand kann zu argen Differenzen mit den Meiereien führen und tritt im Sommer oft bei denjenigen Meiereien ein, die dreimal monatlich je 10 ccm Probe nehmen, bei der jedesmaligen Probenahme aber vergessen, den Inhalt der Gläser vorher durcheinander zu schütteln. Es ist ja bekannt, daß bei längerem Stehen der Rahm sich an der Oberfläche absetzt. Sind 10 ccm Milch in das Glas, in dem sich zwecks Konservierung einige Tropfen Kaliumbichromat befinden, eingefüllt, so setzt sich nach einiger Zeit der Rahm oben ab; werden dann später 10 ccm Milch in dasselbe Glas nachgefüllt, so kommen diese mit dem Konservierungsmittel nicht in Berührung, wenn man vorher nicht die gebildete Rahmschicht durch Schütteln zertrümmert hat. Noch weniger kann das Konservierungsmittel wirken bei den letzten 10 ccm Milch, wenn das Schütteln vergessen wird. Daraus erklärt sich dann der geronnene und klumpige Zustand der Milchprobe bei

*) Siehe Anhangtafel.

ihrer Ankunft an die Untersuchungsstelle, und sie ist lediglich auf eine sorglose Probenahme zurückzuführen. Zu bemerken ist noch, daß der Ablesungsapparat infolge einer Verschiebung der Skala mitunter falsch anzeigen kann. Es ist daher sehr gut, ihn von Zeit zu Zeit auf seine Richtigkeit hin zu prüfen, indem man ihn bei 17,5 ° Celsius mit wassergesättigtem Äther von derselben Temperatur einstellt. Ergibt sich bei diesem Versuche eine Lichtbrechungszahl, die bei 20,4 bis 20,6 liegt, so zeigt der Apparat richtig an und kann ohne weiteres zur Ablesung der Milchproben benutzt werden.

2. Die Gottlieb-Röse-Methode.

Während die refraktometrische Fettbestimmungsmethode nach Wollny nur eine beschränkte Anwendung findet, kann die Gottlieb-Röse-Methode viel weiter ausgedehnt werden. Mager- und Buttermilchproben sollte man überhaupt nur nach dieser gewichtsanalytischen Methode auf Fettgehalt hin untersuchen; für Vollmilchproben ist sie unerläßlich in denjenigen Fällen, wo es sich um Milchverfälschungen irgendwelcher Art handelt. Gute Resultate liefert sie auch bei der Fettbestimmung in Milch- und Sahnepulvern, in Rahm, Käse, Butter usw. Im Prinzip ist sie ein gewichtsanalytisches Verfahren, das an Genauigkeit und Bequemlichkeit nichts zu wünschen übrig läßt, wohl aber sehr viel Zeit erfordert.

Liegt frische, nicht geronnene Milch vor, so werden 10 ccm derselben mittels einer Überlaufpipette in ein sogenanntes Gottlieb-Röse-Rohr eingefüllt und darauf 1 ccm Ammoniak zur Lösung des Käsestoffes zugegeben und gut durchgeschüttelt. Falls die Probe geronnen ist, wie es zur Sommerzeit so häufig vorkommt, so ist ihre Analyse zwecks Erlangung zufriedenstellender Resultate nicht so einfach. Eine solche Milch muß mit Ammoniak alkalisch gemacht werden, damit die bei der Gerinnung ausgeschiedenen Eiweißstoffe in Lösung gehen. Man versetzt zu diesem Zwecke das auf einer gröberen Wage festgestellte Gewicht der Milchmenge mit dem $^1/_{10}$ Teile des Gewichtes an Ammoniak und gießt die so erhaltene Flüssigkeit so lange von einem Becher in einen andern, bis eine vollkommen gleichmäßige Lösung entstanden ist, eventuell gießt man sie durch ein feinmaschiges Sieb. Von dieser so aufgelösten Milch werden 11 ccm, die man in einem Wägegläschen genau auswägt, mittels einer Überlaufpipette in ein Gottlieb-Röse-Rohr gefüllt; der Zusatz von 1 ccm Ammoniak fällt nun fort. Von jetzt ab werden geronnene und ungeronnene Proben vollständig gleich behandelt, indem man der Reihe nach 10 ccm Alkohol, 25 ccm Äther, schließlich 25 ccm niedrigsiedenden Petroläther zusetzt und nach Hinzufügen einer jeden Flüssigkeit gut durchschüttelt. Besonders nach dem Zusatz von Ammoniak und Alkohol ist letzteres durchaus erforderlich, damit das Milchfett dadurch dem Äther zugänglich gemacht wird.

Tafel zur Wollny-Methode.

Ables.	%	Ables.	%	Ables.	%	Ables.	%	Ables.	%	Ables.	%
20,0		**25,0**	0,36	**30,0**	0,85	**35,0**	1,39	**40,0**	1,96	**45,0**	2,60
1		1	0,37	1	0,86	1	1,40	1	1,97	1	2,61
2		2	0,38	2	0,87	2	1,41	2	1,98	2	2,63
3		3	0,38	3	0,88	3	1,42	3	2,00	3	2,64
4		4	0,39	4	0,89	4	1,43	4	2,01	4	2,65
5		5	0,40	5	0,90	5	1,44	5	2,02	5	2,67
6	0,00	6	0,41	6	0,91	6	1,46	6	2,03	6	2,68
7	0,01	7	0,42	7	0,92	7	1,47	7	2,05	7	2,70
8	0,01	8	0,43	8	0,93	8	1,48	8	2,06	8	2,71
9	0,02	9	0,44	9	0,94	9	1,49	9	2,07	9	2,73
21,0	0,03	**26,0**	0,45	**31,0**	0,95	**36,0**	1,50	**41,0**	2,08	**46,0**	2,74
1	0,04	1	0,46	1	0,96	1	1,51	1	2,09	1	2,76
2	0,04	2	0,47	2	0,97	2	1,52	2	2,11	2	2,77
3	0,05	3	0,48	3	0,98	3	1,53	3	2,12	3	2,78
4	0,06	4	0,49	4	0,99	4	1,54	4	2,13	4	2,80
5	0,07	5	0,50	5	1,00	5	1,55	5	2,15	5	2,81
5	0,08	6	0,51	6	1,02	6	1,57	6	2,16	6	2,83
7	0,08	7	0,52	7	1,03	7	1,58	7	2,17	7	2,84
8	0,09	8	0,53	8	1,04	8	1,59	8	3,19	8	2,86
9	0,10	9	0,54	9	1,05	9	1,60	9	2,20	9	2,87
22,0	0,11	**27,0**	0,55	**32,0**	1,06	**37,0**	1,61	**42,0**	2,21	**47,0**	2,88
1	0,12	1	0,56	1	1,07	1	1,62	1	2,22	1	2,90
2	0,13	2	0,57	2	1,08	2	1,63	2	2,24	2	2,91
3	0,13	3	0,58	3	1,09	3	1,64	3	2,25	3	2,92
4	0,14	4	0,59	4	1,10	4	1,65	4	2,26	4	2,94
5	0,15	5	0,60	5	1,11	5	1,66	5	2,28	5	2,95
6	0,16	6	0,61	6	1,13	6	1,68	6	2,29	6	2,97
7	0,17	7	0,62	7	1,14	7	1,69	7	2,30	7	2,98
8	0,17	8	0,63	8	1,15	8	1,70	8	2,32	8	3,00
9	0,18	9	0,64	9	1,16	9	1,71	9	2,33	9	3,01
23,0	0,19	**28,0**	0,65	**33,0**	1,17	**38,0**	1,72	**43,0**	2,34	**48,0**	3,02
1	0,20	1	0,66	1	1,18	1	1,73	1	2,35	1	3,04
2	0,21	2	0,67	2	1,19	2	1,75	2	2,37	2	3,05
2	0,21	3	0,68	3	1,20	3	1,76	3	2,38	3	3,07
4	0'22	4	0,69	4	1,21	4	1,77	4	2,39	4	3,08
5	0,23	5	0,70	5	1,22	5	1,78	5	2,41	5	3,10
6	0,24	6	0,71	6	1,24	6	1,79	6	2,42	6	3,11
7	0,25	7	0,72	7	1,25	7	1,81	7	2,43	7	3,13
8	0,25	8	0,73	8	1,26	8	1,82	8	2,45	8	3,15
9	0,26	9	0,74	9	1,27	9	1,83	9	2,46	9	3,16
24,0	0,27	**29,0**	0,75	**34,0**	1,28	**39,0**	1,84	**44,0**	2,47	**49,0**	3,17
1	0,28	1	0,76	1	1,29	1	1,85	1	2,48	1	3,19
2	0,29	2	0,77	2	1,30	2	1,87	2	2,50	2	3,20
3	0,29	3	0,78	3	1,31	3	1,88	3	2,51	3	3,22
4	0,30	4	0,79	4	1,32	4	1,89	4	2,52	4	3,23
5	0,31	5	0,80	5	1,33	5	1,90	5	2,54	5	3,25
6	0,32	6	0,81	6	1,35	6	1,91	6	2,55	6	3,26
7	0,33	7	0,82	7	1,36	7	1,92	7	3,56	7	3,28
8	0,34	8	0,83	8	1,37	8	1,94	8	2,57	8	3,20
9	0,35	9	0,84	9	1,38	9	1,95	9	2,59	9	3,31
25,0	0,36	**30,0**	0,85	**35,0**	1,39	**40,0**	1,96	**45,0**	2,60	**50,0**	3,32

Tafel zur Wollny-Methode.

Ables.	%	Ables.	%	Ables.	%	Ables.	%	Ables.	%
50,0	3,32	**55,0**	4,13	**60,0**	5,01	**65,0**	5,97	**70,0**	7,04
1	3,34	1	4,15	1	5,02	1	5,99	1	7,06
2	3,35	2	4,16	2	5,04	2	6,01	2	7,08
3	3,37	3	4,18	3	5,06	3	6,03	3	7,10
4	3,38	4	4,20	4	5,08	4	6,05	4	7,13
5	3,40	5	4,21	5	5,10	5	6,07	5	7,15
6	3,41	6	4,23	6	5,11	6	6,09	6	7,17
7	3,43	7	4,25	7	5,13	7	6,11	7	7,20
8	3,44	8	4,27	8	5,15	8	6,13	8	7,22
9	3,46	9	4,29	9	5,17	9	6,15	9	7,25
51,0	3,47	**56,0**	4,30	**61,0**	5,19	**66,0**	6,18	**71,0**	7,27
1	3,48	1	4,32	1	5,20	1	6,20	1	7,29
2	3,50	2	4,34	2	5,22	2	6,22	2	7,31
3	3,51	3	4,35	3	5,24	3	6,24	3	7,33
4	3,53	4	4,37	4	5,26	4	6,26	4	7,35
5	3,54	5	4,39	5	5,28	5	6,29	5	7,38
6	3,56	6	4,41	6	5,30	6	6,30	6	7,40
7	3,57	7	4,42	7	5,32	7	6,32	7	7,42
8	3,59	8	4,44	8	5,34	8	6,34	8	7,45
9	3,61	9	4,46	9	5,36	9	6,36	9	7,47
52,0	3,63	**57,0**	4,47	**62,0**	5,38	**67,0**	6,39	**72,0**	7,50
1	3,64	1	4,49	1	5,39	1	6,41	1	7,53
2	3,66	2	4,51	2	5,41	2	6,43	2	7,55
3	3,68	3	4,52	3	5,43	3	6,45	3	7,57
4	3,69	4	4,54	4	5,45	4	6,47	4	7,59
5	3,70	5	4,56	5	5,47	5	6,49	5	7,62
6	3,71	6	4,58	6	5,49	6	6,51	6	7,64
7	3,73	7	4,60	7	5,51	7	6,23	7	7,67
8	3,75	8	4,61	8	5,53	8	6,55	8	7,69
9	3,77	9	4,63	9	5,55	9	6,57	9	7,71
53,0	3,79	**58,0**	4,65	**63,0**	5,57	**68,0**	6,60	**73,0**	7,74
1	3,80	1	4,66	1	5,59	1	6,62	1	7,76
1	3,82	2	4,68	2	5,61	1	6,64	2	7,78
3	3,84	3	4,70	3	5,63	3	6,66	3	7,80
4	3,86	4	4,72	4	5,65	4	6,68	4	7,83
5	3,87	5	4,74	5	5,67	5	6,71	5	7,85
6	3,89	6	4,76	6	5,69	6	6,73	6	7,88
7	3,91	7	4,77	7	5,71	7	6,75	7	7,91
9	3,93	8	4,79	8	5,73	8	6,77	8	7,93
9	3,94	9	4,81	9	5,75	9	6,79	9	7,95
54,0	3,96	**59,0**	4,83	**64,0**	5,77	**69,0**	6,82	**74,0**	7,98
1	3,98	1	4,84	1	5,79	1	6,84	1	8,00
2	3,99	2	4,86	2	5,81	2	6,86	2	
3	4,01	3	4,88	3	5,83	3	6,88	3	
5	4,03	4	4,90	4	5,85	4	6,90	4	
5	4,05	5	4,92	5	5,87	5	6,93	5	
6	4,07	6	4,93	6	5,89	6	6,95	6	
7	4,08	7	4,95	7	5,91	7	6,97	7	
8	4,09	8	4,97	8	5,93	8	6,99	8	
9	4,11	9	4,99	9	5,95	9	7,01	9	
55,0	4,13	**60,0**	5,01	**65,0**	5,97	**70,0**	7,04	**75,0**	

Stellt sich bei einer in Ammoniak gelösten Milch nach dem Auffüllen des Alkohols heraus, daß sich an den Wandungen der Röhre Gerinnsel absetzt, so beweist das, daß die Milch nicht völlig gelöst war, und in diesem Falle ist ein weiterer Zusatz von 1 ccm Ammoniak erforderlich.

Nach dem Ätherzusatz wird das Rohr mit einem benetzten Korkstopfen verschlossen. Da wegen seiner leichteren Abdunstungsfähigkeit nur der niedrig siedende Petroläther, der den Zweck hat, das Wasser vollständig, etwaige Eiweißstoffe und den größten Teil des Alkohols niederzuschlagen, angewandt werden darf, so muß der käufliche, meist aus drei Fraktionen bestehende Petroläther destilliert und nur die bis 50° übergehenden Anteile aufgefangen und verwendet werden.

Ist die Gottlieb-Röse-Röhre in der erwähnten Weise aufgefüllt, so bilden sich allmählich 2 deutliche Schichten: eine untere trübe, welche sämtliche Bestandteile der Milch mit Ausnahme des Fettes, ferner Alkohol und auch jenes Wasser, das aus dem zugesetzten Äther stammt, enthält. Die obere klare Schicht ist die Ätherfettlösung, welche das gesamte Milchfett enthält, sowie den Petroläther und etwas Alkohol. Nach dreistündigem Stehenlassen der Röhre wird mit Hilfe eines Gebläses die Ätherfettlösung bis auf einen Rest von 19.0 ccm in ein gewogenes Kölbchen abgehebert; bis hierher entspricht das Volumen den 10 g der in Arbeit genommenen Milch. Man dampft den Äther ab und trocknet 3 Stunden lang in einem Wasserdampftrockenschrank. Nach dem Erkalten wägt man, trocknet 1 Stunde nach und wägt abermals. Hat bei der Nachtrocknung das Gewicht zugenommen, so ist die Gewichtszunahme auf eine durch das Trocknen verursachte Oxydation des Fettes zurückzuführen, und das zuerst ermittelte Gewicht maßgebend, während bei einer Gewichtsabnahme das letztere gültig ist.

Da es nicht leicht ist, beim Abhebern jedesmal 19.0 ccm zurückzulassen, so hat Nisius eine Korrektionstabelle aufgestellt, die eine einfache Umrechnung gestattet, falls 19.0 ccm nicht genau getroffen worden sind.

Bei der Berechnung der Tallelle ist die Gottliebsche Annahme zugrunde gelegt, nach welcher

$$10 \times \frac{53.0}{51.5} = 10.291$$

als im Mittel aus der Pipette auslaufend angenommen werden, entsprechend dem normalen Stande im Rohr.

$$\left\{\begin{array}{l}70.5\\19.0\\17.5\end{array}\right. \qquad \begin{array}{r}70.5\\-\,19.0\\\hline 51.5\end{array} \qquad \begin{array}{r}70.5\\-\,17.5\\\hline 53.0\end{array}$$

Nisiussche Reduktionstabelle.

	69,0	69,5	700	705	71,0
20,0	1,021	1,021	1,020	1,020	1,019
19,9	1,019	1,019	1,018	1,018	1,017
19,8	1,017	1,017	1,016	1,016	1,015
19,7	1,015	1,015	1,014	1,014	1,013
19,6	1,013	1,013	1,012	1,012	1,011
19,5	1,011	1,011	1,010	1,010	1,009
19,4	1,009	1,009	1,008	1,008	1,007
19,3	1,007	1,007	1,006	1,006	1,006
19,2	1,005	1,005	1,004	1,004	1,004
19,1	1,003	1,003	1,002	1,002	1,002
19,0	1,001	1,001	1,000	1,000	1,000
18,9	0,999	0,999	0,998	0,998	0,998
18,8	0,997	0,997	0,996	0,996	0,996
18,7	0,995	0,995	0,994	0,994	0,994
18,6	0,993	0,993	0,993	0,992	0,992
18,5	0,991	0,991	0,991	0,990	0,990
18,4	0,989	0,987	0,987		
18,2	0,985	0,985	0,985		
18,1	0,983	0,983	0,983		
18,0	0,981	0,981	0,981		

Reduktion der Stände auf die Normalstände:

$$\left.\begin{array}{r} 705 \\ 190 \\ 175 \end{array}\right\}$$

Man reduziere den Stand der im Gottlieb-Röse-Rohr befindlichen Flüssigkeiten auf 17.5 und korrigiere das Resultat durch Multiplikation mit dem Korrektionsfaktor, der im Schnittpunkte der betreffenden Spalte steht. Gottlieb nimmt als Normalstände im Rohr an:

$$\left\{\begin{array}{l} 70.5 \\ 19.0 \\ 17.5 \end{array}\right. \qquad \begin{array}{r} 70.5 \\ -\,19.0 \\ \hline 51.5 \end{array} \qquad \begin{array}{r} 70.5 \\ -\,17.5 \\ \hline 53.0 \end{array}$$

das heißt, er nimmt an, daß aus der Pipette

$$10 \times \frac{53.0}{51.5} = 10.291 \text{ g}$$

Milch auslaufen. Hebert man unter dieser Voraussetzung genau auf 19.0 ccm ab, das heißt, bleiben genau 1.5 ccm der Ätherfettlösung stehen, so hat man im Kölbchen diejenige Ätherfettmenge, welche genau 10 g Milch entspricht, während die Ätherfettmenge, die den aus der Pipette zuviel ausgelaufenen 0.291 g Milch entspricht, als Rest im Rohre verbleibt. Man hat in diesem Falle weiter nichts nötig, als das Wägungsresultat mit 10 zu multiplizieren, während in den anderen Fällen, wo man nicht genau auf 19.0 ccm abgehebert hat, vor der Multiplikation mit 10 das Wägungsresultat noch mit dem entsprechenden Korrektionsfaktor der Tabelle vervielfältigt werden muß. Es dürfte einleuchten, daß eine derartige Umrechnung für Magermilchproben unterbleiben kann, wohingegen sie für Vollmilchproben unbedingt erforderlich ist.

Bei der Berechnung der Nisiusschen Tabelle ist folgende Überlegung zugrunde gelegt:

$$\frac{70.5-17.5}{70.5-19.0} = \frac{53.0}{51.5} = 1.0291.$$

Diese Zahl stellt dar:

1. Das Gewicht der aus der Pipette ausgelaufenen Milch und
2. Den Faktor, mit dem das Gottlieb-Röse-Resultat multipliziert werden muß, um die normal abzuhebernden auf die ganze Ätherschicht umzurechnen. Wird nun genau auf 19.0 abgehebert, so hat man

$$\frac{\left(\frac{70.5-17.5}{70.5-19.0}\right) \times 10}{10.291} = \frac{\frac{53.0}{51.5} \times 10}{10.291} = \frac{10.291}{10.291} = 1.000$$

als Korrektionsfaktor.

Ist aber statt auf 19.0 auf 19.5 abgehebert, so hat man

$$\frac{\left(\frac{70.5-17.5}{70.5-19.5}\right) \times 10}{10.291} = \frac{\left(\frac{53.0}{51.0}\right) \times 10}{10.291} = \frac{10.392}{10.291} = 1.0098$$

als Korrektionsfaktor.

Will man ganz genaue Gottlieb-Röse-Resultate erzielen, so begnügt man sich nicht mit der Annahme, daß aus der Pipette 10.291 g Milch auslaufen, sondern man wägt die Milch im Wägegläschen aus, genau wie es bei einer geronnenen Milch Vorschrift ist. Findet man z. B. bei Vollmilch:

Wägegläschen + Milch	=	63.1530
„ allein	=	52.8880
Milch	=	10.2650 g, so hat man

$$\frac{10.291}{10.265} = 1.0025;$$

man muß also außer der obigen Korrektur das Resultat noch mit 1.0025 multiplizieren, um die Differenz zwischen Abmessung und Wägung auszugleichen. Da bei der Magermilch meistens mehr als 10.291 g auslaufen, so wird hier der Faktor kleiner als 1.000.

Bei geronnenen Milchproben, die in Ammoniak aufgelöst werden müssen, kommt noch ein dritter Faktor, nämlich der Verdünnungsfaktor, hinzu. Man stellt in diesem Falle das Gewicht der Milch fest und versetzt sie mit $^1/_{10}$ desselben an Ammoniak. Z. B.:

$$\begin{aligned} \text{Milch} &= 638.0 \text{ g} \\ \text{Ammoniak} &= \underline{\ 64.5} \text{ g} \\ \text{Mischung} &= 702.5 \text{ g, so ist } \frac{702.5}{638.0} = 1.1011 \text{ der Ver-} \end{aligned}$$

dünnungsfaktor.

Wurden z. B. 11 ccm der in Ammoniak gelösten Milch in das Gottlieb-Röse-Rohr gegeben, im Wägegläschen ausgewogen und das Gewicht derselben zu 11.1512 g gefunden, und hatte die Wägung des Fettes unter Berücksichtigung des Nisiusschen Abheberungsfaktors 1.998 Fett ergeben, so hat man:

$$1.998 \times \frac{10.291}{11.1512} \times 1.1011 = 2.03\,\%\ \text{Fett}$$

oder in Buchstaben ausgedrückt:

$$f = \frac{a \times b \times 1{,}1}{c},$$

wobei a die gewichtsanalytisch ermittelte Fettmenge in 11 ccm gelöster Milch, b das Gewicht von 10 ccm süßer Milch, d. h. 10.291 g und c das im Wägegläschen ausgewogene Gewicht der 11 ccm gelöster Milch bedeutet.

Von der Umrechnung nach dieser Formel kann bei der Fettbestimmung einer geronnenen Milch nicht abgesehen werden, während bei derjenigen einer süßen Milch nach Gottlieb-Röse eine nachherige Umrechnung nicht nötig ist.

Die Gottlieb-Röse-Methode eignet sich sowohl für die genaue Bestimmung des Fettgehaltes in Voll-, Mager- und Buttermilch, als für diejenige in Rahm, Butter, Käse und sonstigen Molkereierzeugnissen.

Handelt es sich zunächst um eine Rahmfettbestimmung nach dieser Methode, so wird eine bestimmte, durch Differenzwägung festgestellte Menge (2—3 g) in das Gottlieb-Röse-Rohr eingefüllt und mit Wasser bis zu 10 ccm verdünnt. Das Auffüllen usw. geschieht ebenso wie bei der Milch, so daß der Fehler, der bei allen anderen Verfahren durch die Verdünnung des Rahmes entsteht, gänzlich fortfällt.

Bei einer Fettbestimmung in Käse kommt es zunächst darauf an, eine gute Durchschnittsprobe zu nehmen, indem man bei Hartkäsen ein bis zur Mitte gehendes keilförmiges, von der Rinde befreites Stück durch eine Fleischhackmaschine preßt und bei Weichkäsen die Probe nach Entfernung der vertrockneten Schale in einem Mörser gründlich zerreibt. Von einer solchen Durchschnittsprobe werden in je einem Erlenmeyerkölbchen ca. 2—3 g genau eingewogen und nach der Ratzlaffschen Angabe mit 10 ccm Salzsäure vom spez. Gew. 1,125 vorsichtig auf dem Drahtnetz über einem Pilzbrenner gekocht und gelöst, wobei eine dunkelbraune Flüssigkeit entstehen muß. Diese gibt man alsdann nach einiger Abkühlung quantitativ mittels eines kurzhalsigen Trichterchens, das man mit Vorteil schon während der Auflösung dem Kölbchen aufgesetzt hat, in das Gottlieb-Röse-Rohr hinein, spült Kölbchen und Trichter jedesmal mit der nötigen Menge Alkohol, Äther und Petroläther nach, bis dasselbe zuletzt vollkommen trocken ist. Ammoniak darf hierbei nicht mehr zugesetzt werden. Ein übermäßig starkes Schütteln des Röhreninhaltes ist zu vermeiden, weil dadurch eine lästige Emulsion entstehen würde, die sich jedoch durch geringen Alkoholzusatz wieder fortbringen läßt.

Zur Untersuchung einer Butterprobe auf Fettgehalt nach Gottlieb-Röse wägt man auf einem kurzhalsigen Trichterchen, das man zur bequemeren Aufstellung auf die Wagschale in einem durchbohrten Korkstopfen eingelassen hat, ca. 1—2 g einer guten Durchschnittsprobe ab, setzt dasselbe auf das Gottlieb-Röse-Rohr und spült mit wenig heißem Wasser den Trichterinhalt herunter bis ungefähr zur Marke 10. Der Trichter ist mit den Reagentien, unter denen das Ammoniak in diesem Falle nicht fehlen darf, nachzuspülen.

In ähnlicher Weise verfährt man nach der Gottlieb-Röse-Methode für die Fettbestimmung von Trockenmilch- und Sahnepulvern.

Bei den zuletzt angegebenen Untersuchungen ist es von Wichtigkeit, zwecks vollständiger Extraktion des Fettes zweimal aufzufüllen und zweimal abzuhebern, während bei Milchproben man sich mit einem einmaligen Auffüllen und Abhebern begnügen kann. Beim zweiten Auffüllen kommt nur Äther und Petroläther in der bekannten Menge zur Anwendung, und die zweite Abheberung kann in demselben Kolben, der die erste Abheberung aufgenommen hat, erfolgen, nachdem man ihn zum Trocknen hat abdunsten und erkalten lassen. Hier läßt die Nisiussche Tabelle im Stich, da es falsch sein würde, wenn man sich zur Umrechnung des Korrektionsfaktors bedienen wollte; vielmehr muß die Fettmenge, die in dem nicht abgeheberten Teile der Ätherfettlösung enthalten ist, aus den Ständen ausgerechnet und dem Wägungsresultat hinzuaddiert werden, bevor mit Hilfe der angewandten Substanzmenge die Umrechnung auf 100 erfolgen darf.

3. Die aräometrische Fettbestimmungsmethode nach Soxhlet.

Die aräometrische Methode, die heutzutage durch andere Fettbestimmungsverfahren fast ganz in den Hintergrund gedrängt ist, war früher die einzige, welche es dem Laien ermöglichte, außer in der Milch auch den Fettgehalt in der fettärmsten Zentrifugen-Magermilch, im Rahm und in den Käsemolken mit der größtmöglichsten

Genauigkeit festzustellen. Daher besitzt sie immer noch ein gewisses Interesse, und es wäre Unrecht, sie mit Stillschweigen zu übergehen.

Das Prinzip der aräometrischen Fettbestimmungsmethode besteht in folgendem: Schüttet man gemessene Mengen von Milch, Kalilauge und Äther zusammen, so löst sich, wie schon bekannt, das Fett fast vollständig im Äther, und sammelt sich nach kurzem Stehen als klare Ätherfettlösung an der Oberfläche. Ein kleiner Teil des Äthers bleibt hierbei in der untenstehenden Flüssigkeit gelöst, ohne jedoch Fett in Auflösung zu halten. Die gelöst bleibende Äthermenge ist unter Einhaltung der Vorschrift ganz konstant. Die übrige Menge bildet mit dem Milchfett eine Lösung, die um so konzentrierter ist, je mehr Fett in der Milch anwesend war. Die Konzentration dieser Ätherfettlösung resp. deren Fettgehalt läßt sich durch Bestimmung des spezifischen Gewichtes derselben ermitteln und zwar ebenso genau und sicher wie der Alkoholgehalt wässerigen Weingeistes durch das Alkoholometer, da die Differenz zwischen dem spezifischen Gewicht von Fett und Äther ebenso groß ist, wie die von Wasser und Alkohol.

In einer Soxhletflasche werden 200 ccm Milch, die zuvor auf 17.5° Celsius temperiert wird, mittels einer Pipette hineingemessen und 10 ccm Kalilauge vom spezifischen Gewicht 1,26—1,27 hinzugefügt. Nach kräftigem Durchschütteln fügt man 60 ccm wassergesättigten Äther von 17.5° Celsius hinzu, schüttelt eine halbe Stunde lang kräftig durch und legt die Flasche schräg in ein Temperierbad von 17.5° Celsius, wobei man eine halbe Stunde lang von 1/2 Minute zu 1/2 Minute mit drei nicht zu heftigen, senkrechten Stößen den Flascheninhalt durchschüttelt. Nach Beendigung dieser Operation überläßt man die Flasche in horizontaler Lage 1/4 Stunde lang sich selbst. In den meisten Fällen schon hat sich nach dieser Zeit eine klare Ätherfettlösung gebildet, welche man in ein Kühlrohr hinüberhebert und deren spezifisches Gewicht man bei 17.5° Celsius bestimmt. Aus einer Tabelle kann man den Fettgehalt in Prozenten ablesen. Die Methode gilt für Voll-, Mager- und Buttermilch. Die erforderliche Kalilauge erhält man, indem man 400 g Kalium causticum in 1/2 Liter Wasser löst und nach dem Erkalten zu 1 Liter auffüllt.*)

Da die Werte der Tabelle nur für 17.5° Celsius gültig sind, so gilt dabei die Regel, daß für 1° über 17.5° 1°, für 1/10° darüber 1/10° zur Aräometerablesung hinzuzuzählen, im entgegengesetzten Falle abzuziehen sind.

Beispiel: Ablesung am Aräometer 49.6, am Thermometer 18.1° Celsius. Die Temperatur ist also um 0.6° zu hoch; dieser Wert muß daher zur Aräometerablesung 49.6 hinzugezählt werden, woraus sich dann 49.6 + 0.6 = 50.2 ergibt. Der Zahl 50.2 entsprechen dann in der Tabelle 2.91 % Fett.

In ganz analoger Weise verfährt man, wenn die Temperatur der Ätherfettlösung niedriger als 17.5° Celsius ist.

---

*) Siehe Anhangtafel.

Tabelle zur Bestimmung des Fettgehalts in Milch nach dem spezifischen Gewichte der Ätherfettlösung bei 17,5° Celsius nach Soxhlet.

Spez. Gew.	Fett %	Spez. Gew.	Fett %	Spez. Gew.	Fett %	Spez. Gew.	Fett %	Spez. Gew.	Fett %	Spez. Gew.	Fett %
21,0	0,00	**26,0**	0,46	**31,0**	0,92	**36,0**	1,37	**41,0**	1,87	**46,0**	2,40
1	0,00	1	0,47	1	0,93	1	1,38	1	1,88	1	2,42
2	0,01	2	0,48	2	0,94	2	1,39	2	1,89	2	2,43
3	0,02	3	0,49	3	0,95	3	1,40	3	1,90	3	2,44
4	0,03	4	0,50	4	0,95	4	1,41	4	1,91	3	2,45
5	0,04	5	0,50	5	0,96	5	1,42	5	1,92	5	2,46
6	0,05	6	0,51	6	0,97	6	1,43	6	1,93	6	2,47
7	0,06	7	0,52	7	0,98	7	1,44	7	1,94	7	2,49
8	0,07	8	0,53	8	0,99	8	1,45	8	1,95	8	2,50
9	0,08	9	0,54	9	1,00	9	1,46	9	1,96	9	2,51
22,0	0,09	**27,0**	0,55	**32,0**	1,01	**37,0**	1,47	**42,0**	1,97	**47,0**	2,52
1	0,10	1	0,56	1	1,02	1	1,48	1	1,98	1	2,54
2	0,11	2	0,57	2	1,03	2	1,49	2	1,99	2	2,55
3	0,12	3	0,58	3	1,04	3	1,50	3	2,00	3	2,56
4	0,13	4	0,59	4	1,05	4	1,51	4	2,01	4	2,57
5	0,14	5	0,60	5	1,05	5	1,52	5	2,02	5	2,58
6	0,15	6	0,60	6	1,06	6	1,53	8	2,03	6	2,60
7	0,16	7	0,61	7	1,07	7	1,54	7	2,04	7	2,61
8	0,17	8	0,62	8	1,08	8	1,55	8	2,05	8	2,62
9	0,18	9	0,63	9	1,09	9	1,56	9	2,06	9	2,63
23,0	0,19	**28,0**	0,64	**33,0**	1,10	**38,0**	1,57	**43,0**	2,07	**48,0**	2,64
1	0,20	1	0,65	1	1,11	1	1,58	1	2,08	1	2,66
2	0,21	2	0,66	2	1,12	2	1,59	2	2,09	2	2,67
3	0,22	3	0,67	3	1,13	3	1,60	3	2,10	3	2,68
4	0,23	4	0,68	4	1,14	4	1,61	4	2,11	4	2,70
5	0,24	5	0,69	5	1,15	5	1,62	5	2,12	5	2,71
6	0,25	6	0,70	6	1,15	6	1,63	6	2,13	6	2,72
7	0,25	7	0,71	7	1,16	7	1,64	7	2,14	7	2,73
8	0,26	8	0,72	8	1,17	8	1,65	8	2,16	8	2,74
9	0,27	9	0,73	9	1,18	9	1,66	9	2,17	9	2,75
24,0	0,28	**29,0**	0,74	**34 0**	1,19	**39,0**	1,67	**44,0**	2,18	**49,0**	2,76
1	0,29	1	0,75	1	1,20	1	1,68	1	2,19	1	2,77
2	0,30	2	0,76	2	1,21	2	1,69	2	2,20	2	2,78
3	0,30	3	0,77	3	1,22	3	1,70	3	2,22	3	2,79
4	0,31	4	0,78	4	1,23	4	1,71	4	2,23	4	2,80
5	0,32	5	0,79	5	1,24	6	1,72	5	2,24	5	2,81
6	0,33	6	0,80	6	1,24	5	1,73	6	2,25	6	2,83
7	0,34	7	0,80	7	1,25	7	1,74	7	2,26	7	2,84
8	0,35	8	0,81	8	1,26	8	1,75	8	2,27	8	2,86
9	0,36	9	0,82	9	1,27	9	1,76	9	2,28	9	2,87
25,0	0,37	**30,0**	0,83	**35,0**	1,28	**40,0**	1,77	**45,0**	2,30	**50,0**	2,88
1	0,38	1	0,84	1	1,29	1	1,78	1	2,31	1	2,90
2	0,39	2	0,85	2	1,30	2	1,79	2	2,32	2	2,91
3	0,40	3	0,86	3	1,31	3	1,80	3	2,33	3	2,92
4	0,40	4	0,87	4	1,32	4	1,81	4	2,34	4	2,93
5	0,41	5	0,88	5	1,33	5	1,82	5	2,35	5	2,94
6	0,42	6	0,88	6	1,33	6	1,83	6	2,36	6	2,96
7	0,43	7	0,89	7	1,34	7	1,84	7	2,37	7	2,97
8	0,44	8	0,90	8	1,35	8	1,85	8	2,38	8	2,98
9	0,45	9	0,91	9	1,36	9	1,86	9	2,39	9	2,99
26,0	0,46	**31,0**	0,92	**36,0**	1,37	**41,0**	1,87	**46,0**	2,40	**51,0**	3,00

Spez. Gew.	Fett %	Spez. Gew.	Fett %	Spez. Gew.	Fett %	Spez. Gew.	Fett %	Spez. Gew.	Fett %	Spez. Gew.	Fett %
51,0	3,00	**53,0**	3,25	**55,0**	3,49	**57,0**	3,75	**59,0**	4,03	**61,0**	4,32
1	3,01	1	3,26	1	3,51	1	3,76	1	4,04	1	4,33
2	3,03	2	3,27	2	3,52	2	3,78	2	4,06	2	4,35
3	3,04	3	3,28	3	3,53	3	3,80	3	4,07	3	4,36
4	3,05	4	3,29	4	3,55	4	3,81	4	4,09	4	4,37
5	3,06	5	3,30	5	3,56	5	3,82	5	4,11	5	4,39
6	3,08	6	3,31	6	3,57	6	3,84	6	4,12	6	4,40
7	3,09	7	3,33	7	3,59	7	3,85	7	4,14	7	4,42
8	3,10	8	3,34	8	3,60	8	3,87	8	4,15	8	4,44
9	3,11	9	3,35	9	3,61	9	3,88	9	4,16	9	4,46
52,0	3,12	**54,0**	3,37	**56,0**	3,63	**58,0**	3,90	**60,0**	4,18	**62,0**	4,47
1	3,14	1	3,38	1	3,64	1	3,91	1	4,19	1	4,48
2	3,15	2	3,39	2	3,65	2	3,92	2	4,20	2	4,50
3	3,16	3	3,40	3	3,67	3	3,93	3	4,21		
4	3,17	4	3,41	4	3,68	4	3,95	4	4,23		
5	3,18	5	3,43	5	3,69	5	3,96	5	4,24		
6	3,20	6	3,45	6	3,71	6	3,98	6	4,26		
7	3,21	7	3,46	7	3,72	7	3,99	7	4,27		
8	3,22	8	3,47	8	3,73	8	4,01	8	4,29		
9	3,23	9	3,48	9	3,74	9	4,02	9	4,30		
53,0	3,25	**55,0**	3,49	**57,0**	3,75	**59,0**	4,03	**61,0**	4,32		

b) Die für die Meiereipraxis in Betracht kommenden Fettbestimmungs-Verfahren.

1. Die azidbutyrometrische Fettbestimmungsmethode nach Gerber.

Es gibt wohl kaum eine analytische Methode, die auf den Laboratorien sowohl wie in den Meiereien eine ausgedehntere Anwendung findet, als die Gerbersche azidbutyrometrische Fettbestimmung, wenn auch nicht zu leugnen ist, daß dieselbe mehr und mehr noch durch die Gerbersche Salmethode verdrängt zu werden scheint. Ihre Genauigkeit ist ja allgemein anerkannt, daß darüber kein Wort verloren zu werden braucht.

Bei diesem Säureverfahren arbeitet man in folgender Weise: 10 ccm Schwefelsäure werden in ein dazu bestimmtes Gerbersches Meßgefäß, Butyrometer genannt, hineinpipettiert oder bürettiert, darauf gibt man aus einer Bürette oder Pipette 1 ccm Amylalkohol hinzu und läßt 11 ccm der gut durchmischten Milch langsam darauffließen. Der Amylalkohol, der zur leichteren Fettabscheidung dienen soll, kann auch auf die Milch gegeben werden, wie es vielfach gemacht wird. Die Reihenfolge der Flüssigkeiten bei diesem Verfahren ist also: Schwefelsäure, Amylalkohol, Milch oder Schwefelsäure, Milch, Amylalkohol. Für das Resultat ist es belanglos, ob man die Reihenfolge in der einen oder der anderen Weise vornimmt. Das graduierte Gefäß wird dann mit einem sauberen, nicht rissigen Gummistopfen fest verschlossen, gut geschüttelt, bis alle Milch verschwunden ist, einige Minuten in ein Wasserbad von 60 bis 70° gestellt und heiß geschleudert. Nach 3 Minuten langem Schleudern wird das Butyrometer abermals für einige Minuten in dasselbe Wasserbad gestellt und dann der prozentische Fettgehalt abgelesen. 1 Teilstrich gleich 0,1 Prozent Fett. Zur Vermeidung von Pfropfenbildung, die in den meisten Fällen von schlechten Gummistopfen herrührt, und durch welche das Ablesen nicht nur erschwert, sondern auch ungenau wird, wende man keine rissigen Stopfen an; derselbe muß auch gut schließen, wenn er beim Schleudern nicht herausfliegen oder der Butyrometerinhalt auslaufen soll.

Die verlangten Eigenschaften des Amylalkohols, dessen Zusatz die Fettausscheidung erleichtern soll, werden wie folgt angegeben: er soll chemisch rein sein, ein spezifisches Gewicht von 0,815 bis 0,818 bei 15° Celsius und einen Siedepunkt von 124 bis 130° Celsius haben. Auf seine Reinheit muß besonders gesehen werden, da sonst von der Mehrheit in verschiedenem Grade abweichende, zu hohe Fettresultate gefunden werden. Man überzeugt sich von der genügenden Reinheit eines zweifelhaften Amylalkohols durch Anstellung eines sogenannten blinden Versuches, indem man anstatt Milch die entsprechende Menge Wasser anwendet und beobachtet, ob eine ölige Ausscheidung eintritt; ist dies der Fall, so ist der Amylalkohol zu verwerfen. Es ist noch zu bemerken, daß der Amylolkohol nicht allzu lange auf der Schwefelsäure ruhen darf; in dieser Hinsicht ist ein rasches und ununterbrochenes Arbeiten bei vielen aufeinanderfolgenden Bestimmungen erforderlich.

Bei der azidbutyrometrischen Methode, die sich für Vollmilch und Buttermilch sehr gut eignet, dagegen für Magermilch durchaus unbrauchbar ist, spielt die Stärke der Schwefelsäure eine nicht unbedeutende Rolle. Die unter dem Namen „Gerber-Schwefelsäure" bekannte Säure hat in der Regel die richtige Stärke; falls sie nicht die richtige Stärke hat, so muß sie eigens für den genannten Zweck hergestellt werden. Sie soll ein spezifisches Gewicht von 1,820 bis 1,825 haben. Die im Handel käufliche Schwefelsäure hat ein höheres spezifisches Gewicht und muß deshalb zwecks Verwendung zur Fettbestimmung mit Wasser verdünnt werden. Angenommen, die käufliche Schwefelsäure hätte bei 15° Celsius 1,837 gezeigt, so entspricht dies, wie aus dem Chemikerkalender ersichtlich, 94,20 % Schwefelsäure; 1,825 entspricht daher 91,00 %.

Wenn nun 94,20 g Schwefelsäure in 100 g technischer Schwefelsäure enthalten sind, so sind 91,00 g in 96,6 g technischer Schwefelsäure enthalten nach folgender Proportion:

$$94{,}20 : 100 = 91{,}00 : x$$
$$x = 96{,}6$$

das heißt, man muß zu je 96,6 g technischer Schwefelsäure 3,4 g destilliertes Wasser hinzufügen und erhält dann 100 g Schwefelsäure mit 91,00% Schwefelsäure, entsprechend dem spezifischen Gewichte 1,825. Da nun 1 Liter 1837 g wiegt, so hat man nach folgender Proportion:

$$96{,}6 : 3{,}4 = 1837 : x; \quad x = 64{,}66$$

64,66 g Wasser auf 1 Liter technischer Schwefelsäure hinzufügen.

Wegen der großen Wärmeentwicklung, die bei dieser Fettbestimmungsmethode durch die Vereinigung der Schwefelsäure mit dem in der Milch enthaltenen Wasser entsteht, ist es ratsam, beim Schütteln die Butyrometer in ein Tuch einzuwickeln und das Schleudern mittels Einlegen derselben in Metallhülsen vorzunehmen.

Trockenmilchbutyrometer. Nicht allein für Milch in flüssigem Zustande läßt sich die Schwefelsäuremethode anwenden, sondern sie gibt auch für die Praxis ausreichende Resultate, wenn man sie für die Fettbestimmung in Trockenmilch- und Sahnepulvern benutzt.

Teichert-Wangen hat zur Fettbestimmung in Milchpulvern und ähnlichen Präparaten Trockenmilchbutyrometer konstruiert und ein Verfahren ausgearbeitet, das auch dem Nichtchemiker die Feststellung des Fettgehaltes in Trockenmilchen ermöglicht. Für Trockenmilchpulver wählt man die Prüfer, die bis zu 35,0%, und für Sahnepulver diejenigen, die bis zu 70% gehen. Die Trockenmilchbutyrometer sind 19,5 cm lang und haben am oberen Ende eine besonders ausgestaltete Schüttelbirne. Graduiert sind dieselben von 0—35, eingeteilt in halbe Prozente, für fettreichere Trockenmilche bezw. Sahnepulver von 0—70, wobei nur ganze Prozente abgelesen werden. Man füllt in den Prüfer 10 ccm Gerberschwefelsäure, 1 ccm Amylalkohol und darauf 8 ccm Wasser. Man wägt nun mittels einer kleinen Handwage oder auf einer Apothekerwage 2,5 g Trockenmilch- oder Sahnepulver ab und schüttet die Substanz mit Hilfe eines weithalsigen Trichterchens auf die übereinander geschichteten Flüssigkeiten. Damit der Trichter beim Einhängen in dem Prüfer nicht mit dessen Inhalt in Berührung komme, wähle man einen, der nur einen ganz kurzen Hals hat. Ist die Substanz hinein praktiziert, so schließt man den Prüfer mit einem Gummistopfen, schüttelt den Inhalt unter Erwärmen kräftig durch, bis vollständige Lösung eingetreten ist, und schleudert. Arbeitet man nicht genau nach Vorschrift und gibt z. B. die Substanz vor dem Wasserzusatz auf die Schwefelsäure bezw. auf den Amylalkohol, so wird das Pulver zu plötzlich verbrannt, der Prüferinhalt färbt sich tiefschwarz und die schwarzgefärbte Fettschicht, wenn eine solche überhaupt zu erkennen ist, macht das Ablesen zur Unmöglichkeit.

Präzisionsbutyrometer. Solche Butyrometer dienen zur Fettbestimmung in Magermilch, wenn man auf die Gottlieb-Röse-Methode verzichten und nach der Schwefelsäuremethode untersuchen will. Ein genaues Ablesen der äußerst niedrigen Fettschicht ist hierbei natürlich ausgeschlossen, und man ist auf sein mehr oder minder großes Schätzungsvermögen angewiesen. Die Präzisionsbutyrometer sehen aus wie gewöhnliche Milchprüfer, nur ist die Graduierung eine andere und das Skalenrohr derartig verengt, daß zehn Teilstriche ein Prozent ausmachen. Wegen dieser Verengung des Prüfers ist es nicht möglich, die Schwefelsäure direkt bis in die Birne hineinlaufen zu lassen, sondern man ist gezwungen, durch wiederholtes vorsichtiges Aufstoßen des Prüfers auf den Tisch die großen Lufträume in dem engen Skalenrohre zu entfernen. Unterläßt man diese Maßregel, so nimmt der Prüfer die nötige Flüssigkeitsmenge nicht auf, weil er zu voll wird. Ein zweimaliges Schleudern ist angebracht, wenn man sicher sein will, daß alles Fett herausgearbeitet ist.

2. Die Salmethode.

Für denjenigen, der sich an das Arbeiten mit Säure nicht gewöhnen kann, hat Gerber eine andere Untersuchungsmethode zur Bestimmung des Fettgehaltes ausfindig gemacht. Es ist dies die Salmethode, die sich folgender Vorzüge erfreut:

1. Gleiche Apparatur wie bei der Azidbutyrometrie.
2. Kürze des Verfahrens.
3. Angenehmes und bequemes Hantieren bei nur 45—50°.
4. Vollkommene Lösung der Eiweißstoffe.
5. Außerordentliche Schärfe der Trennungsfläche.
6. Zuverlässigkeit und Genauigkeit der Resultate.

Daher ist sie für den Meieristen besonders zu empfehlen.

Zur Herstellung der bei Ausführung der Methode benutzten Sallösung, abgekürzt „Sal" genannt, bringt man die pulverisierte, in luftdicht verschlossenen Flaschen enthaltene Salmischung in die vorgeschriebene Menge klaren Wassers (1 Liter) und filtriert nach erfolgter Lösung die schwach getrübt erscheinende Flüssigkeit. So entsteht eine durchsichtige, rotgefärbte alkalische Lösung, mit der sich viel bequemer arbeiten läßt als mit Säure; sie muß gut verschlossen aufbewahrt werden. Ferner kommt zum Gebrauch an Stelle des Amylalkohols der etwas höher siedende Butylalkohol vom spezifischen Gewichte 0,8031 bei 20° Celsius.

Zur Milchfettbestimmung füllt man in die Butyrometer genau in nachstehender Reihenfolge: 1. 11 ccm Sal, 2. 0,6 ccm Butyl, 3. 10 ccm gut durchgemischte Milch; wie ersichtlich, sind hier die Mengenverhältnisse umgekehrt als wie bei der Säuremethode, wo 11 ccm Milch und 10 ccm Säure zur Anwendung kommen; es ist dies wohl zu beachten. Sehr wesentlich kommt es auch auf die genau abgemessene Menge von 0,6 ccm Butylalkohol an, da jeder Tropfen zu viel oder zu wenig unrichtige Resultate liefert; bei der Säuremethode dagegen braucht die Menge des Amylalkohols nicht so genau inne gehalten zu werden. Die mit Gummistopfen verschlossenen Prüfer gelangen dann in ein Wasserbad von 45—50°, was bei diesem Verfahren unbedingt erforderlich ist, und werden nach ihrer Anwärmung geschüttelt, gestürzt und geschleudert. Vorm Ablesen der Fettmenge, die bei richtiger Arbeitsweise vollkommen klar und scharf begrenzt ist, stellt man die Prüfer abermals einige Minuten in ein Wasserbad.

3. Die Neusalmethode.

Während die Säure- und die Salmethode zuverlässige und untereinander übereinstimmende Zahlen liefern, dürften die nach dem Neusalverfahren ermittelten Resultate nicht so zuverlässig und einwandfrei sein. Unglücklicherweise ist diese Methode zu früh in die Praxis hineingelangt. Trotzdem ist sie eine von jedem Laien praktisch leicht ausführbare, aber einstweilen nicht zu empfehlen, so lange sich nicht ihre Richtigkeit herausgestellt hat. Sie gehört ebenso wie die beiden vorhergehenden Methoden zu den Schnellverfahren.

Bei der Neusal-Butyrometrie gelangen folgende Pipetten zur Anwendung:

für ganze Quanten 9,7 ccm (= 10 g Milch)
4 ccm Neusallösung,
für halbe Quanten 4,85 ccm (= 5 g Milch)
2 ccm Neusallösung.

Die Neusallösung, welche nur für die sogenannten Neusalbutyrometer in Betracht kommt, wird für ganze wie für halbe Quanten folgendermaßen hergestellt: Das Neusalpulver wird in seiner ganzen ungeteilten Menge in 1200 ccm Wasser gelöst und zur Lösung die entsprechende Menge Neusalalkohol hinzugefügt. Mit der so erhaltenen Flüssigkeit ist die Alkoholflasche nachzuspülen. Die zum Gebrauch fertige Neusallösung hat je nach dem Farbstoffe, der dem Pulvergemisch zugesetzt ist, eine blaue oder braune Färbung. Weshalb ein solcher zugesetzt ist, erscheint rätselhaft, da er zur Färbung der ausgeschleuderten Fettschicht nicht beiträgt.

Neusal ist ein vollständig neues Schnellfettbestimmungsverfahren, bei welchem ein trockenes, Feuchtigkeit nicht anziehendes, in Wasser leicht lösliches Pulvergemisch organischer Salze zur Anwendung kommt. Die Neusallösung ist vollständig unschädlich, greift weder die Gummistopfen noch Kleider an, noch ist es gesundheitsschädlich. Pfropfenbildung oder unklare Fettabscheidungen sind ausgeschlossen. Die Neusalflüssigkeit ist zwar ein vorzügliches Lösungsmittel für Eiweißstoffe, sie besitzt aber keinen neutralen, sondern einen sauren Charakter.

Die Arbeitsweise des Neusalverfahrens ist folgende: Man füllt je nach Verwendung der Neusalbutyrometer in dieselben 4 ccm bei „ganzen“ oder 2 ccm bei „halben“ Quanten der Neusallösung und hierauf 9,7 resp. 4,85 ccm Milch. Nach Verschließen derselben mit passenden Gummistopfen wird der Inhalt unter mehrmaligem Stürzen und Schütteln gut durchmischt und die Butyrometer in ein Wasserbad von ca. 50° Celsius eingestellt. Danach werden die Proben nochmals gut durchmischt und in einer Zentrifuge mit elektrischem Antrieb geschleudert. Bei exakter Arbeitsweise macht die Ausführung der Methode durchaus keine Schwierigkeit, und das Fett scheidet sich leicht und vollständig klar ab, wobei die Trennungsfläche eine äußerst scharfe ist.

4. Die Sichlersche Sinacidmethode.

Die Sinacidbutyrometrie ist ein Verfahren, welches eine schnelle und exakte Bestimmung des Fettgehaltes in Milch ermöglicht. Auf demselben Prinzip wie Gerbers Azidbutyrometer beruht die Sichlersche Sinacidmethode; auch hier wird die Milch in eigenartig konstruierten Butyrometern durch die Einwirkung von Chemikalien zersetzt; das dadurch in Freiheit gesetzte Fett wird dann mit Hilfe der Zentrifugalkraft abgeschieden und abgelesen. Das Arbeitsverfahren sowie die Apparatur ist bei beiden Methoden nicht wesentlich verschieden, wohl aber die zur Verwendung kommenden Chemikalien. Die Azidbutyrometrie benutzt zur Auflösung des Käsestoffes der Milch die ätzende, alles zerstörende Schwefelsäure, zur Überführung des Milchfettes in transparente Form den giftigen, die Schleimhäute reizenden Amylalkohol, die Sinacidmethode dagegen erreicht das Gleiche durch Verwendung einer harmlosen, alkalischen Salzlösung (Sinacidsalzlösung) und eines ungiftigen, angenehm riechenden Alkohols, des Sinols, der gefärbt und ungefärbt zu beziehen ist. Wegen der ungefährlichen Chemikalien sind keinerlei Vorsichtsmaßregeln erforderlich, eine störende Pfropfenbildung ist ausgeschlossen. Die Fettsäule kann farbig beleuchtet werden, was das Ablesen nicht unwesentlich erleichtert.

Vor Beginn der Untersuchung heizt man zweckmäßig das Wasserbad an. Alsdann füllt man der Reihe nach 10 ccm Salzlösung, 10 ccm gut durchmischte Milch und 1 ccm Sinol in den Prüfer, verschließt und schüttelt den Inhalt gut durch. Eine Selbsterwärmung tritt beim Schütteln nicht ein, weshalb eine Anwärmung der Prüfer notwendig ist.

5. Der Magermilchprüfer von Bernstein.

Ganz außerhalb des Rahmens der geschilderten Fettbestimmungsmethoden liegt diejenige für Magermilche, welche mit dem Bernsteinschen Magermilchprüfer ausgeführt wird. Er ist dazu bestimmt, die Schärfe der Entrahmung durch vergleichlichen Augenschein schnell, leicht und wohlfeil zu überwachen. Er besteht aus zwei gleich großen, in den Sockel eines gemeinsamen Fußgestells von Porzellan eingekitteten zylinderischen Gläsern von 22 mm lichtem Durchmesser und 26 ccm

Fassungsraum. In den Sockel sind die Gläser so tief eingesenkt, daß ihr oberer Rand sich 10 ccm über dem Boden befindet. Das eine der Gläser ist bis zur Höhe der Rückwand mit einer milchigtrüben Flüssigkeit angefüllt und mit einem fast bis auf die Oberfläche der Flüssigkeit reichenden schwarzen Stopfens fest verschlossen, von dessen Mitte ausgehend ein geschlossener dunkelblauer Glaszylinder von 9 mm Durchmesser senkrecht bis nahe auf den Boden des Glases reicht. Die Durchsichtigkeit der Milch ist so bemessen, daß der blaue Glaszylinder durch sie hindurch genau so deutlich erkennbar ist, wie durch eine Magermilch mit 0.15 % Fettgehalt, deren Käsestoff durch Essigsäure ausgeschieden worden war. Dieser Maßgabe entsprechend ist zu dem anderen Glase ein ähnlicher nur lose aufzusetzender Stopfen mit gleich großem blauen Glaszylinder von gleicher Farbentiefe beigegeben. Der ganze Apparat befindet sich in einem schrankähnlichen Kasten, in dem außerdem zwei zylinderische Maße, ein metallenes 2 ccm fassendes für die zu prüfende Magermilch, ein gläsernes von 10 ccm Inhalt für die ihr zuzusetzende Essigsäure, und ein hölzernes 11.5 ccm langes Rührstäbchen herausnehmbar angebracht sind. Man führt die Prüfung mit einer 40 %igen Essigsäure aus und bedient sich einer Farbentafel zur zahlenmäßigen Bestimmung der Fettgehaltsgrößen.

Ausführung: ein gläsernes Maß voll Essigsäure wird in das leere Glas gegossen und ihr von der zu untersuchenden Magermilch ein metallenes Maß voll zugefügt; die Mischung wird mit dem Holzstäbchen so lange umgerührt, bis alle anfänglich gebildeten Käsestoffflocken gelöst sind, und der lose Stopfen mit dem blauen Glaszylinder eingesetzt. Dadurch wird das Gemisch im Glase nahezu so hoch gedrückt wie die Flüssigkeit im Probeglase steht. Ist der blaue Glaszylinder durch die aufgelöste Magermilch hindurch ebenso deutlich erkennbar wie in dem maßgebenden Probeglase, so beträgt der Fettgehalt der geprüften Magermilch 0.15 %. Er ist größer oder kleiner im umgekehrten Verhältnis zur Durchsichtigkeit.

c) Die Rahmfettbestimmungen.

Ebenso wie in anderen Ländern macht sich auch in Deutschland mehr und mehr das Bestreben geltend, an Stelle von Milch Rahm in die Molkerei einzuliefern, teils um an Frachtkosten zu sparen, teils um die Magermilch möglichst frisch in der eigenen Wirtschaft verwerten zu können, und endlich, um die Einschleppung der Seuchen durch die zurückgegebene Magermilch zu verhindern. Daher ist es von praktischem Werte, wenn den Meiereibetriebsleitern einige Schnellmethoden zur Rahmfettbestimmung zur Verfügung stehen.

Abgesehen von der Gottlieb-Röse-Methode, bei welcher der Fettgehalt eines Rahmes gewichtsanalytisch bestimmt wird, gibt es verschiedene Schnellverfahren, die demselben Zwecke dienen und für den Molkereipraktiker hinreichend genau sind. Hierher gehören:

1. Die Verdünnungsmethode nach Gerber.
2. Die Köhlersche Methode.
3. Die Sichlersche Azidrahmbutyrometrie.
4. Das Hammerschmidtsche Pyknometerverfahren.

1. Die Verdünnungsmethode nach Gerber.

Ihr liegt das Prinzip zugrunde, den Rahm durch Verdünnung in eine milchähnliche Flüssigkeit überzuführen und letztere genau wie eine Milch zu untersuchen. Zur Verdünnung kann man Wasser anwenden, obschon es richtiger ist, den Rahm mit Magermilch zu verdünnen. Da aber in letzterem Falle die zeitraubende Bestimmung des Fettgehaltes der Magermilch nach Gottlieb-Röse nicht umgangen werden kann, so erreicht man bei Anwendung von Wasser als Verdünnungsmittel, ohne daß dadurch das Resultat gefährdet wird, den gleichen Zweck. In welchem Maßstabe die Rahmverdünnung vorgenommen werden muß, hängt von dem Fettgehalt des Rahmes selbst ab; je fettreicher ein Rahm ist, um so größer muß der Grad der Verdünnung sein, wenn das Aussehen des verdünnten Rahmes dem einer normalen Milch nahe kommen soll. Es kommt hierbei auf die genaue Kenntnis des Rahmfettgehaltes natürlich nicht an, sondern nur auf die annähernde, die man schon aus der Konsistenz des Rahmes schließen oder durch einfache Berechnung ermitteln kann, wenn man weiß, wie viel Rahm aus einer bestimmten Menge Milch mit einem bestimmten Fettgehalt gewonnen worden ist. Der Fettgehalt eines Rahmes läßt sich an der Hand eines willkürlichen Beispieles auch nach folgender Formel berechnen:

$\frac{3.4 \times 93.5}{15.5} = 20\,\%$, wenn 3.4 % der Fettgehalt der Milch, 93.5 der Aufrahmungsgrad und 15.5 % die Rahmmenge ist.

10 g des gut durchmischten Rahmes werden auf einer gröberen Wage in einem passenden Becherglase genau abgewogen und mit genau 40 g Wasser, die man hineinwägt, verdünnt. Mitunter sind auch wohl 50 oder 60 g Wasser zum Verdünnen notwendig. Man mischt gut durcheinander, indem man die Flüssigkeit mehrere Male von einem Becherglase in ein anderes übergießt, und bestimmt den Fettgehalt dieser Mischung genau wie den einer Milch in der üblichen Weise nach Gerber mit Schwefelsäure und Amylalkohol. Da man die Konzentration eines Rahmes nicht kennt, tut man gut, die Untersuchung in einem Prüfer, der zum mindesten bis zu 8% reicht, vorzunehmen.

Die am Prüfer abgelesenen Fettprozente ergeben nun nicht den wirklichen Fettgehalt des Rahmes, sondern den des verdünnten

Rahmes. Um den Fettgehalt des Rahmes selbst zu erhalten, muß man das abgelesene Resultat mit dem sogenannten Verdünnungsfaktor, der z. B. bei einer Verdünnung von 10 g Rahm mit 40 g Wasser 1 + 4 = 5 ist, multiplizieren. Vielfach macht man, weil die Butyrometer nicht auf Rahm, sondern nur auf Milch geeicht sind, noch eine kleine Umrechnung, die in vielen Fällen richtig ist: man multipliziert nämlich das erhaltene Produkt noch mit 1,03, dem spezifischen Gewichte der Milch.

Bezeichnet f den zu ermittelnden Fettgehalt des Rahmes, a die abgelesene Fetthöhe, b den Verdünnungsfaktor, so ergibt sich der wirkliche Rahmfettgehalt aus der Formel:

$$f = a \times b \times 1{,}03.$$

Es liegt klar auf der Hand, daß die Verdünnungsmethode, wenn sie auch auf die Genauigkeit der gewichtsanalytischen Methode nach Gottlieb-Röse keinen Anspruch machen kann, so doch genauere Resultate liefert als die Köhlersche, bei welcher der Rahm mit der Pipette entnommen und nicht gewogen wird, vorausgesetzt, daß die Wägungen genau ausgeführt werden. Auch spielen bei ihr der Säuregrad und der Fettreichtum des Rahmes keine Rolle. Sie ist die in der Praxis am meisten eingeführte Methode zur Fettbestimmung in Rahm; das Abwiegen des Rahmes gibt die besten Resultate, indessen sind bei nachlässigem Arbeiten auch hier Differenzen von 1—2% keine Seltenheit.

2. Die Rahmfettbestimmungsmethode nach Köhler.

Bei diesem Schnellverfahren kommt der Rahm in unverdünntem Zustande zur Untersuchung, die infolgedessen nicht in den gewöhnlichen Gerberschen Milchbutyrometern, sondern nur in eigens dazu konstruierten Meßgefäßen, den sogenannten Köhlerschen Rahmprüfern, vorgenommen werden kann, deren Graduierung erlaubt, den prozentigen Rahmfettgehalt direkt abzulesen. Solcher Rahmprüfer gibt es welche, die von 0—20 %, 0—40 % und 0—60 % eingeteilt sind. Die Ungenauigkeit dieser Methode liegt darin, daß die Rahmmenge nicht gewogen, sondern in den Prüfer hineinpipettiert wird. Sie ist jedoch belanglos, so lange es sich um süßen Rahm handelt; um so größer wird sie dagegen, je dickflüssiger und saurer der Rahm ist. Im letzteren Falle entstehen durch das Pipettieren nicht unbedeutende Rahmverluste, weil Rahmteilchen durch Zurückbleiben in der Pipette sich der Untersuchung entziehen, selbst wenn die Pipette, wie die Vorschrift verlangt, mit 5 ccm Wasser nachgespült wird.

Für Molkereibetriebe und Rahmstationen ist die Köhlersche Methode durchaus brauchbar und ausreichend.

5 ccm unverdünnten Rahmes werden in den Rahmprüfer eingelassen und mit 5 ccm Wasser, die man aus einer besonderen

Pipette durch die Rahmpipette hindurch in denselben Prüfer auslaufen läßt, verdünnt. Dann gibt man 10 ccm Schwefelsäure und 1 ccm Amylalkohol hinzu und schüttelt, bis alles gelöst ist. Nach dem Schleudern wird der Fettgehalt des Rahmes in Prozenten direkt ohne jegliche Umrechnung an der Skala des Prüfers abgelesen. Will man das Nachspülen der Pipette mit Wasser vermeiden, so kann man auch 10 ccm Rahm mit 10 ccm Wasser verdünnen und von dieser Mischung 10 ccm zur Fettbestimmung anwenden. Sicherer jedoch geht man, wenn man auf erstere Weise verfährt.

3. Die Sichlersche Azid-Rahmbutyrometrie.

Sie dient zur schnellen Ausführung von Massenfettbestimmungen in Rahm unter Vermeidung jeglichen Abwägens und jeglicher Verdünnung. Sichler hat dieses Rahmfettbestimmungsverfahren, welches wegen der Einfachheit seiner Ausführung sich von den Milchfettbestimmungen kaum unterscheidet und infolgedessen für Massen-Rahmfettbestimmungen sich vorzüglich eignet, in die Praxis eingeführt. Der Rahmprüfer entspricht in seiner Form dem gewöhnlichen Milchprüfer; die Meßröhre zeigt jedoch zwei Skalen, die Fettskala, die zur Messung des abgeschiedenen Fettes dient und von 0—50 Prozent geht, und die Rahmskala, die zur Abmessung des zu untersuchenden Rahmes dient und eine Graduierung von 95 bis 105 zeigt.

Ausführung der Methode: In den trockenen, schief gehaltenen Prüfer füllt man aus einer dünnen, speziell für den Zweck hergestellten Pipette, die man tief in das Skalenrohr hineinreichen läßt, den gut durchmischten Rahm bis annähernd zur Marke 100 der Rahmskala. Hierauf wird der Prüfer mit nach innen gerichteter Öffnung geschleudert, wodurch sämtliche Rahmteilchen in der Meßröhre eng zusammengedrückt werden und alle Luftblasen entweichen. Beim Einführen wie beim Herausziehen der Pipette ist darauf zu achten, daß möglichst wenig Rahm an der Glaswandung haften bleibt, was bei einiger Vorsicht und Übung nicht schwer fällt. Nach dem Schleudern liest man an der Rahmskala zwischen 95 und 105 den oberen Stand des Rahmes ab und notiert diese Rahmzahl. Nach Ablesung der Rahmzahl füllt man in den Prüfer $8^1/_2$—9 ccm Wasser, mischt Wasser und Rahm nach Verschließung des Prüfers mit einem Gummistopfen durch Schütteln gut durcheinander und gibt zur Abscheidung des Fettes 10 ccm Schwefelsäure und 1 ccm Amylalkohol hinzu und schüttelt den Inhalt des verschlossenen Prüfers gut durch. Es empfiehlt sich, beim Schütteln den Prüfer wegen der großen Wärmeentwicklung in ein Tuch zu wickeln. Nach dem Schleudern liest man an der Fettskala die Höhe der Fettschicht ab und erhält so die Fettzahl. Aus Rahmzahl und Fettzahl ermittelt man schließlich den wirklichen Fettgehalt des Rahmes in Gewichtsprozenten mit

Hilfe einer Tabelle*), indem man in derselben die gefundene Rahmzahl und Fettzahl aufsucht, und durch Gehen von der Rahmzahl senkrecht herunter zur wagerechten Fettzahl findet man am Kreuzungspunkt das gewünschte Resultat.

Das Sichlersche Verfahren ist insofern leicht und bequem auszuführen, als dabei der Gebrauch der Wage vollständig fortfällt und alles durch Abmessen erreicht wird; eine solche Methode dürfte sich ganz besonders für Meiereien und solche Betriebe eignen, welche Massenfettbestimmungen in Rahm auszuführen haben, zumal auch ihre Genauigkeit den an eine Schnellmethode zu stellenden Anforderungen vollkommen genügt.

4. Das Hammerschmidtsche Pyknometerverfahren.

Weniger Eingang in die Praxis gefunden hat die Methode, welche Hammerschmidt unter dem Namen „Pyknometerverfahren" ausgearbeitet hat. Der Hauptvorteil dieses neuen Verfahrens besteht in der vereinfachten Art des Abmessens des Rahmes. Für Massenuntersuchungen und für Molkereibetriebe kommt das zeitraubende Abwiegen des Rahmes in Wegfall, während die neue Art der Abmessung in einem pyknometerartigen Gefäße die Ungenauigkeit des Abmessens mit der Pipette beseitigt. Jeder Rahmverlust bei Einführung ist ausgeschlossen. Die einfache Art der Abmessung gestattet jedem Laien die Vornahme der Untersuchung. Das mit dem Fettgehalt sich ändernde spezifische Gewicht ist in der Skala des Prüfers so berücksichtigt worden, daß die Resultate trotz des Abmessens mit der chemischen Analyse übereinstimmen. Das Schleudern der Rahmbutyrometer kann in den bekannten Schleudern zur Fettbestimmung vorgenommen werden.

Bei Anwendung der Hammerschmidtschen Methode füllt man in den Prüfer 10 ccm Schwefelsäure, gibt darauf 5 ccm Wasser und zuletzt 1 ccm Amylalkohol, so daß die Flüssigkeiten übereinander geschichtet bleiben. Darauf füllt man das pyknometerartige Rahmgefäß mit dem flüssigen, entlüfteten Rahm, wischt oben glatt ab und bringt das außen trockene Pyknometer mit dem Gummistopfen in den Prüfer. Man schüttelt dann bei senkrechter Haltung Schwefelsäure und Wasser und Amylalkohol tüchtig durch und nachher bei schräger Haltung, bei der dann der Rahm in die Säure übergeht und sich löst. Man verfährt nun weiter wie bei der Milchuntersuchung. Beim Ablesen der Fettschicht muß das obere Ende derselben genau auf 0 eingestellt werden; die Ablesung ergibt dann den Fettgehalt in Gewichtsprozenten.

---

*) Anmerkung: Wer nach dieser Methode arbeiten will, muß unbedingt im Besitze der Originaltabelle sein; diese ist beim molkereitechnischen Institut Sichler u. Richter-Leipzig erhältlich.

II. Die Bestimmung der Gesamttrockensubstanz bezw. fettfreien Trockenmasse in Milch.

Unter Gesamttrockenmasse versteht man den Rückstand, den man erhält, wenn man die Milch eintrocknet d. h. des in ihr enthaltene Wasser verdampft. Sie enthält alle Bestandteile der Milch mit Ausnahme des Wassers und wird als Gesamttrockenmasse oder kurzweg als Trockensubstanz bezeichnet zum Unterschiede von der fettfreien Trockenmasse, die kein Fett enthält und, wie der Name sagt, durch Abzug des Fettgehaltes der Milch von ihrer Gesamttrockenmasse erhalten wird. Da die Kenntnis der Gesamttrockenmasse bezw. der fettfreien Trockenmasse bei der Beurteilung einer Verfälschung unbedingt nötig ist, so muß die Art und Weise ihrer Bestimmung geschildert werden.

a) Gewichtsanalytische Bestimmung. 3—4 ccm der gut durchmischten Milch werden in eine mit Deckel versehene flache und tarierte Nickelschale eingewogen und 3—4 Stunden lang nach Entfernung des Deckels im Wasserdampftrockenschranke getrocknet. Nach dem Erkalten wiegt man die Schale, nachdem man sie mit dem Deckel zugedeckt hat, trocknet etwa 1 Stunde nach und wiegt abermals. Dann ist gewöhnlich eine Gewichtskonstanz eingetreten, wenn nicht, so muß abermals 1 Stunde lang getrocknet werden. Es tritt sehr oft der Fall ein, daß ein einmaliges Trocknen genügt, daß durch ein Nachtrocknen das zuerst gefundene Gewicht zugenommen hat. Diese Gewichtszunahme wird durch Oxydation des Fettes hervorgerufen, und in diesem Falle ist das ursprüngliche Gewicht maßgebend. Bei einer durch Nachtrocknen hervorgerufenen Gewichtsabnahme kann nur das zuletzt ermittelte Gewicht Geltung haben.

Beispiel:

Gewicht nach der zweiten Wägung	69.1655	1)
Gewicht bei der ersten Wägung	69.1681	2)
Schale + Deckel + Milch	68.2649	3)
Schale + Deckel leer	64.7362	4)
Gewicht der angewandten Milch	3.5287 g	

Man multipliziert die Differenz zwischen 1) und 4) mit 100 und dividiert das erhaltene Produkt durch das Gewicht der angewandten Milchmenge, so erhält man 12.55% Gesamttrockenmasse.

Bei einer in Ammoniak gelösten Milch muß das gefundene Resultat mit dem Verdünnungsfaktor 1.1 multipliziert werden.

b) Bestimmung der Trockenmasse mit der Kosmoswage. Die vollständig hergerichtete und mit den beiden Bechern versehene Wage wird mittels der Stellschraube ins Gleichgewicht gebracht. Nun mißt man in den linken Becher 3 ccm Milch ein, verdunstet das Wasser entweder im Wasserdampftrockenschrank oder über freier Flamme, läßt 5 Minuten erkalten, setzt den Becher auf die Schale zurück und gleicht das verdunstete Wasser durch Aufsetzen der Milchreiter auf dem rechten Wagebalken aus.

Beispiel: Großer Reiter bei 12, kleiner Reiter bei 7, Trockenmasse = 12.7 %.
Großer Reiter bei 11, kleiner Reiter zwischen 7 und 8, Trockenmasse = 11.75 %.

c) Bestimmung der Gesamttrockenmasse mittels des Ackermannschen Rechenknechtes. Wenn man die Gesamttrockenmasse der Milch gewichtsanalytisch zu bestimmen nicht in der Lage ist, wie es für Meiereibetriebsleiter in der Regel der Fall ist, so kann man sie auf einfache Weise aus dem ermittelten spezifischen Gewichte und dem gefundenen Fettgehalte der Milch mittels einer automatischen Rechentafel feststellen. Die Handhabung des automatischen Rechenknechtes von Ackermann bedarf daher einer näheren Erläuterung.

Der Ackermannsche Automat, dessen Patentinhaber und alleinige Fabrikanten der Kantonschemiker Ackermann-Genf und Auer u. Co.-Zürich sind, stellt eine runde, leicht handliche Metallscheibe dar, auf welcher 3 Kreise zu erkennen sind; der innere drehbare Kreis gibt die Spindelgrade von 20.0—37.0 an, wobei ein jeder in 10 gleiche Teile geteilt ist; auf dem äußeren, nicht beweglichen Kreise liest man den prozentischen Gehalt der Gesamttrockenmasse von 8.7 % bis 15.0 % ab; hier zerfällt jedes Zehntelprozent in 10 Hundertstel. Der mittlere Kreis endlich, der ebenfalls nicht drehbar ist, drückt den prozentischen Fettgehalt der Milch von 0.8 % — 6.0 % aus, und jedes Zehntelprozent bedeutet 2/100 %. Man findet nun den Prozentgehalt an Gesamttrockenmasse in der Weise, daß man durch Drehen an dem von der Mitte der Scheibe ausgehenden Pfeile die Fettprozente mit den Spindelgraden genau bis zur vollkommenen Gegenüberstellung zusammenbringt und an der Stelle, wohin die Pfeilspitze nach genauer Einstellung zeigt, die Gesamttrockenmasse in Prozenten direkt abliest. Hat z. B. eine Milch auf Grund irgend eines Fettbestimmungsverfahrens 3.24 % Fett bei 30.8 Spindelgraden, so findet man bei der geschilderten Handhabungsweise des Automaten einen Gehalt an Gesamttrockenmasse von 11.86 %. Beim Ackermannschen Automaten muß man darauf achten, ob die Grenzlinien überschritten werden. Bei Überschreitung derselben findet man die richtigen Werte, wenn man sich denkt, daß die Zahlenreihen hinter den Grenzlinien genau in derselben Weise weiter gingen als vor denselben.

d) Zur Bestimmung der fettfreien Trockenmasse in der Milch kann man mit Vorteil die blaue Flüssigkeit benutzen, die bei der refraktometrischen Fettbestimmung zurückbleibt; denn da dieselbe kein Fett mehr enthält, dafür aber alle übrigen Bestandteile der Milch in sich birgt, so bildet sie weiter nichts als die fettfreie Trockenmasse. Ein Glasröhrchen, welches man mit dem Finger am oberen Ende fest verschließt, wird rasch bis auf den Boden des Schüttelfläschchens, in dem sich die bei der Fettbestimmung resultierenden zwei Flüssigkeitsschichten befinden, hindurchgeführt, dann das obere Ende des Glasröhrchens durch Lüften des Fingers geöffnet, so daß es sich reichlich zur Hälfte mit der unteren blauen Lösung füllt. Alsdann wird das Röhrchen herausgezogen, nachdem die obere Öffnung wieder mit dem Finger verschlossen worden war, abgewischt und solange von der blauen Flüssigkeit langsam in die Öffnung des Refraktometers eingefüllt, bis ein deutliches Bild im Ablesungsapparat erscheint. Die abgelesene Zahl ergibt aus der umstehenden Tabelle direkt den Prozentgehalt an fettfreier Trockenmasse.

Tabelle zur refraktometrischen Bestimmung der fettfreien Trockensubstanz.

Ables.	fettfr. Tr.%	Ables.	fettfr. Tr.%	Ables.	fettfr. Tr.%	Ables.	fettfr. Tr.%	Ables.	fettfr. Tr.%	Ables.	fettfr. Tr.%
		14,0	1,84	**7,0**	3,80	**20,0**	5,56	**23,0**	7,36	**26,0**	9,20
11,1		1	1,91	1	3,86	1	5,62	1	7,42	1	9,26
2		2	1,98	2	3,92	2	5,68	2	7,48	2	9,32
3	0,00	3	2,04	3	3,98	3	5,74	3	7,54	3	9,38
4	0,07	4	2,11	4	4,04	4	5,80	4	7,60	4	9,44
5	0,14	5	2,18	5	4,09	5	5,86	5	7,66	5	9,50
6	0,21	6	2,25	6	4,15	6	5,92	6	7,72		
7	0,27	7	2,32	7	4,21	7	5,98	7	7,78		
8	0,34	8	2,39	8	4,26	8	6,04	8	7,84		
9	0,41	9	2,46	9	4,32	9	6,10	9	7,90		
12,0	0,48	**15,0**	2,52	**18,0**	4,38	**21,0**	6,16	**24,0**	7,96		
1	0,55	1	2,59	1	4,43	1	6,22	1	8,02		
2	0,62	2	2,66	2	4,49	2	6,28	2	8,08		
3	0,69	3	2,73	3	4,54	3	6,34	3	8,15		
4	0,76	4	2,80	4	4,60	4	6,40	4	8,21		
5	0,85	5	2,87	5	4,66	5	6,46	5	8,27		
6	0,90	6	2,94	6	4,72	6	6,52	6	8,34		
7	0,96	7	3,01	7	4,78	7	6,58	7	8,40		
8	1,03	8	3,08	8	4,84	8	6,64	8	8,46		
9	1,10	9	3,15	9	4,90	9	6,70	9	8,52		
13,0	1,16	**16,0**	3,22	**19,0**	4,96	**22,0**	6,76	**25,0**	8,59		
1	1,23	1	3,28	1	5,02	1	6,82	1	8,65		
2	1,30	2	3,34	2	5,08	2	6 88	2	8,72		
3	1,36	3	3,39	3	5,14	3	6,94	3	8,77		
4	1,43	4	3,45	4	5,20	4	7,00	4	8,83		
5	1,50	5	3,51	5	5,26	5	7,06	5	8,89		
6	1,57	6	3,57	6	5,32	6	7,12	6	8,96		
7	1,63	7	3,63	7	5,38	7	7,18	7	9,02		
8	1,70	8	3,69	8	5,44	8	7,24	8	9,08		
9	1,77	9	3,74	9	5,50	9	7,30	9	9,14		
14,0	1,84	**17,0**	3,80	**20,0**	5,56	**23,0**	7,36	**26,0**	9,20		

III. Formeln zur Berechnung des Fett- bezw. Trockensubstanzgehaltes. (Fleischmann).

[t = Trockensubstanz, f = Fettgehalt, s = spezifisches Gewicht]

$$t = 1.2 \times f + 2.665 \frac{100 \times s - 100}{s}$$

$$f = 0.833\,t - 2.22 \frac{100 \times s - 100}{s}; \quad (0.833\,t = \frac{1}{1.2}\,t)$$

$$s = \frac{222}{222 + f - 0.833\,t}$$

Gehalt an fettfreier Trockenmasse = t — f

[m = spezifisches Gewicht der Trockenmasse]

$$m = \frac{t}{t \cdot s - 100\,s + 100}$$

IV. Berechnung des spezifischen Gewichts der fettfreien Milch und der Labmolken.

Handelt es sich um eine Milch, so wird der Raumgehalt der fettfreien Trockenmasse durch Teilung ihres Gewichtes mit 1.6 ermittelt und dadurch der Rauminhalt der fettfreien Milch festgestellt. Zur Veranschaulichung der Berechnung diene folgendes Beispiel:

Beträgt der Fettgehalt der Milch 3.70, so ist die Menge der fettfreien Milch = 100 — 3.70 = 96.3 g; davon sind 8.93 g fettfreie Trockenmasse, wenn die Gesamttrockenmasse 12,63 % beträgt (8.93 = 12.63 — 3.70), und 100 — 12.63 = 87.37 g Wasser. Die fettfreie Trockenmasse nimmt einen Raum von $\frac{8.93}{1.6} = 5.58$ ccm ein. Also ist der Raum der fettfreien Milch 87.37 + 5.58 = 92.95 ccm, ihr spezifisches Gewicht demnach $\frac{96.3}{92.95} = 1.036$.

Bei Molken genügt es zur Feststellung des spezifischen Gewichts, die Laktodensimetergrade der fetthaltigen Molke und deren Fettgehalt zu addieren, da man annehmen kann, daß jeder Zehntelfettprozent die Laktodensimetergrade um 0.1 erniedrigt.

Da wir nun mit den ausschlaggebenden Faktoren für die Untersuchung der Milch auf Verfälschung bekannt geworden sind, wird es wohl zweckmäßig sein, an dieser Stelle einstweilen die weitere chemische Untersuchung der Milch abzubrechen und den wichtigen Abschnitt der Milchverfälschungen und deren Berechnung zu erledigen. Im Anschluß daran wird dann die weitere Milchuntersuchung vorgenommen werden.

V. Die Milchverfälschungen und deren Berechnung.

Hat die Voruntersuchung ein Resultat ergeben, welches auf eine Verfälschung der Milch schließen läßt, z. B. ein niedriges spezifisches Gewicht und einen geringen Fettgehalt, so muß eine solche Probe einer weiteren Untersuchung unterworfen werden, die darin besteht, die Gesamttrockenmasse der verfälschten oder verdächtigen Milch und ihren Fettgehalt nach Gottlieb-Röse zu bestimmen. Aus den gefundenen Zahlen werden dann noch andere Werte berechnet, die erlauben, nicht nur die Art der Fälschung, sondern auch den Grad der Fälschung festzustellen. Es ist dabei zu berücksichtigen, daß die betreffende Milchprobe von mehreren Kühen stammen muß, da bekanntlich die Milch einer einzelnen Kuh sehr wohl einen niedrigen Fettgehalt aufweisen kann. Wenn z. B. eine Milch nur 2.15% Fett enthält, so ist dies nicht ohne weiteres ein Beweis, daß eine Fälschung stattgefunden hat, eine solche ist allerdings, besonders wenn es sich um Mischmilch von mehreren Kühen handelt, sehr wahrscheinlich. Stammt also die Milch von mehreren Kühen her, so darf und muß als Mindestgrenze des Fettgehaltes ein solcher von 3% angenommen werden; eine solche Milch wird auch ein normales spezifisches Gewicht haben. Hierbei spielt auch die Melkzeit eine nicht unbedeutende Rolle, da bei verschiedenen Melkzeiten der Fettgehalt einer und derselben Milch schwanken kann. Gewöhnlich aber handelt es sich um eine Mischmilch aus 2 oder gar 3 Gemelken von mehreren Kühen, und eine solche Milch muß sich notgedrungen durch ein normales spezifisches Gewicht und einen normalen Fettgehalt auszeichnen, vorausgesetzt, daß sie unverfälscht ist und die Kühe, von denen sie stammt, nicht krank sind.

Da es nicht immer leicht ist, ohne weiteres eine Milch, wenn nähere Angaben über Herkunft, Melkzeiten, Milchmenge usw. fehlen, der Verfälschung zu bezichtigen, so ist ein Vergleich mit der dazu gehörigen Stallprobe unerläßlich; denn nur aus dem Vergleich der Zusammensetzung der letzteren mit der der Lieferungs- bzw. Meiereiprobe läßt sich ein sicherer Schluß auf eine etwaige Verfälschung ziehen. Das gilt nicht nur für eine Verfälschung durch geringen Wasserzusatz, sondern auch für eine stattgehabte Entrahmung bezw. Magermilchzusatz. Ein größerer Wasserzusatz kann auch ohne Stallprobe zweifelsfrei nachgewiesen werden.

Arten der Milchverfälschung.

Die Milchverfälschungen beruhen in der Hauptsache auf Zusatz von Wasser. Der Laie kann sie mit ziemlicher Sicherheit feststellen, wenn er sich folgende aus der Praxis genommene Winke merkt: 1. Man bringe einen Tropfen der fraglichen Milch auf den Daumennagel; zerfließt der Tropfen, so ist die Milch verwässert, behält er jedoch seine gewölbte Form, so ist die Milch nicht mit Wasser verdünnt; 2. eine saubere, rostfreie Stricknadel ist senkrecht in die Milch einzuführen und langsam wieder herauszuziehen; in dem Maße nun, wie die Flüssigkeit an der Nadel haften bleibt oder nicht, ist diese ungemischt oder verwässert; 3. man stelle hinter ein mit Milch gefülltes Glas ein Licht; ist die Milch unverfälscht, so vermag man die Flamme nicht zu sehen, erkennt man sie, so ist der Milch Wasser zugesetzt.

Im allgemeinen ist eine Milch als verwässert anzusehen, wenn das spezifische Gewicht unter 1.028, das des Serums unter 1.026 und der Gehalt an fettfreier Trockenmasse unter 8% erheblich herabsinkt. Vergleicht man den Gehalt an fettfreier Trockenmasse einer verwässerten Milch mit dem einer reinen Milch, so findet man, daß derselbe bedeutend niedriger ist, woraus hervorgeht, daß durch Wasserzusatz der Gehalt an fettfreier Trockenmasse erniedrigt wird, während der prozentische Fettgehalt der Trockenmasse innerhalb der normalen Grenzen bleibt oder steigt. Der Wassergehalt des Plasmas wird bedeutend erhöht.

Eine zweite Art der Milchfälschung besteht in der Entziehung von Fett oder, was gleichbedeutend damit ist, in einem Zusatze von entrahmter Milch. Durch Magermilchzusatz wird eine Milch in ihrer Zusammensetzung in derselben Weise verändert wie durch Rahmentziehung. Eine Milch ist als entrahmt oder mit entrahmter Milch vermischt zu bezeichnen, wenn bei erhöhtem spezifischen Gewicht der Milch und normalem spezifischen Gewicht des Serums oder normalem Gehalt an fettfreier Trockenmasse der prozentische Fettgehalt der Trockensubstanz unter 20% erheblich herabsinkt, dabei steigt das spezifische Gewicht der Trockensubstanz erheblich über 1.4, welche Zahl als Höchstgrenze für dasjenige der Trockenmasse einer unverfälschten Milch gilt unter Zugrundelegung einer Schwankung von 1.3—1.4 für dasselbe. Mit dem Verdachte eines Magermilchzusatzes, der die Milch in ähnlicher Weise verändert wie eine Entrahmung, harmoniert regelmäßig der Umstand, daß ein Zusatz von Magermilch den Gehalt an fettfreier Trockenmasse erhöht, dagegen den prozentischen Fettgehalt in der Trockenmasse herabdrückt. Hohes spezifisches Gewicht und ein verdächtiger Fettgehalt sind also die Kennzeichen einer Milchverfälschung in diesem Sinne.

Eine Doppelfälschung der Milch besteht in einem gleichzeitigen Wasser- und Magermilchzusatze. Wässerung und Entrahmung (Magermilchzusatz) liegen gleichzeitig vor, wenn bei normalem spezifischen Gewichte der Milch das des Serums erheblich unter 1.026 fällt und bei erniedrigtem Gehalt an sämtlichen Milchbestandteilen der Fettgehalt in der Trockenmasse erheblich unter 20% sinkt bezw. deren spezifisches Gewicht erheblich über 1.4 steigt. Es leuchtet von selbst ein, daß das spezifische Gewicht einer Milch, der Wasser zugesetzt ist, auf ein normales gebracht werden kann, wenn gleichzeitig ein Magermilchzusatz oder eine Entrahmung stattfindet. Durch eine solche Art der Doppelfälschung soll also das normale spezifische Gewicht der Milch den Anschein erwecken, als ob dieselbe unverfälscht sei; ein gleichzeitiger auffallend niedriger Fettgehalt läßt aber ohne weiteres den Verdacht einer derartigen Verfälschung zu.

Diese verschiedenen Milchverfälschungsarten lassen sich kurz folgendermaßen charakterisieren: Ein Wasserzusatz zur Milch läßt sich mit Sicherheit aus einem niedrigen spezifischen Gewichte erkennen, während ein Magermilchzusatz durch Erhöhung des spezifischen Gewichtes gekennzeichnet wird; bei beiden Verfälschungsarten wird der Fettgehalt erniedrigt. Eine Doppelfälschung ist anzunehmen, wenn der Fettgehalt verdächtig, das spezifische Gewicht aber normal ist; denn durch Wasserzusatz wird der Fettgehalt herabgedrückt, während das durch diese Manipulation erniedrigte spezifische Gewicht durch gleichzeitigen Magermilchzusatz zur verwässerten Milch auf ein normales erhöht wird.

Berechnung der Milchfälschungen.

Fast jede Woche haben sich Milchfälscher vor den Schranken der Schöffen- oder Landgerichte zu verantworten; trotz der harten Geldstrafen nehmen die Milchpantschereien eher zu als ab. Es liegt das daran, daß die Kontrolle nicht scharf genug ist. Kommt noch in kleineren Provinzstädten jeder Milchhändler höchstens alle acht Wochen einmal in die Lage, daß seine Milchprodukte polizeilich geprüft werden, so kann er in der Zwischenzeit nach Herzenslust pantschen. In Großstädten wird jeder Milchhändler noch seltener in die Lage geraten, von der Polizei zwecks Prüfung seiner Waren heimgesucht zu werden. Daher ist es für den praktischen Molkereibeamten gut, wenn er nicht allein mit den verschiedenen Arten der Milchfälschung, sondern auch mit deren ungefährer Berechnung bekannt wird; selbstverständlich darf er sich nicht, wenn er einen Genossen auf der Tat des Vergehens ertappt hat, auf sein eigenes Resultat stützen, da dieses vor Gericht nicht maßgebend sein würde, sondern er muß ein betreffendes Gutachten von der zuständigen Untersuchungsanstalt einholen.

Bei der Berechnung von Milchfälschungen operiert man mit folgenden Begriffen:

$f + r + w = 100$ (r = Fettfreie Trockenmasse)

$f + r = t$ (t = Gesamttrockenmasse)

$f = t - r$ (f = Fettgehalt)

$t + w = 100;\ w = 100 - t;\ t = 100 - w$ (w = Wassergehalt der Milch)

$f + r = 100 - w$

$r + w = 100 - f = p$ (p = Milchplasma = Milch mit Ausnahme des Fettes)

$$\begin{cases} wp : 100 = w : (r + w) \\ wp = \dfrac{100 \times w}{r + w} \end{cases}$$ (wp = Wassergehalt des Milchplasmas)

$$\begin{cases} ft : 100 = f : t \\ ft = \dfrac{100 \times f}{t} \end{cases}$$ (ft = prozentischer Fettgehalt der Trockenmasse)

Von Wichtigkeit für die Beurteilung einer Milch sind besonders:

$$1)\ w = 100 - t \qquad 2)\ wp = \frac{100 \times w}{r + w} \qquad 3)\ ft = \frac{100 \times f}{t}$$

1. Besprechen wir zunächst den Fall einer Verwässerung der Milch und bestimmen den Grad dieser Fälschung, d. h. die Menge des zugesetzten Wassers. Durch Vergleich der verwässerten Milch mit der zugehörigen Stallprobe läßt sich auf einfache, für den Meieristen leicht ausführbare Weise derselbe aus den spezifischen Gewichten oder aus den fettfreien Trockenmassen der beiden Proben berechnen.

1. Berechnung des Wasserzusatzes.

a) Aus den Spindelgraden.

Man stellt die Differenz zwischen den Spindelgraden beider Proben her, vervielfältigt mit 100 und dividiert durch die Spindelgrade der verfälschten Milch, wenn man wissen will, wieviel Teile Wasser zu 100 Teilen reiner Milch hinzugegossen sind, oder durch die Spindelgrade der reinen Milch, wenn man wissen will, wieviel Teile Wasser in 100 Teilen der Lieferungsmilch enthalten sind.

Bezeichnet S_1 die Spindelgrade der Stallprobe und S_2 diejenigen der Lieferungsprobe, so ist die allgemeine Formel zur Berechnung des Wasserzusatzes aus den spezifischen Gewichten folgende:

$$\frac{(S_1 - S_2) \times 100}{S_2} \quad \text{oder} \quad \frac{(S_1 - S_2) \times 100}{S_1}$$

Beispiel: Ist $S_1 = 1.0310$ und $S_2 = 1.0262$, so ist entweder

$$\frac{(31.0 - 26.2) \times 100}{262} = \frac{4.8 \times 100}{26.2} = \frac{480}{26.2} = 18.3$$

d. h. zu 100 Liter unverfälschter Milch der Stallprobe sind 18,3 Liter Wasser zugefügt worden, oder

$$\frac{480}{31.0} = 15.5$$

Ganz genau ist freilich diese Berechnungsweise nicht, sie gibt aber trotzdem ziemlich annähernd richtige Resultate.

b) Aus den fettfreien Trockensubstanzen.

Die Anwendung der mit dem Laktodensimeter ermittelten spezifischen Gewichte zur Berechnung des Wasserzusatzes zur Milch ist nur dann möglich, wenn genügend Milch, mindestens $\frac{1}{2}$—$\frac{3}{4}$ Liter, zu Gebote steht. Hat man nicht hinreichend Milch zur Verfügung, um die Spindelgrade bestimmen zu können, so gelangt man zum gleichen Ziel, wenn man zur Berechnung des Fälschungsgrades durch Wasserzusatz einen anderen Faktor zu Hilfe nimmt, nämlich die fettfreie

Trockensubstanz der Milch. Im übrigen verläuft der Gang der Berechnung genau wie bei Anwendung der spezifischen Gewichte, sodaß die Formeln, nach denen die Berechnung zu erfolgen hat, sich in folgende Formen kleiden lassen:

$$\frac{(r_1 - r_2) \times 100}{r_2}, \text{ bezw. } \frac{(r_1 - r_2) \times 100}{r_1}$$

Beispiel: Unter Berücksichtigung des obigen Beispiels ist $t = 12.21$ für die Stallprobe, für die verfälschte Meiereiprobe ist $t = 9.97$; daraus folgt für die Stallprobe, daß $r_1 = 12.21 - 3.50 = 8.71$, für die Meiereiprobe, daß $r_2 = 9.97 - 2.65 = 7.32$ ist. Also ist $r_1 - r_2 = 8.71 - 7.32 = 1.39$. Ersetzen wir in obigen Formeln die Buchstaben durch die gefundenen Zahlenwerte so ergibt sich

$$\frac{139}{7.32} = 19.0 \text{ Liter Wasser}$$

als Zusatz zu 100 Litern reiner Milch und

$$\frac{139}{8.71} = 16.0 \text{ Liter Wasser}$$

als prozentischer Wasserzusatz in der gefälschten Milch.

Nicht nur der Grad der Verwässerung läßt sich annähernd angeben, sondern man kann auch feststellen, wie man aus der verfälschten Lieferungsprobe eine Milch von der Zusammensetzung der zugehörigen Stallprobe erhält. Da in vorliegendem Falle die Lieferungsprobe 0.85 % Fett weniger enthält als die Stallprobe, so müssen 24.3 Liter der Stallprobe zu 100 Litern der Meiereiprobe hinzugegossen werden, um aus letzterer eine Milch zu gewinnen, die in ihrer Zusammensetzung der Stallprobe entspricht.

c) Aus dem spezifischen Gewichte des Serums.

Es ist schon bei der Besprechung des Milchserums kurz darauf hingewiesen worden, daß das spezifische Gewicht des Serums vielfach zur ungefähren Berechnung des Wasserzusatzes bei einer verfälschten Milch benutzt wird. Normale Milch besitzt ein spezifisches Gewicht des Serums nicht unter 1.0260. Wird diese Zahl als unterste zulässige Grenze betrachtet, so berechnet sich nach Herz aus der Formel:

$$V = \frac{1000 \times (S_1 - S_2)}{S_1 \times (S_2 - 1)}$$

die Wässerung, indem das Resultat hieraus die Anzahl ccm des zugesetzten Wassers ergibt, welche auf 1 Liter der unverfälschten Milch kommen. In der Formel bedeutet S_1 das spezifische Gewicht des Serums der Stallprobe oder in deren Ermangelung 1.0260, S_2 das spezifische Gewicht des Serums der fraglichen Milch. Hat man z. B.

gefunden, daß das spezifische Gewicht des Serums einer Milch 1.0245 ist, so ist

$$V = \frac{1000 \times (1.0260 - 1.0245)}{1.0260 \times (1.0245 - 1)} = 59.7 \text{ d. h.}$$

bei der fraglichen Milch sind auf 1 Liter unverfälschter Milch 59.7 ccm Wasser zugesetzt worden.

2. Berechnung der entzogenen Fettmenge.

Bei stattgehabter Entrahmung läßt sich die Menge des entzogenen Fettes annähernd nach der Stallprobe nach folgender Formel berechnen:

$$p = f_1 - f_2 + \frac{f_2 \times (f_1 - f_2)}{100}$$

Diese Formel bedarf keiner weiteren Erläuterung, wenn man weiß, daß p das von 100 Teilen reiner Milch durch Entrahmung weggenommene Fett bedeutet, und die Zahlen 1 und 2 sich auf die Stallprobe, bezw. auf die verdächtige Lieferungsprobe beziehen.

3. Berechnung eines Magermilchzusatzes zur Milch.

Die Höhe des Magermilchzusatzes zur Milch berechnet sich aus folgender Formel:

$$\frac{(f_1 - f_2) \times 100}{f_2}$$

worin f_1 = Fettgehalt der Stallprobe, f_2 = Fettgehalt der verdächtigen Probe ist.

Beispiel: $$\frac{(3.0 - 2.3) \times 100}{2.3} = 30.5$$

d. h. zu 100 Teilen Milch mit 3.0% Fett sind etwa 30 Teile Magermilch zugesetzt, um eine Milch mit 2.3% Fett zu erhalten.

4. Berechnung eines Wasser- und Magermilchzusatzes zur Milch.

Eine geriebene Fälschung besteht in einer Verwässerung der Milch bei gleichzeitigem Magermilchzusatze. Bei der Berechnung beider Zusätze geht man folgendermaßen vor.

Wenn 1 die Stallprobe, 2 die Meiereiprobe bedeutet, so ist zunächst:

$$f_1 + r_1 + w_1 = 100 \text{ und } f_2 + r_2 + w_2 = 100; \text{ ferner}$$

$$1)\ y \left(\begin{matrix}\text{Zusatz fettfreier Trocken-}\\\text{masse-Magermilchzusatz}\end{matrix}\right) = \frac{r_2 \times f_1 - r_1 \times f_2}{f_2}$$

2) z (Wasserzusatz) $= \frac{w_2 f_1 - w_1 f_2}{f_2}$; daraus ergibt sich:

$$y + z = \frac{r_2 f_1 + w_2 f_1 - r_1 f_2 - w_1 f_2}{f_2}$$

$$= \frac{f_1 (r_2 + w_2) - f_2 (r_1 + w_1)}{f_2}$$

$$= \frac{f_1 (100 - f_2) - f_2 (100 - f_1)}{f_2}$$

$$= \frac{100 f_1 - 100 f_2}{f_2}$$

3) $y + z = \frac{100 (f_1 - f_2)}{f_2}$

Man stellt nun aus den Werten für ft und wp zunächst fest, ob nur Wässerung, nur Magermilchzusatz oder beides wahrscheinlich ist. Liegt nur einfache Fälschung vor, so ist entweder y oder z = 0. In diesem Falle kann man also ohne weiteres die allgemeine Formel anwenden, sowohl für Wasserzusatz als auch für den Zusatz von Magermilch. Liegt Doppelfälschung vor, so berechnet man zunächst nach der allgemeinen Formel den Gesamtzusatz y + z. Alsdann berechnet man nach den Spezialformeln 1 und 2 y und z für sich, welche addiert den Gesamtzusatz ergeben müssen, wenn richtig gerechnet wurde. Aus diesen Zahlen berechnet man dann den Wasserzusatz und den Magermilchzusatz, wie z. B.

Stallprobe		Meiereiprobe	
$t_1 = 12.81$	$ft_1 = 31.07$	$t_2 = 10.76$	$ft_2 = 23.00$
$f_1 = 3.98$	$w_1 = 87.19$	$f_2 = 2.48$	$w_2 = 89.21$
$r_1 = 8.83$	$pw_1 = 90.81$	$r_2 = 8.31$	$wp_2 = 91.48$

$$y = \frac{r_2 f_1 - r_1 f_2}{f_2} = \frac{(8.31 \times 3.98) - (8.83 \times 2.48)}{2.48} = 4.50$$

$$z = \frac{w_2 f_1 - w_1 f_2}{f_2} = \frac{(89.21 \times 3.98) - (87.10 \times 2.48)}{2.48} = 55.98$$

$$y + z = 60.48$$

$$y + z = \frac{100 (f_1 - f_2)}{f_2} = \frac{100 \times (3.98 - 2.48)}{2.48} = 60.50$$

Es hat auf 100 Liter oder Kilogramm Milch der Meiereiprobe ein Gesamtzusatz von 60.50 Liter oder Kilogramm Wasser und Magermilch stattgefunden. Nun verhält sich aber

g (Wassergehalt) : y (Fettfreie Trockenmasse) $= w_1 : r_1$; es ist also $g \times r_1 = y \times w_1$ demnach

$$g = \frac{y \times w_1}{r_1} = \frac{4.50 \times 87.19}{8.83} = 44.43$$

Mithin ist der Magermilchzusatz $= y + g = 4.50 + 44.43 = 48.93$ und
der Wasserzusatz $= z - g = 55.98 - 44.43 = 11.55$
Gesamtzusatz $= 60.48$

Es hat also die Meiereiprobe der Berechnung nach einen künstlichen Wasserzusatz von 11.55 Liter bezw. Kilogramm und einen Magermilchzusatz von 48.93 Litern bezw. Kilogramm pro 100 Liter bezw. Kilogramm Milch erfahren. Würde man zu 100 Litern der Stallprobe 1. 11.55 Liter Wasser und 2. 48.93 Liter Magermilch zusetzen, so würde man eine Milch von der Zusammensetzung der verfälschten Meiereiprobe erhalten. Eine Fälschung unter 10 % läßt sich nicht mit Sicherheit behaupten; man muß sich in derartigen Fällen damit begnügen, einen Verdacht auszusprechen.

All die vorstehenden Berechnungen gelten für den Fall, daß die Stallprobe zur Verfügung steht; fehlt sie, so setzt man an ihre Stelle, wie bereits erwähnt, die Fleischmannsche Normalmilchprobe und berechnet ganz so, als wenn dies die Stallprobe wäre. Ihre Zusammensetzung ist folgende:

$$t = 12.25$$
$$f = 3.40$$
$$r = 8.85$$
$$ft = 27.76$$
$$w = 87.75$$
$$wp = 90.84$$

d. Nachweis von Milchpantschungen.

Wenn man die vorher geschilderten Methoden vielleicht als quantitative Bestimmungen bezeichnen kann, so gehören die nachstehend beschriebenen Operationen, die gleichfalls die Milchfälschungen betreffen, wohl nur zu den qualitativen Bestimmungen und dienen zum Nachweise einer Verfälschung. Es sind das: 1. die Bestimmung der Refraktometerzahl nach Ackermann, 2. die Nitratprobe, 3. die Ermittlung der Cornalbas Konstante, 4. die Bestimmung des Brechungskoeffizienten der blauen Wollny-Flüssigkeit, 5. die Phenolphtaleinreaktion. Von diesen leisten die vier ersten gute Dienste bei der Feststellung einer Milchverwässerung, während die 5. als ein Geheimmittel zum Nachweise eines Magermilchzusatzes zur Milch betrachtet werden kann.

1. **Die Bestimmung der Refraktometerzahl nach Ackermann.** Diese in letzter Zeit so wichtig gewordene Untersuchung auf eine Verwässerung der Milch besteht im wesentlichen in der Bestimmung des Brechungsvermögens des Milchserums. Nicht geeignet für die refraktometrische Methode sind die eiweißhaltigen Sera, zu denen die bei der freiwilligen Gerinnung der Milch oder durch Zusatz von Essigsäure unter schwachem Erwärmen erhaltenen gehören, weil sie immer trüb filtrierende Flüssigkeiten sind. Dagegen eignen sich vorzüglich zu refraktometrischen Bestimmungen die eiweißfreien, durch Aufkochen der Milch mit Chlorkalziumlösung gewinnbaren Sera, weil sie meistens klar sind. Es kommt hier also nur

das Chlorkalziumserum der Milch in Betracht. Für die Verwendbarkeit der refraktometrischen Methode zu Massenanalysen ist eine Hauptbedingung die, daß das sehr zeitraubende Filtrieren wegfällt.

In ein geeignetes Schüttelfläschchen z. B. Probeglas für die Wollnysche Fettbestimmungsmethode werden 30 ccm der zu untersuchenden Milch gebracht und mit 0.25 ccm Chlorkalziumlösung vom spezifischen Gewicht 1.1375 versetzt. Die zur Koagulation der Milch zu verwendende wässrige Chlorkalziumlösung wird hergestellt, indem man 200 g geschmolzenes Chlorkalzium in ein Liter Wasser löst und die Lösung genau auf das spezifische Gewicht von 1.1375 einstellt. Sie soll in einer Verdünnung von 1 : 10 im Eintauchrefraktometer bei 17.5° Celsius eine Brechung von 26.0° zeigen. Die so versetzte Milch wird kräftig durchgeschüttelt und 15 Minuten lang in ein stark siedendes Wasserbad gebracht, nachdem man vorher das Glas mit einem passenden Korkstopfen verschlossen und letzteren fest überbunden hat. Dann bringt man das Glas in einen Behälter mit kaltem Wasser und temperiert letzteres auf 17.5° ein. Setzt sich etwas Kondenswasser am oberen Teile des Koagulationsglases an, so wird es durch vorsichtiges Umkehren mit dem Serum vereinigt. Man gießt das Serum in ein kleines Becherglas ab, ohne zu filtrieren, und nimmt die refraktometrische Untersuchung vor. Für normale unverfälschte Milch schwankt die Brechung des Chlorkalziumserums zwischen 38.5—40.5° des Zeißschen Eintauchrefraktometers. Der Brechungsindex kann auch mit dem Wollnyschen Butterrefraktometer bestimmt werden. Der geringste Zusatz von Wasser erniedrigt die Refraktometerzahl erheblich, als deren unterste Grenze für unverwässerte Milch 37.5 gilt.

2. Die Nitratprobe. Abgesehen von dem üblichen, auf der Anwendung des Laktodensimeters beruhenden Verfahren wird auch vielfach wohl mit Erfolg die Nitratprobe zum Nachweise einer Verwässerung der Milch angewandt. Die Nitratprobe hat, wie das Wort schon sagt, ihren Namen von Nitrat d. h. Salpeter und ist eine schnell auszuführende Vorprüfung der Milch auf Wasserzusatz. Die grundlegende Tatsache, auf die es bei der Ausführung dieser Reaktion ankommt, ist die, daß beim Zusammenkommen von Milch, salpeterhaltigem Wasser, Formalin und Schwefelsäure an der Berührungsstelle zwischen Milch und Säure sich ein bläulich-violetter Ring bildet, dessen Auftreten aber ausbleibt bei Anwendung eines salpeterfreien Wassers. Bedingung also ist ein Gehalt des zur Verwässerung der Milch angewandten Wassers an salpeterlöslichen Stoffen. Da nun die meisten Wässer in der Regel mehr oder weniger salpeterhaltig sind, so muß bei Verwendung eines solchen Wassers zur Milchverfälschung die Nitratreaktion auf alle Fälle eintreten, wenn sie richtig ausgeführt wird, während sie ausbleibt, wenn das betreffende Wasser zufällig frei von Salpeter ist. Mit einem Wasser von letzterer Beschaffenheit kann man also nach Herzenslust pantschen, ohne daß es gelingt, den Wasserzusatz mit Hilfe der Nitratprobe nachzuweisen.

Nun kann aber der Fall eintreten, daß Milch, welche ja von Haus aus frei von Salpeter ist, durch Aufnahme aus anderen Stoffen, mit denen sie in Berührung kommt, salpeterhaltig wird; so kann z. B. Salpeter ohne Wasserzusatz in die Milch hineingelangen durch Verunreinigung der Milch mit Mist, durch unvorsichtige Handhabung von Düngersalpeter, durch übermäßige Fütterung der Kühe mit salpeterhaltigen Stoffen. Eine solche Milch würde selbstverständlich, selbst wenn sie mit salpeterfreiem Wasser versetzt ist, die Nitratreaktion geben. Außerdem gibt noch die Verwendung einer unreinen, d. h. Salpeterspuren enthaltenden Schwefelsäure Veranlassung zu einer groben Täuschung; wird eine derartige Schwefelsäure zur Ausführung der Nitratreaktion angewandt, so tritt auch in diesem Falle die Ringbildung bezw. die Violettfärbung ein, selbst wenn in der verwässerten Milch keine salpeterhaltigen Stoffe vorhanden sind. Es rührt dann aber das Eintreten der Reaktion nicht von der verfälschten Milch, sondern einzig und allein von der unreinen Schwefelsäure her. Nicht geeignet zu vorliegendem Zwecke ist die sogenannte Gerberschwefelsäure, wie sie zur Milchfettbestimmung dient, da dieselbe sich mit Bruzin rot färbt und infolgedessen Stoffe enthält, welche den blauen Ring entstehen lassen. Eine mit Bruzin sich rot färbende Schwefelsäure darf also nicht angewandt werden. Speziell für die Nitratreaktion aber brauchbar und empfehlenswert ist die bei Carl Mann in Hildesheim zu kaufende Schwefelsäure, die im Laboratorium der Molkerei-Zeitung in Hildesheim regelmäßig auf Nitratfreiheit geprüft wird. Endlich ist noch folgendes zu berücksichtigen: Zu starke Schwefelsäure verursacht Dunkelfärbung und macht die Reaktion unsicher. Das Formalin soll 2prozentig sein; übermäßige Menge und Stärke desselben verhindert die Violettfärbung. Wenn die Menge des Formalins nicht im geeigneten Verhältnisse zum Salpeter und zur Milchmenge steht, so kann die Reaktion bei salpeterfreier Milch eintreten, bei salpeterhaltiger Milch ausbleiben.

Aus diesen Umständen ersieht man, wie vorsichtig man sein muß, wenn man auf Grund der Nitratprobe einen Schluß auf eine etwaige Verwässerung der Milch ziehen will. Daher ist es auf alle Fälle ratsam, bei der Prüfung einer des Wasserzusatzes verdächtigen Milch mit der Nitratprobe gleichzeitig eine Bestimmung des spezifischen Gewichtes der betreffenden Milch vorzunehmen. Fällt auch diese zu ungunsten der verdächtigen Milch aus, so kann man mit Sicherheit auf Grund der eingetretenen Nitratprobe behaupten, die Milch ist verwässert. Auf die Nitratprobe allein kann man sich also nicht verlassen, obschon sie in vielen Fällen für die Ermittlung einer Milchverfälschung durch Wasserzusatz ganz vorzügliche Dienste leistet.

Die Gebrauchsanweisung ist folgende: Man gießt in ein Reagenzglas ca. 2 ccm der zu untersuchenden Milch, alsdann einen Tropfen einer 2prozentigen Formalinlösung, und zuletzt, vorsichtig an der Innenwand des Glases herunterlaufen lassend, ca. 2 ccm einer chemisch reinen Schwefelsäure. Wenn nun der Milch nitrathaltiges

Wasser zugesetzt ist, so bildet sich an der Berührungsfläche von Milch und Säure ein blauer, violetter Ring, auch wird beim Schütteln die Flüssigkeit violett-blau. Je intensiver die Färbung ist, umso mehr ist die Milch mit nitrathaltigem Wasser verfälscht. Es ist darauf zu achten, daß die zur Untersuchung dienenden Reagenzgläschen absolut trocken sind, andernfalls müssen sie vor dem Gebrauch mit destilliertem oder reinem Kondenswasser ausgespült werden.

Tillmans-Frankfurt a. M. gibt ein Verfahren an, mit dem man in äußerst einfacher und schnell auszuführender Weise und mit den einfachsten Hilfsmitteln eine Prüfung der Milch auf das Vorhandensein von Salpetersäure ausführen kann. Die Methode besteht einfach darin, daß 5 ccm der zu prüfenden Milch in einem Schüttelzylinder mit 15 bis 20 ccm Diphenylaminreagens übergossen werden. Dann wird kräftig durchgeschüttelt und nun die entstehende Färbung beobachtet. Das Verhalten von Milch mit verschiedenen Salpetersäuremengen ergibt sich aus folgender Übersicht:

Salpetersäuregehalt:	Verhalten der Mischung:
Salpetersäurefreie Milch	Sofort nach dem Durchschütteln weißlich trübe, nach 3 bis 5 Minuten rosa bis gelbrot gefärbt.
1 bis 2 mg im Liter	Kein deutlich wahrnehmbarer Unterschied gegenüber salpetersäurefreier Milch.
3 mg im Liter	Etwa 1 bis 2 Minnten nach dem Durchschütteln tritt eine deutliche Grünfärbung auf, die nach 5 Minuten in ein schwaches Gelbgrün bis Gelb übergeht.
4 mg im Liter	Nach dem Umschütteln tritt ziemlich schnell eine deutliche Grünfärbung auf, die nach etwa 3 Minuten ihren Höhepunkt erreicht, aber schon einen Stich ins Gelbliche besitzt. Bei längerem Stehen tritt dieser Stich ins Gelbliche immer deutlicher hervor.
5 bis 20 mg im Liter	Sofort auftretende, immer kräftiger werdende Grünfärbung, lebhaft fluoreszierend in den hohen Gehalten mit blauem Überton.

Aus dieser Aufstellung ergibt sich also, daß jede Milch, in der bezeichneten Weise behandelt, die nach 3 bis 5 Minuten eine grüne Färbung zeigt, über 3 mg Salpetersäure im Liter enthält. Jede derartige Milch ist also verdächtig, mit Wasser verfälscht zu sein. Auch hier darf mit Bestimmtheit eine Verwässerung nicht behauptet werden;

dieser Nitratnachweis ist lediglich eine Vorprüfung, um verdächtige Proben herauszufinden und diese dann in ein Untersuchungsamt oder Milchlaboratorium zu liefern.

Die Bereitung des Reagens geschieht folgendermaßen: 0.085 g Diphenylamin werden in einen 500 ccm-Meßkolben gebracht und 190 ccm verdünnte, salpeterfreie Schwefelsäure (1 + 3) darauf gegossen. Darauf wird konzentrierte, salpeterfreie Schwefelsäure (spez. Gew. 1.84) zugegeben und umgeschüttelt. Dabei erwärmt sich die Flüssigkeit so sehr, daß das Diphenylamin schmilzt und sich löst. Man füllt jetzt mit konzentrierter Schwefelsäure fast bis zur Marke auf und läßt abkühlen. Dann füllt man ganz bis zur Marke mit konzentrierter Schwefelsäure auf und mischt. Das gut durchgemischte Reagens wird in einer geschlossenen Flasche aufbewahrt und hält sich unbegrenzt lange.

3. Cornalbas Regel. Gar keinen Wert für den praktischen Molkereibeamten, wohl aber ein nicht zu unterschätzendes wissenschaftliches Interesse hat die von Cornalba-Lodi aufgestellte Regel zum Nachweise eines Wasserzusatzes zur Milch, die seit kurzem erst als Kriterium herangezogen wird und, wenn man von der Milch ganz frisch- oder ganz altmelker Kühe absieht, sehr gute Resultate gibt. Diese Methode beruht darauf, daß die Gesamttrockensubstanz der Milch abzüglich Fett + Kasein fast ganz gleichmäßig 5.90—6.20 beträgt. Jeder Wasserzusatz drückt diese Ziffer, Cornalbas Konstante genannt, in entsprechendem Maße herab. Cornalba hatte gefunden, daß die löslichen Bestandteile der Milch sich immer in einem bestimmten Verhältnisse halten, wohingegen die nicht gelösten (Fett, Kasein) ziemlich beträchtlichen Schwankungen unterliegen. Durch Abziehen des Gewichtes von Milchfett + Kasein zusammen vom Gewichte der Gesamttrockensubstanz der Milch erhielt er immer eine Zahl, welche stets nahe bei 6.15 stand. Auf diesem Umstand fußend, ermittelte er einen Wasserzusatz zur Milch in folgender Weise:

Er dampfte 3—4 g Milch ein, trocknete sie und erhielt so die Gesamttrockenmasse. Sodann wurden 20 ccm Milch mit 80 ccm Wasser und 1 ccm 10prozentiger Essigsäure versetzt, nach einigen Stunden durch ein gewogenes Filter filtriert, worauf der Niederschlag mit 100—150 ccm Wasser gewaschen und Filter nebst Inhalt getrocknet wurde. Das Gewicht des Niederschlages macht Kasein + Milchfett aus. Zieht man dieses Gewicht von dem der Gesamttrockenmasse ab, so ist die Differenz das Gewicht der in der Milch enthaltenen gelösten Bestandteile (Laktose, Albumin, Salze) Bleibt die Konstante unter 5.90—6.15, so ist das ein Beweis dafür, daß Wasser der Milch zugesetzt ist. Beträgt der Wasserzusatz 5%, so erhält man bei quantitativem Arbeiten die Zahl 5.84, beträgt er 10%, so ist die Zahl 5.53, bei 20% Wasserzusatz aber 4.93 usw. Eine Verwässerung der Milch kann also nach dem neuen von Cornalba erfundenen und von Ledent und anderen Chemikern erfolgreich nachgeprüften Verfahren nachgewiesen werden.

4. Refraktometrische Prüfung der blauen Wollny-Flüssigkeit. Bekanntlich bleibt nach der Beendigung einer Fettbestimmung nach Wollny in dem Probeglase eine blaue Flüssigkeit zurück, die für gewöhnlich weggegossen wird. Da dieselbe aber, wie schon erwähnt, die fettfreie Trockensubstanz der Milch enthält, so kann sie mit Vorteil dazu dienen, eine Milch auf Verwässerung hin zu untersuchen. Man bestimmt die Refraktometerzahl der blauen Flüssigkeit in der schon geschilderten Weise. Ist die abgelesene Zahl kleiner als 24, so ist mit Sicherheit anzunehmen, daß die Milch verwässert ist, da 24 einem fettfreien Trockensubstanzgehalte von ca. 8% entspricht.

5. Die Phenolphaleinreaktion zum Nachweise eines Magermilchzusatzes zur Milch. Schon verschiedene Meiereien, die von ihren Lieferanten eine Verfälschung der Milch durch zurückgegebene Magermilch befürchten, wenden ein Geheimmittel zur Feststellung einer derartigen Verfälschung mit Vorliebe und mit Erfolg an; den meisten Meiereien aber dürfte es noch unbekannt sein, weshalb es wohl angebracht ist, seiner an dieser Stelle Erwähnung zu tun. Damit es ein Geheimmittel bleibe, ist es Sache des Meieristen, nichts von demselben bei den Lieferanten verlauten zu lassen; sonst wird er niemals einen Genossen auf frischer Tat ertappen können.

Dieses Geheimmittel besteht aus einer 2prozentigen alkoholischen Phenolphtaleinlösung und kann von jeder Drogerie bezogen werden. Es wird der an den Lieferanten zurückzugebenden Magermilch zugesetzt, der dann letztere ohne Nachteil für die Gesundheit der Tiere verfüttern kann. Die Anweisung zum Gebrauch der Phenolphtaleinlösung ist folgende:

Zu der dem betreffenden Lieferanten zurückzugebenden Magermilch setzt man soviel der Lösung hinzu, daß auf 1 Liter oder Kilogramm Magermilch 1 ccm der Lösung, also auf 10 Liter oder Kilogramm Magermilch eine 10 ccm-Pipette voll Lösung kommt. Ist dieses Verhältnis nicht genau einzuhalten, so wählt man ein möglichst ähnliches. Erhält der Lieferant z. B. 18 Liter oder Kilogramm Magermilch zurück, so gibt man entweder 20 ccm Lösung zu oder man füllt die Pipette einmal voll und das zweite Mal nicht ganz voll. Das Abmessen der Lösung erfolgt am besten vor Beginn des Zentrifugierens. Ist das Phenolphtalein zugesetzt, so muß die Magermilch sehr sorgfältig durchgemischt werden, damit die Lösung gleichmäßig verteilt wird. Zeigt nun eine kleine Probe der mit der nächsten Lieferung kommenden Milch beim Zusatz von Ammoniak oder Sodalösung und Durchschütteln eine schwächere oder stärkere Rotfärbung, so ist damit der Beweis geliefert, daß kleinere oder größere, aber jedenfalls bestimmbare Mengen der präparierten Magermilch in der Lieferungsmilch enthalten sind. Solche Lieferungsmilch ist sofort an ein Untersuchungsamt einzusenden, mindestens $1/2$ Liter, mit dem Bemerken, daß dieselbe die Phenolphtaleinreaktion gibt, und möglichst bald darauf die zugehörige Stallprobe. Zu beachten ist, daß die Phenolphtaleinlösung möglichst nicht mit heißer Magermilch vermischt wird. Wenn die Milch heiß in die Kanne gefüllt, mit der Phenophtaleinlösung vermischt und dann die Kanne geschlossen wird, so sammeln sich Alkoholdämpfe aus der alkoholischen Phenolphtaleinlösung unter dem Kannendeckel an und machen sich beim Öffnen der Kanne durch den Geruch bemerkbar, sodaß der Lieferant Lunte riecht und beim Pantschen mit Magermilch vorsichtig wird. Auch ist zu beachten, daß die Kannen nicht zu starke Beulen haben. Bei stark verbeulten Kannen setzt sich an den schadhaften Stellen sehr leicht Rost an, sie lassen sich schwer reinigen, und infolgedessen bleiben bei mangelhafter Reinigung der Kannen Phenolphtaleinreste an den verbeulten Stellen zurück. Kommt nun Milch in eine solche Kanne, so können unter Umständen die Phenolphtaleinspuren wirksam werden und selbst mit einer nicht mit präparierter Magermilch versetzten Milch die Reaktion hervorrufen, wodurch arge Irrtümer entstehen würden.

Hiermit ist der Abschnitt über die Milchfälschungen beendet; es soll nun zur weiteren chemischen Untersuchung der Milch zurückgekehrt werden.

VI. Die Untersuchung der homogenesierten Milch.

Homogenisierte Milchproben können wie gewöhnliche Milch untersucht werden, nur muß man sie wiederholt, mindestens zweimal, schleudern, bis eine Fettzunahme nicht mehr eintritt. Die beste Fettbestimmungsmethode ist die Schwefelsäuremethode nach Gerber. Vor dem Ansetzen einer homogenisierten Milch ist es aber gut, dieselbe während 5 Minuten auf 60—65 Grad zu erwärmen, dann unter Umrühren abzukühlen und gut durchzumischen; denn durch das Erwärmen wird die störende Wirkung der Homogenisierung beseitigt. Bei der Untersuchung einer homogenisierten Milch handelt es sich lediglich um die Feststellung des Homogenisationsgrades, der ausdrückt, wie viel Teile Fett von 100 Teilen homogenisiert, also nicht aufzurahmen imstande sind. Die zu untersuchende homogenisierte Milch wird auf 100 ccm mit je 1 Tropfen Formalin versetzt; 250 ccm davon werden dann in graduierten Spezialzylindern 72 Stunden lang bei Zimmerwärme zum Aufrahmen hingestellt. Das Hinstellen an einen kühlen Ort ist nicht zu empfehlen, weil in der Kälte die Aufrahmungsfähigkeit geringer ist als in der Wärme. Man benutzt nun den Rest der gut durchmischten Probe zu einer Fettbestimmung nach Gerber, wobei zu beachten ist, daß eine homogenisierte und dazu mit Formalin versetzte Milchprobe zweimal im Wasserbade erwärmt, kräftig geschüttelt und geschleudert werden muß. In analoger Weise behandelt man die dazu gehörige rohe d. h.

nicht homogenisierte Milchprobe. Nach 72stündigem Stehenlassen, während welcher Zeit sich der Rahm bei der rohen Milch deutlich an der Oberfläche in dem Zylinder absetzt, zieht man für jede Probe die untersten 50 ccm, welche bei der rohen Milch gewissermaßen die Magermilch darstellen, in je ein Erlenmeyerkölbchen ab, sammelt die nächsten 150 ccm gleichfalls für sich, und verfährt mit den obersten 50 ccm ebenso. Man bestimmt nun den Fettgehalt sowohl in den untersten als auch in den obersten 50 ccm einer jeden Probe, wobei zu beachten ist, daß es sich bei den obersten 50 ccm der rohen Milch um Rahm handelt, dessen Fettbestimmung am einfachsten nach Köhler geschieht.

Beispiel:	Rohe Milch	Homogenisierte Milch
	3.35 % Fett	3.28 % Fett
die untersten 50 ccm enthalten:	0.28 % „	3.20 % „
die obersten 50 ccm enthalten:	12.50 % „	3.43 % „
Differenz	12.22 % Fett	0.23 % Fett

Setzt man 3.28 = 100, so ist 3.20 = 97, d. h. der Homogenisationsgrad ist 97 und daher als gut zu bezeichnen.

VII. Die Bestimmung der Milchasche.

Zuletzt war die Rede von der Bestimmung der Trockensubstanz der Milch gewesen, sachgemäßig muß nun hier die Aschenbestimmung der Milch ihren Platz finden. Unter Milchasche versteht man den Rückstand, der verbleibt, wenn man die Milch zunächst verkohlt und schließlich die Kohle durch Glühen weißgebrannt hat.

20—30 g Milch werden in eine tarierte Platinschale genau eingewogen und zunächst im Wasserdampftrockenschrank eingetroknet. Dann wird der Rückstand über freier Flamme auf dem Drahtnetz verkohlt. Man hört mit dem Verkohlen auf, kurze Zeit nachdem die Flamme, die schließlich über der Platinschale zusammenschlägt, von selbst erstickt ist. Da die rückständige Kohle sehr schwer verbrennt, und die in ihr enthaltenen flüchtigen Chlorverbindungen durch das Glühen verloren gehen würden, so zieht man die Kohle nach hinreichender Zerkleinerung mit einem Platinspatel dreimal mit heißem Wasser aus und vereinigt die wässrigen Auszüge nach Filtration der Kohle durch ein aschenfreies Filter in ein Erlenmeyerkölbchen. In die Platinschale, die den Kohlenrückstand noch enthält, wird das Filter mit Inhalt zurückgegeben und im Wasserdampftrockenschranke getrocknet. Nach dem Trocknen verascht man die Kohle samt Filter für sich, bis sie weiß geworden ist, und fügt dann den wässrigen Auszug, der die flüchtigen Verbindungen enthält, hinzu. Man verdampft zur Trockene und glüht gelinde und wenig, befeuchtet mit Ammoniumkarbonat und glüht nochmals schwach bis zum konstanten Gewicht. Die Aschenmenge, welche durch die Gewichtszunahme der leeren Platinschale ermittelt wird, muß schließlich auf 100 umgerechnet werden. Die salzsaure Lösung der Milchasche dient zur Bestimmung der in der Milch enthaltenen Mineralsalze.

VIII. Trennung der einzelnen Eiweißkörper in der Milch.

Als Eiweißstoffe kommen in der Milch Kasein, Albumin und Laktoprotein oder Globulin vor. Der Gehalt der Milch an Gesamteiweißstoffen beträgt durchschnittlich 3.50 %, wovon der Hauptanteil auf das Kasein entfällt, während Albumin und Globuliu nur in geringerer Menge daran beteiligt sind; doch so, daß Albumin wieder reichlicher vorkommt als das Globulin.

a) Eiweißreaktionen. Die Eiweißkörper haben im allgemeinen die Eigenschaft, mit gewissen Reagentien Färbungsreaktionen einzugehen, von denen die wichtigsten die fünf folgenden sind.

1. Millonsche Reaktion: Eine Lösung von Quecksilber in Salpetersäure gibt in Eiweißlösung einen roten Niederschlag.

2. Xanthoproteinreaktion. Mit starker Salpetersäure geben die Eiweißkörper in der Siedehitze gelbe Flöckchen oder eine gelbe Lösung, die nach Übersättigen mit Ammoniak orangegelb wird.

3. Adamkiewiczsche Reaktion. Gemenge von 1 Vol. Schwefelsäure + 2 Vol. Eisessig + wenig Eiweiß = schön rotviolette Flüssigkeit.

4. Biuretprobe: Koaguliertes Eiweiß übergießt man mit einer sehr verdünnten Kupfersulfatlösung, entfernt letztere, sobald das Koagulum damit durchtränkt ist, und bringt das Gerinsel in mäßig verdünnte Natronlauge. Es nimmt dabei eine veilchenblaue Färbung an.

5. Liebermannsche Reaktion. Konzentrierte Salzsäure löst Eiweiß mit violetter Farbe beim Erhitzen; diese Reaktion kann man beobachten, wenn man zum Zwecke einer Käsefettbestimmung den Käse in Salzsäure unter Kochen löst.

b) Kaseinbestimmung. Will man in der Milch die einzelnen Eiweißkörper voneinander trennen und quantitativ ermitteln, so muß zunächst das Kasein abgeschieden werden. Das geschieht am geeignetsten nach der Methode von Schloßmann.

10 ccm Milch werden mit 40 ccm Wasser verdünnt, vorsichtig auf 40° Celsius angewärmt und mit 1 ccm konzentierter Kalialaunlösung versetzt. Man wartet unter beständigem Umrühren einige Zeit, ob ein mittelflockiges oder grobflockiges und rasches Absetzen erfolgt. Ist letzteres nicht der Fall, so fährt man solange mit dem tropfenweisen Zusetzen von Kalialaunlösung fort, bis der Moment

der genügenden Abscheidung bezw. ein rasches Zubodengehen der Flocken erfolgt. Die Temperatur ist hierbei möglichst auf 40° zu halten. Der Kaseinniederschlag wird abfiltriert, mehrere Male auf dem Filter mit Wasser nachgewaschen und Filter + Kasein kjeldalisiert. Das Filtrat wird zur Bestimmung des Albumins aufgehoben.

Stickstoffbestimmung nach Kjeldahl. Unter Kjeldalisieren versteht man das Bestimmen das Stickstoffes nach der Methode von Kjeldahl. Das Prinzip dieser Methode besteht darin, die stickstoffhaltige Substanz mit einem Überschuße von konzentrierter Schwefelsäure zu erhitzen und in der erhaltenen Lösung sämtlichen Stickstoff in Ammoniumsulfat überzuführen. Zur Ausführung bringt man das Filter mit dem darauf befindlichen Kaseinniederschlage in einen runden Stickstoffkolben, fügt einen Tropfen Quecksilber hinzu und versetzt mit 20 ccm konzentrierter Schwefelsäure, der man eine kleine Menge Phosphorsäureanhydrid hinzufügt, oder mit 20 ccm Phosphor-Schwefelsäure, die 100 g Phosphorsäureanhydrid in 250 g konzentierter Schwefelsäure enthält. Dann verschließt man den Kolben mit einem locker aufsitzenden Glasstöpfel und erhitzt zunächst mit kleiner Flamme unter dem Abzuge. Erst allmählich erhöht man die Temperatur und setzt das Erhitzen solange fort, bis die anfangs braun-schwarze Flüssigkeit vollständig weiß geworden ist. Eine solche Verbrennung dauert gewöhnlich 2—4 Stunden und würde längere Zeit in Anspruch nehmen, wenn man das Quecksilber fortließe. Der Inhalt des Kolbens besteht schließlich aus Ammoniumsulfat, gebildet aus dem Stickstoff des Kaseins und der Schwefelsäure. Nach dem Erkalten verdünnt man den Kolbeninhalt mit destilliertem Wasser, wobei man, um Verluste zu vermeiden, den Glasstöpfel und die Innenwandung des Kolbenhalses durch Hinunterspritzen mit Wasser von den anhaftenden Teilen des entstandenen Salzes befreit. Ist dies geschehen, so setzt man 30 ccm Schwefelkaliumlösung hinzu, um das Quecksilber als Schwefelquecksilber zu fällen, der hierbei entstehende anfangs gelbe Niederschlag von Quecksilberhydrosulfid geht allmählich in einen schwarzen Niederschlag von Quecksilbersulfid über. Nun gibt man ein Stückchen Bienenwachs und eine Messerspitze Zinkspäne in den Destillationskolben mit hinein, um bei der jetzt folgenden Ammoniakdestillation ein Aufschäumen und ein Stoßen der Flüssigkeit zu verhindern. Zum Schluß fügt man noch 130 ccm 30 prozentiger Natronlauge hinzu, verbindet den Kolben sofort mit dem Destillationsrohre und der davor liegenden Vorlage und erhitzt zum Sieden. Diese letzte Operation muß schnell ausgeführt werden, da beim Zusatze der Lauge sich schon Ammoniak aus dem Ammoniumsulfat entwickelt, das verloren gehen würde, wenn man den Kolben nicht schnell genug mit der Vorlage verbindet. In dem Raume, in welchem eine solche etwa 3/4 Stunden dauernde Ammoniakdestillation vorgenommen wird, darf natürlich während dieser Zeit nicht mit Ammoniak gearbeitet werden. Die Vorlage, in welcher das überdestillierende

Ammoniak aufgefangen wird, enthält eine genau abgemessene Menge $\frac{n}{4}$ Schwefelsäure, die im Überschusse vorhanden sein muß und sich ganz nach dem Stickstoffgehalte der zu untersuchenden Substanz richtet. Für gewöhnlich reichen bei milchchemischen Stickstoffbestimmungen 30 ccm $\frac{n}{4}$ Schwefelsäure zum Auffangen des Ammoniaks aus. Ist die Destillation beendet, so läßt man die Vorlage, in welcher sich das von der Säure aufgenommene Ammoniak befindet, erkalten, nachdem man sie locker mit einem Korkstopfen verschlossen hat. Beim Abstellen der Destillation ist darauf zu achten, daß man zuerst die Vorlage zurückziehen muß, bevor man die Flamme entfernt, weil sonst die in der Vorlage befindliche Flüssigkeit in den Kolben zurücksteigt. Ferner darf man nicht vergessen, das untere Ende des Destillationsrohres, welches in die Flüssigkeit hineintaucht, mit destilliertem Wasser in die Vorlage hinein abzuspülen. Nach dem Erkaltenlassen der Vorlage kommt es darauf an, den Überschuß der vorgelegten Säure zu entfernen; dann nur kann man feststellen, wieviel Ammoniak von der Säure aufgenommen worden ist. Man titriert also den nicht neutralisierten Teil der Säure mit einer Lauge von bestimmter Stärke zurück, zu welchem Zwecke man eine $\frac{n}{4}$ Lauge anwendet, weil man eine $\frac{n}{4}$ Schwefelsäure vorgelegt hat. Als Indikator dient bei dieser Operation das Kongorot, welches die Eigenschaft hat, eine Flüssigkeit blau zu färben, solange sie einen Überschuß an Säure enthält, und rot zu färben, wenn die Flüssigkeit alkalisch ist. Man setzt von der Kongorotlösung etwas zu der Flüssigkeit in der Vorlage hinzu, wobei dieselbe blau werden muß, wenn man einen Überschuß an Säure vorgelegt hat, läßt aus einer Bürette nach Ablesung des Standes soviel $\frac{n}{4}$ Lauge hinzufließen, bis der letzte Tropfen einen Umschlag in Rot hervorbringt, und liest den Stand nach der Titration ab. Die Differenz zwischen den Ständen gibt die Anzahl ccm Lauge an, die zur Neutralisation der überschüssigen Säure nötig war. Zieht man diese dem Überschuß an Säure entsprechende Zahl von der vorgelegten Menge an Säure ab, so erhält man diejenige Menge Säure, die der in Form von Ammoniak übergegangenen Stickstoffmenge entspricht. Will man hieraus die Stickstoffmenge berechnen, so muß man folgendes berücksichtigen:

1 ccm $\frac{n}{4}$ H_2SO_4 entspricht 0,0035 g N

$$\frac{\text{Stickstoff}}{4} = \frac{14}{4} = 3.5 \text{ für } 1000 \text{ ccm}$$

1 Teil Stickstoff entspricht 6.37 Teile Kasein für 10 g Milch, also Säuremenge × 0.0035 × 6.37 = Kasein in 10 ccm Milch; das zehnfache dieses Produktes gibt den prozentischen Kaseingehalt der Milch an. 6.37 ist der Kaseinfaktor, also Stickstoff × 6.37 = Kasein.

b) Bestimmung des Albumins. Der aus 10 ccm Milch vom Kaseinniedergeschlage erhaltene Filtrat wird zur Bestimmung des Albumins benutzt. Man fällt das Albumin aus der Flüssigkeit mit ca. 15 ccm Almenscher Gerbsäurelösung, die 4 g Tannin, 8 ccm 25 prozentige Essigsäure und 190 ccm Alkohol enthält, unter gutem Umrühren und läßt einige Stunden stehen. Der Albuminniederschlag wird mit kaltem Wasser gut ausgewaschen, und samt Filter in der angegebenen Weise kjeldalisiert.

Stickstoff × 6.25 (Albuminfaktor) = Albumin.

c) Bestimmung des Laktoproteins. Zu dieser Bestimmung dient die vom Albuminniederschlage abfiltrierte Flüssigkeit. Aus derselben wird das Laktoprotein in der Kälte mit 2—5 ccm Phosphorwolframsäurelösung gefällt; man löst zu diesem Zwecke 1 g Phosphorwolframsäure in 5.00 g Wasser unter Zusatz von 2% Schwefelsäure. Das nach einigem Stehen sich absetzende feinflockige Laktoprotein wird filtriert, mit kaltem Wasser gewaschen und samt Filter nach Kjeldahl verbrannt.

Stickstoff × 6.45 = Laktoprotein.

Soll es sich nicht um eine quantitative Trennung der einzelnen Eiweißkörper in der Milch handeln, sondern will man nur den Gesamtstickstoffgehalt der Milch erfahren, so braucht man nicht die einzelnen Fällungen vorzunehmen, sondern ohne weiteres 10 ccm Milch in der angegebenen Weise kjeldalisieren.

IX. Die Milchzuckerbestimmung.

Der Milchzucker ist in der Natur wenig verbreitet; er kommt nur in der Milch der Säugetiere vor. Die Kuhmilch enthält durchschnittlich 4.60% Milchzucker. Er ist im Wasser der Milch gelöst und gelangt bei Verarbeitung der Milch überall dahin, wohin das Wasser der Milch kommt. Er entsteht im Euter, schmeckt nicht so süß als der Rohrzucker, und erfordert mehr Wasser zur Lösung. Er erleidet selten die Alkoholgärung, gewöhnlich nur die Milchsäuregärung, zuweilen die Buttersäure- oder Essigsäuregärung. Er kann in Milchsäure umgewandelt werden, ohne daß andere Stoffe entstehen. Er wird also durch Tätigkeit der Bakterien, deren große Anzahl verschiedenen Arten und Varietäten angehört, in Milchsäure umgesetzt. Der Milchzucker gehört zur Gruppe der Kohlehydrate, welche die Eigenschaft besitzen, Fehlingsche Lösung zu reduzieren. Auf dieser Eigenschaft beruht die eine der bekannten Milchzuckerbestimmungen, während eine andere ebenso bekannte Milchzuckerbestimmung auf einer anderen Eigenschaft der Zuckerarten beruht, nämlich auf derjenigen, die Ebene des Lichtes zu polarisieren d. h. entweder nach rechts oder nach links zu drehen. Da letztere nur dort ausgeführt werden kann, wo man über einen dunklen Raum und einen Polarisationsapparat verfügt, so soll sie hier nur dem Namen nach erwähnt sein. Neben der Reduktionsmethode gibt es noch die refraktometrische Milchzuckerbestimmung.

a) Reduktionsmethode der Milchzuckerbestimmung. 25 ccm Milch werden in einem 500 ccm Kolben mit 400 ccm Wasser verdünnt, mit 10 ccm Kupfervitriollösung (63.5 g Kupfersulfat in 1 Liter Wasser) zur Ausscheidung der Eiweißstoffe und mit 18 ccm $^1/_4$ Natronlauge zur Ausfällung des Kupfers versetzt. Man füllt dann die Flüssigkeit mit Wasser bis zur Marke auf und filtriert durch ein Faltenfilter. Ist das Filtrat nicht farblos, sondern grünlich gefärbt, so ist das ein Beweis dafür, daß noch Kupfer in der Flüssigkeit vorhanden ist, daß also nicht genügend Lauge zugesetzt worden ist. In diesem Falle muß der Versuch wiederholt werden. Von dem klaren Filtrat setzt man 100 ccm zu 50 ccm kochender Fehlingscher Lösung (25 ccm Kupfervitriol + 25 ccm Seignettesalzlösung), erhält die blaue Flüssigkeit 6 Minuten lang im Sieden und läßt das ausgeschiedene rote Kupferoxydul sich absetzen. Die Seignettesalzlösung soll in 500 ccm 173 g Seignettesalz + 56.3 g Natriumhydroxyd gelöst enthalten. Das durch Reduktion ausgeschiedene Kupferoxydul wird durch Abfiltrieren an der Saugflasche in einem vorher getrockneten und gewogenen Berberichschen Becher gesammelt, mit warmem Wasser ausgewaschen und mit Alkohol und Äther getrocknet und zwar so, daß man nach jedesmaligem vollständigen Durchlaufen einer jeden Flüssigkeit den Becher mit der nächstfolgenden Flüssigkeit einmal füllt. Der Becher mit dem Kupferoxydul wird dann nur $^1/_2$ Stunde im Wasserdampftrockenschrank bei 97° getrocknet, erkalten gelassen und zurückgewogen. Die Gewichtszunahme ergibt die Menge des ausgeschiedenen Kupferoxyduls, die, um auf die entsprechende Menge metallischen Kupfers umgerechnet zu werden, mit 0.888 multipliziert werden muß. Die Zuckerbestimmung mit Hilfe dieser Berberichschen Becher beruht also darauf, daß das zeitraubende und unzuverlässige Reduzieren des Kupferoxyduls zu metallischem Kupfer im Wasserstoffstrome fortfällt, und das schnell getrocknete Kupferoxydul als solches gewogen wird.

$$\frac{Cu_2}{Cu_2\ O} = \frac{127.2}{142.2} = 0.888$$

1 mg Kupfer = 0.73 mg Milchzucker. Bei der weiteren Berechnung des prozentischen Milchzuckergehaltes ist endlich zu berücksichtigen, daß man 25 ccm Milch auf 500 aufgefüllt und davon 100 ccm zur Erhaltung der gefundenen Kupfermenge angewandt hat.

b) Die refraktometrische Milchzuckerbestimmung in Milch. Sie wird wenig angewandt, des wissenschaftlichen Interesses halber aber muß sie erwähnt werden. Ausgeführt wird sie mit dem für die Milchfettbestimmung nach Wollny dienenden Refraktometer und zwar in folgender Weise:

5 ccm Milch werden in einem Wollnyschen Milchprobegläschen mit 5 Tropfen einer 4prozentigen Chlorkalziumlösung versetzt, das Gläschen dann verkorkt in ein siedendes Wasserbad gesetzt, darin 10 Minuten lang erhitzt und dann zum Erkalten ins Temperierbad (17.5° Celsius) gebracht. Zur Ablesung saugt man einige Tropfen des kalten Serums in ein Glasröhrchen, das an dem einzuführenden Ende behufs Filtration des Serums mit einem kleinen Baumwollpfröpfchen zu ersehen ist.

Skalenteile	Milchzucker %	Skalenteile	Milchzucker %	Skalenteile	Milchzucker %	Skalenteile	Milchzucker %
		5,0	2,75	7,0	3,77	9,0	4,79
3,1	1,75	1	2,80	1	3,82	1	4,84
2	1,80	2	2,85	2	3,87	2	4,89
3	1,85	3	2,91	3	3,93	3	4,95
4	1,90	4	2,96	4	3,98	4	5,00
5	1,96	5	3,01	5	4,03	5	5,05
6	2,01	6	3,06	6	4,08	6	5,10
7	2,07	7	3,11	7	4,13	7	5,15
8	2,12	8	3,16	8	4,18	8	5,20
9	2,18	9	3,21	9	4,23	9	5,25
4,0	2,23	6,0	3,26	8,0	4,28	10,0	5,30
1	2,29	1	3,31	1	4,33		
2	2,35	2	3,36	2	4,38		
3	2,40	3	3,42	3	4,44		
4	2,45	4	3,47	4	4,49		
5	2,50	5	3,52	5	4,54		
6	2,55	6	3,57	6	4,59		
7	2,60	7	3,62	7	4,64		
8	2,65	8	3,67	8	4,69		
9	2,70	9	3,72	9	4,74		
5,0	2,75	7,0	3,77	9,0	4,79		

c) Die Pavysche Laktosebestimmung in Milch. Die Pavysche Lösung besteht aus folgenden beiden Flüssigkeiten:

1. 4.158 g Kupfersulfat gelöst zu 1000 ccm
2. 20.40 g Seignettesalz, 20.40 g Kaliumhydroxyd, 300 ccm Ammoniak (Spez. Gew. = 0.91) und Wasser zu 1 Liter.

Beide Lösungen, die unbegrenzt haltbar sind, werden erst vor dem Gebrauch vereinigt. 20 ccm Milch werden in einem 100 ccm-Kolben mit Wasser auf etwa 50 ccm verdünnt, über freier Flamme zum Sieden gebracht und unter Zusatz von 5 Tropfen konzentrierter Essigsäure kurze Zeit gekocht. Das Kasein, welches hierbei durch die

Säure gefällt wird, schlägt gleichzeitig das Fett nieder, während Albumin durch die Hitze koaguliert wird. Man kühlt auf 15° ab, füllt auf und filtriert. Man gibt nun in einen 150 ccm Kolben je 10 ccm von Lösung I und Lösung II, 20 ccm Wasser und 10 ccm starkes Ammoniak. Der Kolben wird mit einem doppelt durchbohrten Stopfen verschlossen; durch die eine Bohrung entweichen die beim nachfolgenden Kochen entstehenden Dämpfe, während durch die andere Bohrung die Spitze der Bürette geht, welche das klare Serum enthält. Man erhitzt zum Sieden und läßt zuerst tropfenweise, dann schneller das Serum bis zur Entfärbung der Flüssigkeit hinzufließen. Bei einem zweiten Versuche gibt man sofort die im ersten Versuche ermittelte Serummenge auf einmal zu und kontrolliert so die erste Bestimmung. Tritt jetzt keine Entfärbung ein, so wird zu Ende titriert, und die zweite Bestimmung in gleicher Weise durch eine dritte kontrolliert.

Bezeichnet man mit n die Anzahl ccm Serum, welche 20 ccm Pavysche Lösung reduzieren, mit L den gesuchten Prozentgehalt an Laktose, so erfolgt die Berechnung nach folgender Formel:

$$L = \frac{1.367}{n} \times 50$$

Vereinfachte quantitative Bestimmung des Kaseins und der Laktose.

Das Kasein wird mit schwach eisessigsaurem 68 prozentigem Alkohol ausgefällt und mit 50 prozentigem Alkohol ausgewaschen, getrocknet und gewogen. Um die mitgefällten unlöslichen Salze in Abrechnung zu bringen, multipliziert man das gefundene Gewicht mit 0,925 und erhält so das wahre Kaseingewicht. Die Laktose ist in dem Filtrat und der alkoholischen Waschflüssigkeit des Kaseins enthalten und wird darin bestimmt. Man mischt 10 ccm Fehlingscher Lösung mit 5 ccm 36 grädiger Natronlauge und 50 ccm destilliertem Wasser, erhitzt vorsichtig zum Sieden, läßt die abgemessene Menge der alkoholischen Laktoselösung langsam zutropfen und ermittelt das Gewicht des Kupferoxydduls in bekannter Weise.

X. Untersuchung der Milch auf Metallbeimischungen.

Glaubt man Ursache zu haben, in der Milch Metallbeimischungen zu vermuten, so kann man das auf folgende Weise erkennen:

Man gibt ungefähr 125 g Milch in eine Porzellanschale, verdampft sie bis zum trockenen Rückstande und kocht diesen mit einer Mischung von 67 g destilliertem Wasser und $16^2/_3$ g chemisch reiner Salzsäure aus, filtriert und behandelt das auf dem Filter zurückbleibende Ungelöste noch einmal ebenso mit Wasser und Salzsäure. Beide Filtrate werden dann auf einen geringen Rückstand eingekocht, mit destilliertem Wasser aufglöst und zusammengegossen. Nunmehr leitet man Schwefelwasserstoff ein; zeigt sich nach mehreren Stunden kein Niederschlag, so hat die Milch keine schädlichen metallischen Beimischungen. Nur könnte dennoch Zink darin sein. Um dieses zu finden, filtriert man die Flüssigkeit von neuem, setzt soviel Ammoniak zu, bis diese alkalisch reagiert, filtriert abermals und gibt Schwefelwasserstoff zu. Bleibt die Flüssigkeit klar, so ist kein Zink darin; ist dasselbe aber wirklich zugegen, so entsteht ein weißer, flockiger Niederschlag.

Eine bleihaltige Milch wird durch Schwefelwasserstoffwasser grauschwarz, eine kupferhaltige, zuvor mit destilliertem Wasser verdünnt, durch Ammoniakgeist schmutziggrau. Zur Prüfung auf Kupfer taucht man in die erwärmte Milch eine blank polierte Messerklinge oder Nähnadel; diese wird nach kurzer Zeit, wenn soviel Kupfer darin ist, daß sie als vergiftet bezeichnet werden muß, sich mit rotem Kupfer überziehen.

Zur Bestimmung des Eisens in der Milch werden 100 ccm derselben in einer Platinschale sorgfältig verascht, zweimal mit Salzsäure abgeraucht, und dann etwa mit 40 ccm $\frac{n}{2}$ Salzsäure aufgenommen. Die Lösung spült man in ein Erlenmeyerkölbchen und oxydiert das Eisen mit Salpetersäure. Nach völligem Erkalten wird die Lösung in einen Scheidetrichter gespült, mit 2 ccm einer 5prozentigen Cupferronlösung (Ammoniumsalz des Nitrosophenylhydroxylamins) versetzt, $^1/_4$ Stunde lang stehen gelassen und dann mit je 25 ccm Chloroform zweimal ausgeschüttelt. Die Chloroformlösung wird in einem weithalsigen Erlenmeyerkolben von 100 ccm Inhalt auf dem Wasserbade verdunstet, der Rückstand im Kölbchen über freier Flamme vorsichtig verascht, in wenig Salzsäure und Salpetersäure gelöst, noch zweimal mit Salzsäure abgeraucht und dann wie üblich kolorimetrisch bestimmt.

XI. Die hygienische Prüfung der Milch.

Hygienische Milchprüfungen treten heute mehr und mehr in den Vordergrund und sind für einen richtig geleiteten Molkereibetrieb von unbedingter Notwendigkeit. Die hierdurch verursachten kleinen Mühewaltungen lohnen reichlich, ist es doch jederzeit möglich, einwandfreie Milch, bessere Produkte, gesundere Tiere usw. zu erhalten und Verluste zu vermeiden, die beispielsweise bei der Verarbeitung sich zeigen, insbesondere beim Pasteurisieren durch Gerinnung oder beim Verkäsen als Käsefehler. Von unschätzbarem Werte sind die hygienischen Milchprüfungen namentlich für Sanitäts- und Säuglingsmilch und für den modernen Käsereibetrieb. Jeder Molkereifachmann sollte es sich heute angelegen sein lassen, die Milch auf ihre hygienische Beschaffenheit zu prüfen, da dieses nur von Vorteil für den betreffenden Betrieb ist.

1. Die Schmutzbestimmung in Milch.

Ein wunder Punkt in der Milchversorgung ist der, daß dem Handel und damit auch dem Publikum die Milch von den Landwirten im verschmutzten Zustande geliefert wird. Gar zu oft kann man diese durch Unkenntnis und Trägheit hervorgerufene Tatsache beobachten, man ist daher auch wohl zu der Annahme berechtigt, daß vielfach der Landwirt heute mehr Mistkühe als Milchkühe halte. Wenn einzelne krasse Fälle vorkommen, so darf man sie freilich nicht verallgemeinern; denn im allgemeinen kann nicht zugegeben werden, daß es in bezug auf die Reinlichkeit der Milch schlechter geworden ist. Wie richtig eine diesbezügliche Milchkontrolle ist, ersieht man am besten daraus, daß auf Grund von Feststellungen 80% der Kuhfäkalien sich in Milch lösen. Den ungelösten Schmutz kann der Handel mit seinen Reinigungsmethoden zwar entfernen, aber der Effekt ist nie eine gründliche Reinigung. Der Schmutz, der hauptsächlich aus Kuhkot und Stallschmutz besteht und auf verschiedene Weise in die Milch hineingelangt, ist teils in mit Kasein verquollenem Zustande, teils in Form von Schwebestoffen in ihr enthalten. Das Publikum wird also eigentlich getäuscht, denn es würde die Milch nicht kaufen, wenn es wüßte, daß sie nachteilige Stoffwechselprodukte enthält. Aus Gesagtem geht zur Genüge die Notwendigkeit einer Prüfung der Milch auf Schmutzgehalt hervor. Besonders in Meiereien tritt mitunter die Notwendigkeit ein, in einer unsauber aussehenden Milch die Menge des Schmutzgehaltes zu bestimmen. Ein ganz einwandfreies Verfahren für diese Bestimmung gibt es im praktischen Betriebe nicht, weil infolge des gequollenen Zustandes der Schmutzmenge stets etwas Kasein mitbestimmt und somit auch der Schmutzgehalt etwas zu hoch gefunden wird. Nichtsdestoweniger existiert ein Verfahren, welches für die Praxis vollauf genügt und an erste Stelle kommen soll.

a) Die Methode der Schmutzbestimmung nach Henkel.

Dieses Verfahren erlaubt zwar nicht, wie schon gesagt, ganz genau die Schmutzmenge in der Milch zu bestimmen, bietet aber trotzdem einen genügenden Anhaltspunkt für die mehr oder weniger große Sauberkeit der Milch. Auf dem Henkelschen Prinzip beruhen noch einige andere Schmutzbestimmungsapparate, die jedoch keiner Erwähnung bedürfen, umsoweniger, als das Henkelsche Verfahren wegen seiner schnellen Ausführbarkeit sich eine weitgehende Verbreitung verschafft hat. Das Henkelsche Kontrollfilter, welches der praktischste Milchschmutzprober ist, dient also nur zum Nachweise des Milchschmutzes. Es ist aus Weißblech hergestellt und besteht aus folgenden Teilen: ein Gefäß, in das die zu prüfende Milch eingegossen wird. Es hat keinen Boden und ist am unteren Rande mit einer nach innen vorspringenden Nase versehen. Es wird durch 2 Haken an das Mittelteil, dessen Boden siebartig durchlöchert ist, befestigt. Zwischen beiden wird ein Wattefilter eingeklemmt. Ein dritter unterer

Teil nimmt die gesiebte Milch auf. Über dem Filter hängt eine durchlöcherte Platte, die durch einen Stiel am oberen Rande von dem Gefäß, in das die Milch gegossen wird, gehalten wird und die verhindert, daß die Watteſcheibe durch den Anprall der Milch zerreißt. Wird Milch aufgegossen, so durchfeuchtet sie die ganze Scheibe des Wattefilters; dagegen läßt die Nase keinen Schmutz auf den unteren Teil gelangen, so daß dieser Teil der Watteſcheibe völlig rein bleibt. Dies hat den Vorteil, daß man die beschmutzte Fläche mit einer von der gleichen Milch durchfeuchteten vergleicht, während sonst das feuchte und beschmutzte Filter mit einem trockenen verglichen wird. Ist die Milch ganz rein, so bietet das Wattefilter ein gleichmäßiges Aussehen, ist sie schmutzig, so ist der keilförmige Grund bedeutend heller als seine Umgebung, und außerdem wird er keine Schmutzbrocken aufweisen. Es muß aber nochmals darauf hingewiesen werden, daß das Henkelsche Verfahren kein genaues Resultat gibt, weil nicht bloß der Schmutz, sondern auch Kasein, mit dem ein Teil des Schmutzes verquollen ist, mitbestimmt wird; sie gibt aber immerhin ein klares Bild von dem Schmutzgehalte einer Milch.

Ausführung des Verfahrens: Vor dem Eingießen in das obere Gefäß muß die Milch, von der man etwa $1/2$ Liter anwendet, gut durchmischt sein, damit aller Rahm gleichmäßig verteilt ist. Die Milch gießt man rasch und auf einmal auf die durchlöcherte Platte, die ein Zerreißen des Filters verhütet. Nun bewegt man letztere mehrmals rasch auf und nieder, damit der Schmutz, der etwa darauf sitzt, weggeschwemmt wird, und zieht sie hervor. Die Milch läuft rasch ab und benetzt auch den durch die Nase gebildeten keilförmigen Teil des Filters. Dann nimmt man das Filter behutsam heraus, legt es auf ein trockenes Tuch oder auf Löschpapier, sieht zu, ob auf demselben Gerinnsel, Blut, Eiter, Schlotzen und dergl. bemerkbar sind, trocknet an der Luft oder bei gelinder Wärme und hebt das Filter als Beleg auf. Da die Milch rasch durchläuft, kann das Gerät auch in der Küche zum Reinigen der Milch für den Haushalt verwendet werden.

Da eine schmutzfreie Milch auf Sauberkeit in den Ställen und Reinlichkeit beim Melken schließen läßt, bei schmutzhaltiger die Gefahr einer Ansteckung sehr nahe liegt, auch die Molkereiprodukte fehlerhaft, besonders die Käse gebläht werden, ganz abgesehen von dem Ekel, den die Verunreinigung erregt, so sollte das Henkelsche Kontrollfilter nicht nur in Molkereien, sondern auch von Händlern, ferner in jedem Haushalte, in Wirts- und Kaffeehäusern usw. benutzt werden. Der vollständige Apparat kostet 10 ℳ, 100 Watteſcheiben 1 ℳ.

b) Schmutzbestimmung durch Verdauung. Obschon diese Methode der Milchschmutzbestimmung infolge ihrer Umständlichkeit gar keine Aufnahme weder in der Laboratoriums-, noch in der Molkereipraxis gefunden hat, so muß sie doch des wissenschaftlichen Interesses wegen erwähnt werden.

50 kg Milch werden in einer Handzentrifuge, die 15 Turen in der Minute macht, ausgeschleudert. Der Rückstand wird erst abgeschabt, dann mit wenig heißem Wasser ausgewaschen, fein zerteilt und der Verdauung mit Pepsinsalzsäure oder künstlichem Magensaft unterworfen. Die Pepsinsalzsäure enthält in 100 ccm 2.0 g Pepsin und 2 ccm einer 10prozentigen Salzsäure. Die Mischung des Zentrifugenschlammes wird mit 250 ccm Pepsinsalzsäure übergossen, bei 38° der Verdauung unterworfen und in Zeiträumen von je 2 Stunden mit je weiteren 2.5 ccm 10prozentiger Salzsäure versetzt, bis der Säuregehalt 1.0% beträgt. Dadurch werden die verdaulichen Bestandteile der Milch gelöst, während der Schmutz als unverdaulich zurückbleibt. Der größtenteils aus Pflanzenresten bestehende Rückstand wird mit warmem Wasser geschüttelt, absitzen gelassen, und die obenauf stehende Flüssigkeit abgehebert. Diese Operation wird noch mehrere Male wiederholt, der Niederschlag auf ein getrocknetes und gewogenes Filter gebracht, mit warmem Wasser, dann mit Alkohol und schließlich zur Entfernung des Fettes mit Äther gewaschen, bei 100° getrocknet und gewogen.

Beispiel: Angewandt seien 60 Liter Milch; nach Beendigung der Ausführung seien 2.0520 g Schmutz auf dem Filter durch Wägung ermittelt worden; dann enthält 1 Liter Milch 0.0342 g Schmutz.

c) Die Weller'sche Milchschmutzbestimmung. Neben den Schmutzbestimmungsverfahren von Renk und Stutzer, die durch Absitzenlassen einer größeren Menge Milch den Schmutz sammeln, dann filtrieren und wägen, Methoden, die wegen ihrer Ungenauigkeit hier nur dem Namen nach erwähnt sein mögen, verdient das Wellersche Verfahren eine größere Beachtung. Weller bestimmt den Schmutzgehalt in der Milch folgendermaßen:

Ein genau abgemessenes Quantum Milch wird mit der gleichen Menge heißen Wassers verdünnt, unter Benutzung der Saugpumpe und einer Siebplatte durch ein gewogenes Filter filtriert, ausgewaschen, und das Filter getrocknet und gewogen. Man berechnet die erhaltene Menge Milchschmutz auf 1 Liter Milch. Es ist gleichgültig, ob 50 ccm oder 500 ccm Milch in Arbeit genommen werden; der auf 1 Liter Milch berechnete Schmutzgehalt liefert bei den verschiedensten Mengen übereinstimmende Resultate.

2. Prüfung der Milch auf etwaige Säuerung.

Von Wichtigkeit für den Molkereibeamten ist die Beurteilung, ob eine Milch frisch oder schon älter ist, und zwar nicht allein deswegen, weil es mitunter nicht leicht ist, eine frische Milch von einer schon etwas älteren zu unterscheiden, sondern auch deswegen, weil eine Milch, die nicht mehr ganz frisch ist und die Zulässigkeitsgrenze der Säuerlichkeit überschritten hat, zu Käsereizwecken sich nicht eignet. Bekanntlich scheidet sich bei längerem Stehen der Milch an der Luft sowohl wie bei Luftabschluß eine weiße, gallertartige Masse aus, die den Käsestoff und das Fett enthält, und deren Aussehen sich hauptsächlich nach dem Grade der Säuerlichkeit richtet, in welchem die betreffende Milch sich befindet. Ist die Milch ganz schwach sauer, so erkennt man nur ein mehr oder weniger feinflockiges Gerinnsel, während bei einer älteren Milch eine scharf abgetrennte Masse sich bildet. Diese Erscheinung, welche bei einer süßen Milch sich nicht zeigt, wohl aber, wenn letztere in das Stadium des Sauerwerdens eintritt, beruht auf der teilweisen Zersetzung des in der Milch enthaltenen Milchzuckers durch die Tätigkeit der Bakterien, sodaß eine Milch, die vollständig dick und geronnen ist, weniger Milchzucker als Milchsäure enthält, in die er durch Gärung übergegangen ist. Je saurer eine Milch also ist, um so weniger Milchzucker enthält sie und um so mehr Milchsäure ist in ihr durch die Bakterien, hauptsächlich durch den Milchsäurebazillus, aus dem Milchzucker gebildet worden. Die entstehende Milchsäure entzieht dem Käsestoff Kalk, sodaß er an Löslichkeit in gequollenem Zustande immer mehr verliert. Eine frische, süße Milch reagiert, wie man sagt, amphoter, d. h. sie reagiert sauer und alkalisch, indem sie ein empfindliches blaues Lackmuspapier rötet und ein rotes bläulich färbt. Diese amphotere Reaktion der Milch ist dadurch bedingt, daß sie stets zwei Salze von entgegengesetzter Reaktion enthält, die, wenn sie nebeneinander in geeignetem Verhältnisse in der Milch vorkommen, sich in ihrer ihnen eigentümlichen Reaktion so abschwächen, daß sowohl die saure, wie die alkalische mittels empfindlicher Reagentien erkannt werden kann; daher spricht man bei einer frischen Milch von einem gewissen Säuregrade, der zwischen 6.5 und 7.5 liegt und der von dem Gehalt an sauren Kalkphosphaten herrührt. Hat eine Milch mehr als 7 Säuregrade, so kann sie als süß nicht mehr angesprochen werden. Eine Milch mit 8 Säuregraden ist für bestimmte Arten der Käserei nicht tauglich; soll eine solche Milch trotzdem noch in der Meierei verwandt werden, so muß ihr allzu großer Säuregehalt durch entsprechende vorsichtige Behandlung mit Lauge auf den normalen Säuregrad eingestellt werden. Eine Milch, die beim Kochen gerinnt, hat mindestens 10 Säuregrade, von selbst gerinnende Milch 25—30 Säuregrade.

Aus vorstehenden Erläuterungen geht hervor, wie wichtig es ist, eine frische Milch von einer älteren Milch unterscheiden zu können. Zwar erlaubt schon der Geruchs- und der Geschmacksinn in vielen Fällen einen entsprechenden Schluß auf die Frische einer Milch zu ziehen, ausschlaggebend aber ist diese Sinnenprobe nicht immer, da z. B. eine Milch, die nur schwach säuerlich ist, wegen ihrer Ähnlichkeit mit einer Buttermilch leicht mit letzterer verwechselt werden kann. Sichere Merkmale dagegen hat man in der Hand, wenn man sich auf einige leicht ausführbare Reaktionen stützt.

a) Die Reaktionen zur Unterscheidung beider Milchen sind folgende:

Die Alkoholprobe.

Um leicht und sicher die Gerinnungsfähigkeit bezw. den Zersetzungsgrad einer Milch erkennen zu können, bedient man sich der Alkoholprobe. Diese besteht darin, daß man in ein Reagenzglas 10 ccm von der im Verdachte der Säuerlichkeit stehenden Milch einfließen läßt, etwas erwärmt und zu der erkalteten Flüssigkeit die gleiche Menge 68prozentigen Alkohols hinzufügt. Bildet sich hierbei an der inneren Glaswandung ein flockiges Gerinnsel, so ist die Milch als sauer anzusprechen; sie hält, wie man sagt, die Alkoholprobe nicht aus. Stärkerer gewöhnlicher Spiritus kann durch einfaches Zugießen von Wasser verdünnt, zu schwacher Spiritus durch Zufügen von starkem Spiritus auf das spezifische Gewicht von 68% eingestellt werden. Bei der Alkoholprobe ist zu beachten, daß saurer Alkohol falsche Resultate gibt; daher ist Prüfung und nötigenfalls Neutralisation des Alkohols erforderlich. Denaturierter Spiritus kann durch Einwirkung des Denaturierungsmittels auf die Gerinnung falsche Resultate geben. Die „doppelte Alkoholprobe", d. h. die Mischung von einer bestimmten Milchmenge mit der doppelten Menge 68prozentigen Alkohols ist eine Verschärfung der gewöhnlichen und gibt schon bei etwa 7.5 Säuregraden eine sehr feinflockige Gerinnung, sowie bei den höheren Säuregraden entsprechend stärkere Flockengrößen. Sie ist dort empfehlen, wo an die Haltbarkeit der Milch strengere Anforderungen gestellt werden.

Die Kochprobe.

Man bringt in einem Reagenzglase etwas von der zu untersuchenden Milch zum Kochen. Hält sie die Kochprobe aus, so ist die Milch süß, scheidet sich beim Kochen aber Gerinnsel aus, so ist sie nicht mehr als süß anzusprechen.

Die Prüfung mit Lackmuspapier.

Ein Streifen blauen Lackmuspapieres in säuerliche Milch gehalten färbt sich unverzüglich rot. Bei dieser Prüfung mit blauem Lackmuspapier ist die Empfindlichkeit des letzteren wichtig. Die Empfindlichkeit wird beurteilt nach dem Verhalten gegen stark verdünnte Säuren und stark verdünnte Laugen.

Die Gärprobe.

Auch diese ist von Wichtigkeit. Da die Milchfehler durch bei 37 bis 38° am raschesten wachsende Bakterien hervorgerufen werden, so setzt man die gut durchgemischte Milch in peinlichst gereinigten Probegläsern, die man mit einem absolut reinem Deckel verschließt, ca. 12 bis 14 Stunden dieser Temperatur aus und prüft nach Ablauf dieser Zeit die Probe auf Aussehen, Geruch und Geschmack. Doch nimmt die Gärprobe zuviel Zeit in Anspruch, als daß sie allgemein Eingang finden könnte.

Die Schaffer'sche Lab- und Kaseinprobe.

Sie dient zur Prüfung der Milch für Käsereizwecke und gibt annähernd einen Anhaltspunkt darüber, ob die betreffende Milch in bezug auf ihre Zusammensetzung d. h. in Beziehung auf Eiweißkörper, und Aschensalze geeignet zum Verkäsen ist. Beim Dicklegen der Milch kommt es bekanntlich auf die Gewinnung eines gleichförmigen, porzellanartigen Bruches an. Entsteht ein solcher nicht, sondern nur eine rein flockige Ausscheidung, oder bleibt auf Labzusatz die Gerinnung vollständig aus, so sind das Fehler, die auf die Beschaffenheit der Eiweißkörper, vor allem des Käsestoffes, und der Art der Verbindung desselben mit den Aschensalzen zurückzuführen sind. Zur Ausführung der Lab- und Kaseinprobe benutzt man einen runden Wassertopf aus Blech, welcher auf einem Gestell auffitzt und einen herausnehmbaren Einsatz hat. Dieser Einsatz ist mit runden Löchern zur Aufnahme der Probegläser versehen. Das Gefäß selbst kann mit einem Deckel, der in der Mitte eine Durchbohrung zur Aufnahme des Thermometers besitzt, geschlossen werden. Die Probegläser sind auf 100 ccm durch eine eingeätzte Marke geeicht und mit einem passenden Blechdeckel verschließbar. Außerdem dient für dies Verfahren eine 2 ccm-Pipette und ein $^1/_2$ Liter-Kolben. In die sorgfältigst gereinigten Probegläser füllt man bis zur Marke von der gut durchmischten Milch und fügt zu jedem Glase 2 ccm Lablösung zu. Die Lablösung erhält man durch Auflösen einer Hansenschen Labtablette kleinster Nummer in einem $^1/_2$ Liter-Kolben in 500 ccm Wasser von etwa 25° Celsius, indem man ab und zu schüttelt. Nach Zusatz der Lablösung und nach kräftigem Schütteln der Gläser setzt man diese in den Einsatz und diesen in das Wasserbad von 35° Celsius. Nach 9 bis 10 Minuten, während welcher Zeit das Wasser durch Regulierung der Flamme auf die gleiche Temperatur zu halten ist, nimmt man ein Glas nach dem andern heraus und beobachtet, ob die Milch dickflüssig ist oder an der Glaswandung Flöckchen abgesetzt hat. Die Gläser, bei denen dies nicht der Fall ist, stellt man noch weitere 10 Minuten in das Wasserbad. Normale Milch soll, auf diese Art und Weise behandelt, nach 20 Minuten ein gleichmäßiges Koagulum geben, während Milch, die früher als in 10 Minuten oder später als in 20 Minuten oder gar nicht gerinnt, für Käsereizwecke untauglich ist.

Die Alizarolprobe.

Sie rührt von Morres-Friedland (Böhmen) her und dient zur Prüfung der Milch auf Säuerung. Morres hält sie für das einfachste und zuverlässigste Verfahren, um den Haltbarkeitszustand einer Milch zu erkennen. Mit der alkoholischen Alizarinlösung von

Morres kann man nicht nur den Grad der Milchzersetzung, sondern auch ihre Art erkennen, d. h. man kann nicht nur erkennen, ob die Milch sauer ist oder nicht (Milchsäuregärung), sondern man kann auch erkennen, ob eine sogenannte Labgärung in der Milch sich entwickelt. Die zur Ausführung des Versuches erforderliche Lösung wird nach der Vorschrift von Morres hergestellt, indem etwa 1 g käufliches braunes Alizarin in Teigform in 1 Liter 68prozentigen Alkohols unter wiederholtem Umschütteln bis zu einer vollständig klaren Flüssigkeit von dunkelrotbrauner Farbe gelöst wird. Es darf absolut keine Trübung durch ungelöste Alizarinteilchen zu bemerken sein. Die Lösung darf aber auch nicht zu schwach, sondern muß gerade gesättigt sein, sodaß 2 ccm davon mit ebensoviel frischer, normaler Milch eine intensiv lilarote Färbung ergeben, die der der Rotklee- oder Heidekrautblüte gleicht. Mit Milch von verschiedenem Säuregehalt zusammengebracht (je 2 ccm zu 2 ccm), gibt dieser Alizarinalkohol nicht nur dieselben flockigen Gerinnungen wie der reine 68prozentige Alkohol bei der Alkoholprobe, sondern auch zugleich dem Säuregehalt entsprechende Farbentöne, deren man mindestens 8 deutlich voneinander unterscheiden kann. Morres gibt an der Hand einer Farbentafel folgende Merkmale an:

1. Lilarot. a) Säuregrad 7.0. Keine Gerinnung. — Normale, frische Milch.
2. Blaßrot. a) Säuregrad 8.0. Keine Gerinnung. — Beginnende Säuerung. 5—7 Stunden haltbar.
   b) flockiges Gerinnsel. — Labgärung mit schwacher Säuregärung vermischt
3. Bräunlichrot. a) Säuregrad 9.0. Sehr feinflockig — feinflockig — schwache Milchsäuregärung. $3^1/_2$—5 Stunden haltbar.
   b) dickflockig — Lab- und Säuregärung vermischt.
4. Rötlichbraun. Säuregrad 10.0. Feinflockig — flockig — vorgeschrittene Säuerung. $1^1/_2$—3 Stunden haltbar.
5. Braun. Säuregrad 11.0. Flockig — dickflockig. Kritisches Zersetzungsstadium. Höchstens 1 Stunde haltbar.
6. Gelblichbraun. Säuregrad 12.0. Dick bis sehr dickflockig. Kochfähigkeitsgrenze erreicht. Mit 44prozentigem Alkohol „feinflockig“.
7. Bräunlichgelb. Säuregrad 14.0. Sehr dickflockig. Kochfähigkeitsgrenze überschritten. Mit 44prozentigem Alkohol flockig bis dickflockig.
8. Gelb. Säuregrad 16 und darüber. Sehr dickflockig. Der Selbstgerinnung nahe. Mit 44prozentigem Alkohol dick- bis sehr dickflockig.
9. Bordeauxrot. Säuregrad 7.0—8.0. Dickflockig. Vorgeschrittene Labgärung.

10. Violett. Ohne Gerinnung — fehlerhafte, aber süße Milch, feinflockig — abnorme, alkalische Milch.

Bei reiner Milchsäuregärung hält die Farbenänderung sozusagen gleichen Schritt mit der zunehmenden Flockenstärke. Reine Labgärung liegt dagegen vor, wenn trotz Veränderlichkeit in der Flockenstärke der Farbenton lilarot unverändert bleibt oder höchstens dunkelrot, etwa bordeauxrot, wird, ohne ins bräunliche oder gar ins gelbliche umzuschlagen. Die Alizarolprobe ist demnach die einzige Methode, mit der man sofort nachweisen kann, welche Gärungsart in einer Milch begonnen hat bezw. darin schon eine mehr oder weniger vorgeschrittene Zersetzung veranlaßt hat.

Die Bestimmung des Säuregrades.

Der Grad der Milchzersetzung wird durch die Angabe des Säuregrades ausgedrückt. Will man feststellen, welchen Säuregrad die Milch zeigt, so muß man eine genau abgemessene Menge zur Untersuchung anwenden. Gewöhnlich nimmt man 50 ccm Milch und bestimmt in dieser Menge die Säuremenge durch Titrieren mit $^1/_4$ Normal-Natronlauge bei Anwendung von ca. 2 ccm Phenolphtalein als Indikator, bis daß die eintretende schwache Rotfärbung bestehen bleibt. Bevor man die Lauge aus einer Bürette in die Milch einfließen läßt, liest man den Stand derselben in der graduierten Bürette ab und notiert ihn. Dann setzt man den Indikator, der aus einer 2prozentigen alkoholischen Phenolphtaleinlösung besteht, zur Milch und läßt die Lauge in dieselbe eintropfen. An der Stelle, wo ein Tropfen Lauge auf die Milch auffällt, entsteht sogleich infolge der Anwesenheit des Indikators ein rosafarbener Fleck, der aber beim Umschütteln wieder verschwindet und erst bei weiterem Zulaufenlassen der Lauge der Flüssigkeit eine Rosafärbung verleiht. Bleibt bei Zugabe des letzten Tropfens Lauge die Rosafärbung bestehen, so ist, wie man sagt, der Neutralisationspunkt erreicht, d. h. die in den 50 ccm Milch enthalten gewesene Milchsäuremenge ist abgestumpft. Man liest nun den Laugenstand in der Bürette nach dem Titrieren ab, notiert ihn und erhält aus der Differenz der beiden Stände die Anzahl ccm $\frac{\text{Normal}}{4}$ Lauge, die zur Neutralisation der Säure in den 50 ccm Milch erforderlich waren. Da man nun unter Säuregrade die verbrauchte Anzahl ccm $\frac{\text{normal}}{4}$ Lauge, bezogen auf 100 ccm Milch, versteht, so muß man die für 50 ccm Milch verbrauchten ccm Lauge mit 2 vervielfältigen, um die wirklichen Säuregrade der betreffenden Milch zu erhalten. Oder will man sich diese Umrechnung sparen, so muß man 100 ccm Milch zur Untersuchung anwenden, man erhält auf diese Weise die Säuregrade Henkel-Soxhlet. Sind z. B. für 50 ccm Milch 3.5 ccm $\frac{\text{normal}}{4}$ Lauge verbraucht worden, so hat sie 3.5 × 2 = 7.0 Säuregrade Henkel-Soxhlet.

Der Meierist hat besonders auf die Bezeichnung $^1/_4$ Normal Natronlauge zu achten, da dieselbe nicht mit $^1/_4$ prozentig verwechselt werden darf. Normal und Prozentisch sind zwei grundverschiedene Begriffe. Wenn auch die Bedeutung des Begriffes Normal, $\frac{\text{normal}}{4}$, $\frac{\text{normal}}{10}$ usw., ohne Erklärung für den Meieristen bleiben kann, so ist es doch seine Sache, bei einer etwaigen Bestellung einer $\frac{\text{normal}}{4}$ Natronlauge in einer Apotheke oder Drogerie genau die Bezeichnung anzugeben, um so mehr, als er selbst nicht imstande ist, eine solche herzustellen.

Wie man in der geschilderten Weise für Milch die Säuregrade bestimmen kann, so lassen sich auch, was noch wichtiger ist, für Rahm die Säuregrade ermitteln. Hier muß man aber den sauren Rahm, weil er sich mit der Pipette nicht abmessen läßt, auf einer gröberen Wage in ein Becherglas hineinwiegen (50 g) und im übrigen genau so verfahren, wie bei der Säuregradbestimmung in Milch. Die Bestimmung des Säuregrades der Milch, des Rahmes usw. ist von größter Wichtigkeit besonders zur Einhaltung eines zweckmäßigen Säuregrades bei der Butterbereitung aus angesäuertem Rahm. Die Henkel-Soxhletsche Methode ist für diesen Zweck die geeignetste.

Zur Beurteilung einer Milch nach den abgelesenen Säuregraden halte man sich an folgende Punkte:

7—8 Säuregrade. Normal. Es ist zu vermuten, daß die Säuerung noch nicht eingesetzt hat.

8—8.5 Säuregrade. Die Milch kann noch gut sein, ist aber aller Wahrscheinlichkeit nach wenig haltbar.

8.5—9 Säuregrade. Die Milch wird nach Verlauf weniger Stunden so stark in Säuerung übergegangen sein, daß sie beim Kochen gerinnt.

9—11 Säuregrade. Die Milch zeigt Säuerung, die jedoch nach kurzer Zeit schon so weit vorgeschritten ist, daß die Milch beim Kochen gerinnt.

Mehr als 11 Säuregrade. Die Milch gerinnt meist sofort beim Kochen.

Die Eichlerschen Tabletten.

Um mit Hilfe der Eichlerschen Tabletten eine Prüfung auf etwaige Säuerung auszuführen, bedient man sich einer Schüttelflasche mit Marke bei 10 ccm. Von der zu prüfenden Milch gießt man 10 ccm in die Schüttelflasche und verdünnt, damit die Reaktion schärfer hervortritt, mit derselben Menge Wasser. Alsdann zerdrückt man eine Tablette und schüttelt das Pulver in die Milch. Behält die Milch eine rosarote Farbe, so ist sie brauchbar, im andern Falle ist sie nicht mehr als frisch zu bezeichnen und sollte zurückgewiesen werden. Zur Überwachung der Säuerung des Rahmes eignen sich auch vorzüglich die Eichlerschen Tabletten. Bei Feststellung des Säuerungsgrades des Rahmes verfährt man in ähnlicher Weise wie bei Milch mit dem Unterschiede, daß man gleich zu Anfang 6—7 Tabletten nimmt und solange Tabletten oder Teile einer solchen zufügt, bis die Rosafärbung bestehen bleibt. Die Anzahl der verbrauch-Tabletten gibt die Säuregrade an.

Scherns Laktoazidometer.

Genannter Apparat dient zur Ausführung eines einfachen und den Bedürfnissen der milchwirtschaftlichen Praxis angepaßten Verfahrens der Milchsäurebestimmung. Diese Schnellmethode der Säuregradbestimmung ist nicht nur im Laboratorium verwendbar, sondern kann auch im Kuhstall direkt nach dem Ermelken einer Milch ausgeführt werden. Dabei sind Bechergläser, Pipetten, Büretten usw. völlig entbehrlich, und irgendeine Umrechnung der abgelesenen Grade ist nicht erforderlich. Der Bedarf an Milch beträgt nur 10 ccm. Zur Ausführung der Methode gehört eine Topfflasche mit $\frac{n}{40}$ Natronlauge, eine zweite Tropfflasche mit 2 prozentiger alkoholischer Phenolphtaleinlösung und das Laktoazidometer. Letzteres hat eine flaschenähnliche Form und faßt in seinem unteren bauchigen Teile bis zur Marke 0 10 ccm Milch. Bis zu dieser Marke wird der Apparat mit Milch gefüllt und darauf 1—2 Tropfen Phenolphtaleinlösung gegeben. Der flaschenhalsartig ausgezogene Teil des Prüfers ist nach ccm bis zur Marke 20 eingeteilt und gestattet ein Ablesen nach halben und ganzen ccm. Das Laktoazidometer wird durch einen zugehörigen Glasstopfen verschlossen. Der bis zur Marke 0 reichenden und mit Phenolphtalein versetzten Milch gibt man nun aus der Tropfflasche soviel $\frac{n}{40}$ Lauge unter wiederholtem Umschütteln und öfterem Umdrehen des Apparates nach vorherigem Schließen zu, bis die Rosafärbung eingetreten ist. An der Skala liest man schließlich ab, um wieviel der Flüssigkeitsstand in dem Laktoazidometer durch

Zugabe der Lauge gestiegen ist. Die Zahl an der Skala, welche den Stand der Flüssigkeitssäule angibt, drückt den Säuregrad der Milch aus.

3. Methoden zur Feststellung des biologischen Charakters einer Milch.

In das Gebiet der Methoden zur Prüfung auf Frische einer Milch gehören noch vier andere Untersuchungsmethoden, die zur Erkennung einer Brauchbarkeit der Milch für Genußzwecke beitragen. Von diesen Methoden zur Erkennung einer kranken Milch beschäftigen sich zwei mit der Untersuchung auf Katalase bezw. Reduktase, von denen die erstere nur teilweise, die zweite ganz bakteriellen Ursprungs ist; hinzu kommt eine dritte Methode, nämlich die, welche zur Prüfung einer Milch auf ihren Diastasegehalt dient. Große Beachtung verdient endlich noch die Trommsdorffsche Leukozytenprobe. Diese vier Methoden sind heutigen Tages in hygienischer Hinsicht so wichtig geworden, daß ihre nähere Kenntnis unbedingt erforderlich ist.

Die Katalaseprobe.

Jede Kuhmilch enthält mehr oder weniger Katalase, deren Wirkung vermittelst dem aus Wasserstoffsuperoxyd abgespalteten Sauerstoffgas gasometrisch bestimmt wird. Die Katalaseprobe beruht darauf, daß die Milch im allgemeinen um so mehr Sauerstoff aus Wasserstoffsuperoxyd freimacht, je älter und bakterienreicher sie ist. Unter Katalase versteht man eine Fermentreaktion der Milch, die durch Enzyme hervorgerufen wird. Normale, rohe frische Milch enthält durchschnittlich soviel Katalase, daß 100 g Milch innerhalb 2 Stunden höchstens 110 mg Wasserstoffsuperoxyd zersetzen, d. h., wenn man 15 ccm Milch mit 5 ccm einer 1 prozentigen Wasserstoffsuperoxydlösung versetzt — auf die Konzentration des Wasserstoffsuperoxydes kommt es genau an — und 2 Stunden bei möglichst genau 25° Celsius stehen läßt, so soll nicht mehr als 2.5 ccm Gas, dessen Menge in einem kalibrierten Röhrchen, dem Katalaseprüfer, aufgefangen und gemessen wird, gebildet werden. Wird mehr Gas entwickelt, so ist die Milch nicht mehr normal. Die aus 100 ccm Milch entwickelte Menge Sauerstoffgas bezeichnet man als Katalasezahl. Die Katalaseprüfer von Lobeck-Ottiker sind zur Messung des entwickelten Gases sehr geeignet. Man füllt den birnenförmigen unteren Teil des Apparates mit Wasser, stellt das Niveau desselben genau auf den Nullpunkt ein und überzeugt sich durch Hineinblasen in die untere Öffnung, ob sich das hochsteigende Wasser wieder auf den Nullpunkt genau einstellt. Ist das der Fall, so gibt man eine bestimmte Menge Milch in ein dazu gehöriges Gärgläschen, fügt etwa den dritten Teil der Milchmenge an 1 prozentigem Wasserstoffsuperoxyd hinzu, setzt den Prüfer auf das Gärgläschen und die ganze

Apparatur in ein Aluminiumgestell und liest nach 2 Stunden den neuen Niveaustand des Wassers in der graduierten Skalenröhre ab, durch den Gasdruck wird nämlich das ursprünglich auf Null eingestellte Wasser in die Höhe gedrückt, sodaß die Zunahme, um die das Wasser gestiegen ist, gleich der entwickelten Gasmenge in ccm wird. Haben z. B. 25 ccm Milch aus 8 ccm 1prozentigem Wasserstoffsuperoxyd 1.8 ccm Gas entwickelt, so beträgt die Katalase $4 \times 1.8 = 7.2$. Diese Probe ist sehr zuverlässig zum Nachweise einer Mastitismilch oder eines Zusatzes von Kolostrum; nur erscheint der Grenzwert von 2.5 ccm für zu niedrig, und ein solcher von 4 ccm für zweckentsprechender.

Die Katalasebestimmung der Milch wird durch die sogenannten Katalase-Tabletten praktischer, billiger und sicherer. Dieselben treten an die Stelle des wenig haltbaren Wasserstoffsuperoxydes, sind von langer Haltbarkeit und haben die Eigenschaft, mit Milch zusammengebracht, Sauerstoffgas zu entwickeln. Eine Tablette, in 5 ccm Wasser gelöst, ergibt eine 1prozentige Lösung. d. h. die Menge einer 1prozentigen Wasserstoffsuperoxydlösung, wie sie für die Einzeluntersuchung Verwendung findet. An Stelle der 5 ccm Wasserstoffsuperoxydlösung kann auch mit Vorteil direkt eine Tablette zu je 10 ccm Milch zugesetzt werden.

Hyperol. Im Anschluß an die Katalase ist das Hyperol zu nennen, eine Verbindung von Wasserstoffsuperoxyd mit Harnstoff, welcher eine geringe Menge Zitronensäure beigemischt ist. Sie ist ein feines kristallinisches, bis zu 60% wasserlösliches Pulver und dient nicht nur zur Konservierung, sondern eignet sich nach Milbauer auch zur Unterscheidung von roher und gekochter Milch, sowie zur Bestimmung von Formalin.

Die Reduktaseprobe.

a) Die Reduktase- oder Methylenblaureduktionsprobe.

Sie ist gleichfalls als eine Fermentreaktion der Milch anzusprechen und für die hygienische Beurteilung der Milch von großer Wichtigkeit. Sie beruht auf der Eigenschaft der Milch, verschiedene organische Farbstoffe zu reduzieren d. h. zu entfärben. Allerdings kommt diese Reduktion nicht der Milch als solcher zu, sondern in allererster Linie ihrem Keimgehalte, sodaß die Reduktaseprobe sehr wohl ein Bild von dem Bakteriengehalte der Milch geben kann. Als Farbstoff wird die Schardingersche Methylenblaulösung benutzt. Frische Milch von gesunden Tieren entfärbt Methylenblau nur in ganz geringem Maße oder frühestens in 8—10 Stunden, während bei älterer bakterienreicher Milch eine stark beschleunigte Entfärbung eintritt. Je größer also der Keimgehalt der Milch ist, umso kürzer ist die Reduktionszeit. Zur Ausführung der Reduktaseprobe versetzt man in einem Reagensglase 40 ccm Milch mit 1 ccm Methylenblau und stellt das

Glas in ein Wasserbad von 40° Celsius. Dann beobachtet man die Zeit, in welcher eine Entfärbung eintritt.

Ein Überschichten der blaugefärbten Milch mit Paraffinum liquiduum zum Fernhalten des Luftsauerstoffes kann umgangen werden, wenn man bei Beobachtung der auftretenden Entfärbung das oberste Viertel der Milchsäule unberücksichtigt läßt. Morres bemerkt, daß die Alizarolprobe mit der Reduktaseprobe in gewissen Beziehungen steht und alle diejenigen Milchproben anzeigen kann, welche in weniger als 16 Minuten das Methylenblau entfärben, und zwar reagiert das Alizarol um so intensiver, je rascher die Reduktion eintritt. In 5 Minuten reduzierende Milch gibt mit Alizarol z. B. gelblichbraune Färbung und sehr dickflockige Gerinnung. Durch Reduktaseuntersuchungen lassen sich nachweisen: Biestmilch, bakterienreiche alte Milch, saure, erhitzte Milch und pathogene Euterprozesse.

Wie es Katalasetabletten gibt, so existieren neuerdings auch Orla Jensen's Reduktasetabletten, die trocken aufbewahrt werden müssen. Eine Tablette wird in einem 200 ccm-Kolben mit 50—100 ccm kochenden Wassers übergossen und durchgeschüttelt, bis sie vollständig aufgelöst ist. Nach der Auflösung füllt man bis zur Kolbenmarke mit kaltem, ausgekochtem Wasser auf.

Eine andere Anwendung der Reduktionsprobe ist die Indigokarminprobe.

b) Die Indigokarminprobe.

Um zu erkennen, ob Milch frisch sei, ist das Indigokarmin, welches in Wasser mit tiefblauer Farbe löslich ist, ein einfaches und sicheres Mittel. Wird Milch mit einigen Tropfen Indigokarminlösung versetzt, bis sie grünlich erscheint, so verschwindet die Färbung mehr oder weniger schnell. Diese Erscheinung beruht auf der Wirkung der Bakterien der Milch, wonach die grüne Farbe umso schneller verschwindet, je weiter in der Milch die bakterielle Tätigkeit entwickelt, je älter also die Milch ist. Speziell kommen hierbei die Kolibakterien in Betracht, von denen bekannt ist, daß sie Wasserstoff aus dem in der Milch enthaltenen Zucker entwickeln, der dann seinerseits als naszierender Wasserstoff den Farbstoff reduziert. Das Indigokarmin, welches das Natriumsalz der Indigodisulfosäure ist, hat nämlich die Eigenschaft, durch naszierenden Wasserstoff reduziert, d. h. entfärbt zu werden. Von einer anderen Entfärbungsmöglichkeit des Indigokarmins, die auf Oxydation beruht und zu Isatinsulfonsäure führt, kann wohl bei diesem Verfahren zur Erkennung, ob eine Milch frisch oder schon älter ist, keine Rede sein. Temperaturerhöhung beschleunigt die Entfärbung. Frische Milch bleibt bei einer Temperatur unter 15° mindestens 12 Stunden gefärbt, bei 15—20° mindestens 8 Stunden und bei einer Temperatur über 20° mindestens 4 Stunden; dahingegen entfärbt sich eine ältere Milch, von der man aber mit dem bloßen Auge noch nicht erkennen kann, ob sie überhaupt schon säuerlich ist, bei einer Temperatur von 20° bereits innerhalb einer halben Stunde.

c) Reduktaseprobe mittels Methylenblau und Fuchsin.

Man kann die Reduktaseprobe auch mittels Methylenblau und Fuchsin ausführen. Dazu sind zwei Lösungen erforderlich: 1. eine Lösung, die 0.25 g Methylenblau in 1 Liter destillierten Wassers enthält, 2. eine Lösung, die man in der Weise herstellt, daß man 0,25 g Fuchsin in 50 ccm Alkohol löst und die Lösung mit destilliertem Wasser auf 1 Liter Wasser auffüllt. Man fügt zu 20 ccm Milch 3 Tropfen Fuchsin und 5 Tropfen Methylenblaulösung. Die Mischung zeigt eine aschgraue Färbung. Man erwärmt darauf das Gemisch auf 38°—40° Celsius. Je nach dem Haltbarkeitsgrade der Milch nimmt diese in kürzerer oder längerer Zeit eine Lilafärbung an, die sodann in Rosa übergeht entsprechend der fortschreitenden Entfärbung des Methylenblaus.

Eine Milch, die, so geprüft, innerhalb 1/4 Stunde einen Farbenumschlag angenommen hat, ist für Genußzwecke unbrauchbar.

Die Katalase- sowie die Reduktaseprobe geben daher Anhaltspunkte für einen etwa schädlichen Gehalt an Bakterienzersetzungsprodukten. Die speziell konstruirten Katalase-Reduktaseprober sind bei der Firma Hugershoff-Leipzig erhältlich.

Weniger oft angewandt wird

die Diastaseprüfung der Milch

die von Koning in Vorschlag gebracht worden ist. Zur Ausführung dieser Prüfung bedient man sich einer 1prozentigen Lösung von lösbarem Amylum, die man durch Lösen von 1 g löslicher Stärke in 100 ccm heißen Wassers herstellt, und einer Jodlösung, die aus 0.5 g Jod, 1.0 g Jodkalium und 200 ccm Wasser besteht. Die diastatische Norm liegt bei Milch aus gesunden Eutern zwischen 0.010 und 0.0225 d. h. 100 g Milch zersetzen innerhalb 30 Minuten 0.010 bis 0.0225 g lösliches Amylum. Zersetzt eine Milch 40—175 mg Stärke, so weist dieser hohe Diastasegehalt auf Euterkrankheiten hin, während bei einer Milch, die nicht mehr frisch ist, der Diastasegehalt kleiner als die durchschnittliche Norm ist. Es kommt bei der Bestimmung des Diastasegehaltes einer Milch darauf an, mit einer frischen 1prozentigen Amylumlösung zu arbeiten und die Reaktionszeit von 30 Minuten zu beobachten. Die Reaktion nimmt man in folgender Weise vor: In ein Reagensröhrchen werden 10 ccm Milch gebracht. Nach Zufügung von 5 Tropfen der Amylumlösung läßt man das Ganze, nachdem es geschüttelt ist, 1/2 Stunde stehen und setzt 1 ccm der Jodlösnng zu. Alsbald ist die Färbung wahrzunehmen. Ist diese grau oder blau, so enthält die Milch einen normalen Diastasegehalt. In der Milch kommt immer ein diastetisches

Enzym vor, das aber nach Erwärmung der Milch auf 68° Celsius während ½ Stunde vernichtet wird.

Die Milch-Leukozytenprobe nach Trommsdorf.

Sie dient zur Ermittlung von Kühen, die an chronischer Euterentzündung (Mastitis) leiden. Zwecks Ausführung dieser sogenannten Eiterprobe füllt man 10 ccm Milch in ein Leukozytengläschen und schleudert mittels einer gut laufenden Zentrifuge 5 Minuten lang. Bei Milchproben von gesunden Kühen sieht man dann in dem verengten und graduierten unteren Teile des Röhrchens eine kleine Spur eines gelblichen Bodensatzes, der wesentlich aus weißen Blutkörperchen, den Leukozyten, besteht. Übersteigt die Menge gelben Bodensatzes die untere Marke 1, so liegt Verdacht auf bestehende Mastitis vor. Die Methode bietet also nicht immer einen sicheren Anhaltspunkt für das Vorhandensein der Mastitis und ist nur in Verbindung mit der mikroskopischen Untersuchung brauchbar.

Wie konserviert man frische Milch?

Im Vorstehenden sind die Mittel und Wege zur Unterscheidung einer frischen Milch von einer älteren angegeben. Es erübrigt sich, noch zu erwähnen, wie man am zweckmäßigsten eine Milch konserviert. Vorweg muß bemerkt werden, daß es keine chemische Substanz gibt, die imstande wäre, die Milch mehr oder weniger längere Zeit vor dem Sauerwerden zu bewahren, ohne sie gleichzeitig gesundheitsschädlich zu beeinflussen. Es gibt zwar eine ganze Reihe sogenannter Milchkonservierungsmittel, aber wegen ihrer nachgewiesenen Schädlichkeit auf Milch und Molkereierzeugnisse muß vor ihrem Gebrauch gewarnt werden. Wegen ihrer Wichtigkeit ist es aber notwendig, daß ihrer Zusammenstellung und ihrem Nachweise eine besonderes Kapitel und zwar das letzte dieses Buches gewidmet wird.

Will man in der Meierei die Milch längere Zeit süß erhalten, so gibt es nur das eine Mittel: Die Milch nach dem Seihen pasteurisieren, tief abkühlen und kühl aufbewahren. Bei einer Abendmilch, die am darauffolgenden Tage zur Meierei geliefert wird, ist es unbedingt nötig, daß der Lieferant die Mühe nicht scheut, die Milch auf diese Weise zum Transport vorzubereiten.

Im Haushalte konserviert man frische Milch auf folgende Weise: Die frisch ermolkene Milch wird im Topf in einem Gefäß mit warmem Wasser auf das Feuer gesetzt, auf 50° erhitzt und etwa 2 Stunden stehen gelassen. Nach der Abkühlung soll sie eine Haltbarkeit für eine Dauer von etwa 8 Tagen erlangt haben, vorausgesetzt, daß man sie in einem kühlluftigen und geruchfreien Raume in zugedecktem Gefäße hält. Der Hauptvorteil dieser Methode besteht darin, daß die Milch ihren unveränderten süßen Geschmack beibehält. Die Milchhändler müssen verlangen, daß ihnen nicht ein Halbfabrikat geliefert wird, sondern eine Fertigware, d. h. eine Milch, die ausreichend gemischt, gekühlt und bis zum Transport richtig aufbewahrt worden ist.

In Südamerika verfährt man, um Milch, die auf weite Entfernungen transportiert werden soll, gut zu erhalten, auf folgende eigentümliche Art und Weise: Man bringt $^1/_4$ — $^1/_3$ der frisch pasteurisierten Milch in Würfeln bis zu 20—30 Pfund zum Gefrieren und legt die Milcheisstücke in Kannen mit isolierten Wänden. Man füllt die Kannen mit Milch, verschließt hermetisch und bringt sie auf $3^1/_2{}^0$ Celsius (39^0 Fahrenheit). Milch, die auf diese Weise versandt wird, soll sich 14—20 Tage frischhalten. Die gefrorene Milch schmilzt natürlich allmählich, sodaß die Konsistenz der Milch bei Ankunft völlig homogen und von frischer Milch nicht zu unterscheiden ist.

XII. Unterscheidung einer rohen Milch von einer erhitzten Milch.

Das Auftreten der Maul- und Klauenseuche macht die Untersuchung der Milch bezüglich stattgefundener Erhitzung ganz besonders notwendig, da die Abtötung des Erregers dieser Epidemie durch eine Erhitzung der Milch auf 82 bis 85^0 Celsius sichergestellt wird. Aber auch aus anderen Gründen kommt es sehr oft darauf an, daß die Milch erhitzt gewesen ist.

Das Erhitzen der Milch hat ohne Zweifel seine Nachteile, denn nicht nur kann eine gekochte Milch infolge Abtötung des nützlichen Milchsäurebakteriums durch die Hitze nicht mehr von selbst zur Gerinnung kommen, sondern es werden auch außerdem durch das Erhitzen die Eiweißstoffe der Milch schwerer verdaulich gemacht. Hinzu kommt, daß in der gekochten Milch, wenn sie unsauber gewonnen war, oftmals nicht alle Keime abgetötet sind, daß diese vielmehr unter Annahme von widerstandsfähigen Formen das Erhitzen überleben und zur Entwicklung kommen. Endlich verliert die Milch durch das Erhitzen ihren natürlichen, angenehmen Geschmack, der durch einen leicht wahrzunehmenden, unangenehmen Kochgeschmack ersetzt wird. Trotzdem wird ein vorschriftsmäßiges Erhitzen der Milch (Voll-, Mager-, Buttermilch) und des Rahmes auf 90^0 Celsius nicht allein in den Meiereien, sondern auch in verseuchten Gebieten und Sperrbezirken aus hygienischen Gründen strenge verlangt, um so mehr, als mit dem neuen Viehseuchengesetze die Molkereien mit dem Pasteurisierungszwange der Milch zu rechnen haben.

Für den Nachweis der stattgehabten Erhitzung genügt nicht mehr das Thermometer an dem Erhitzungsapparat, es muß derselbe vielmehr auch auf chemischem Wege geführt werden, da die Aufsichtsbehörden sich nicht allein mit der Kontrolle in der Molkerei begnügen, sondern von den aus derselben herausgehenden Produkten unterwegs Proben entnehmen lassen und diese auf ihren Erhitzungsgrad prüfen. Von den verschiedenen Methoden, die zum Nachweise der Unterscheidung einer rohen Milch von einer erhitzten Milch dienen, beruhen die meisten auf sogenannten durch Fermentwirkung hervorgerufenen Farbenreaktionen, welche bei ungekochter Milch eintreten, dagegen bei gekochter Milch ausbleiben. Es läßt sich ohne weiteres erklären, daß durch das Kochen die die Farbstoffbildung bedingenden Fermente in der Milch getötet und somit unwirksam gemacht werden. Nur eine einzige vielleicht unter den verschiedenen Nachweismethoden einer stattgehabten Erhitzung beruht auf einem ganz anderen Prinzip und ist bereits vor vielen Jahren von Rubner entdeckt worden. Diese Methode, welche heutzutage dem Anscheine nach leider nicht mehr als maßgebend betrachtet wird, ist die Prüfung des Milchserums. Dieser Prüfung liegt die Eigenschaft des in roher Milch enthaltenen Albumins, durch Kochen der Milch ausgeschieden zu werden, zu Grunde. Zur Ausführung des Versuches braucht man nur eine Probe der auf Erhitzung zu untersuchenden Milch mit einigen Tropfen Essigsäure anzusäuern und das so erhaltene Serum in einem Reagenzglase zu erhitzen. Bildet sich hierbei ein Niederschlag von Albumin, so ist die Milch nicht gekocht gewesen, entsteht nur eine schwache Trübung, so deutet das auf ungenügende Erhitzung hin, bleibt dagegen das Serum beim Erhitzen völlig klar, so ist die Milch auf mindestens 85° erhitzt gewesen.

Zu den gebräuchlichsten Fermentreaktionen der Milch gehören folgende:

a) Die Storchsche Reaktion.

Sie beruht auf der Zersetzung von Wasserstoffsuperoxyd und Übertragung des dabei entstehenden Sauerstoffes an leicht oxydierbare, farbstoffbildende Stoffe. In roher Milch ist ein Ferment enthalten, welches aus Wasserstoffsuperoxyd Sauerstoff freimacht und als Überträger dieses Sauerstoffes auf farbstoffbildende Stoffe dient; in gekochter Milch kommt dieses Ferment nicht mehr vor. Als leicht oxydierbarer, farbstoffbildender Stoff wird bei dieser Reaktion das Paraphenylendiamin angewandt; bei Bestellung ist besonders auf das Anfangssilbenpaar „Para" zu achten. Der zur Farbstoffbildung nötige Sauerstoff wird aus dem Wasserstoffsuperoxyd, dem zweiten Reagenz bei dieser Reaktion, entwickelt ($H_2O_2 = H_2O + O$). 10 ccm der zu prüfenden Milch (Rahm oder Molke) werden mit einem Tropfen Wasserstoffsuperoxydlösung und zwei Tropfen Paraphenylendiaminlösung versetzt und durcheinander geschüttelt. Zur Erzielung einer zuverlässigen Reaktion darf die Wasserstoffsuperoxydlösung nicht stärker als 0,2 prozentig, die des Paraphenylendiamins soll eine 2 prozentige wässerige Lösung sein. Ferner kommt es mehr auf die Beschaffenheit des Wasserstoffsuperoxydes als auf die des Paraphenylendiamins an. Letzteres darf gerne etwas älter sein, wenn nur die Wasserstoffsuperoxydlösung einigermaßen frisch, d. h. noch unzersetzt ist. Bei Anwendung eines unbrauchbar gewordenen Wasserstoffsuperoxydes wird die Reaktion niemals in roher Milch eintreten, mag auch die Paraphenylendiaminlösung noch so frisch bereitet sein; denn ein zersetztes Wasserstoffsuperoxyd ist nicht mehr imstande, Sauerstoff an das Paraphenylendiamin zwecks Bildung eines Farbstoffes abzugeben. Die Farbe, um die es sich hier handelt, ist blau.

Werden Milch oder Rahm, in obiger Weise mit den Reagentien versetzt, sofort stark blau, Molken violettrotbraun, dann sind sie nicht höher als 78 ° Celsius oder gar nicht erhitzt. Werden Milch oder Rahm nur schwach blaugrau, dann sind sie auf 78 bis 80 ° Celsius erhitzt. Werden sie gar nicht oder nur äußerst schwach gefärbt, so sind sie auf über 80 ° Celsius erhitzt gewesen. Molke ist dann schwach gelblich-braun gefärbt. Saure Buttermilch wird vorher mit Kalkwasser abgestumpft (neutralisiert); beim Eintritt einer blauen Färbung war der Rahm, von dem die Buttermilch stammt, nicht auf 80 ° Celsius erhitzt gewesen; war das der Fall, dann bleibt sie fast ungefärbt. Um Butter darauf zu prüfen, ob sie aus einem bei 80—85 ° Celsius pasteurisierten Rahm hergestellt ist, schmilzt man etwa 25 g derselben bei höchstens 50 g Wärme aus, gießt das klare Fett ab und versetzt den Rest mit dem gleichen Volumen Wasser. Mit dieser Flüssigkeit wird dann die Reaktion angestellt.

Paraphenylendiamin hat von allen in Frage kommenden Reagentien auf Sauerstoff den unleugbaren Mangel, daß sich seine Lösung infolge ihrer großen Luftempfindlichkeit ziemlich rasch verfäbt und dann auch mit erhitzter Milch die Reaktion gibt. Will man mit der Storchschen Reaktion einwandfreie Resultate erzielen, so empfiehlt Siegfeld, das technische Präparat, welches meist auch schon etwas verfärbt ist und daher auf chemische Reinheit keinen Anspruch machen kann, im Kohlensäurestrome zu sublimieren und von den erhaltenen weißen Kristallen nicht in Lösung, sondern in fester Form einige zu 10 ccm Milch hinzuzusetzen. Ein auf diese Weise gereinigtes Präparat wird selbst mit erhitzter Milch nicht die geringste Verfärbung geben. Man kann auch das etwas grau aussehende Präparat in fester Form anwenden; denn auch dieses verfärbt erhitzte Milch niemals.

b) Die Arnoldsche Reaktion.

Ein anderes Mittel zur Prüfung auf Erhitzung der Milch ist die Arnoldsche Guajakprobe. Zur Ausführung dieses Versuches kommt nur ein einziges Reagenz in Anwendung, nämlich die Guajaktinktur, welche in der Weise herzustellen ist, daß man das Guajakholz mit verdünntem Alkohol (7 Teile Alkohol und 3 Teile Wasser) im Verhältnis 1 : 5 (auf 1 g Guajakholz kommen also 5 g verdünnten Alkohols) acht Tage lang bei 15—20 ° unter zeitweiligem Umschütteln auszieht. Ist die Tinktur so hergestellt, so versagt die Reaktion meistens nie und die Guajakprobe bietet ein sicheres Mittel zur Erkennung einer rohen von einer erhitzten Milch. Zuverlässiger soll die Reaktion jedoch eintreten, wenn man das Guajakholz nicht mit verdünntem Alkohol, sondern mit Azeton in demselben Verhältnisse 1 : 5 auszieht. Die Tinktur bleibt, wenn gut verkorkt und in braunen Flaschen aufbewahrt, lange wirksam. Da es auf die richtige Herstellung derselben wesentlich ankommt, so ist nicht jede beim Apotheker erhältliche für den genannten Zweck verwendbar. Die Arnoldsche Guajakprobe wird in der Weise ausgeführt, daß man in einem sauberen Reagenzglase etwas von der auf Erhitzung zu prüfenden Milch mit einigen Tropfen Guajaktinktur versetzt. Rohe oder nicht bis 80° erhitzte Milch oder solche, die zwar gekocht, aber nachträglich erheblich mit roher Milch versetzt wurde, zeigt eine schnell auftretende, allmählich stärker werdende Blaufärbung, die durch den in der rohen Milch vorhandenen aktiven Sauerstoff bedingt wird, während Milch, über 80° Grad erhitzt, nur die Mischfarbe mit der braunen Guajaktinktur als schmutziges Gelb erkennen läßt

c) Die Schardingersche Reaktion.

Dieses Prüfungsmittel wird in der Praxis wohl weniger angewandt, obschon es auch als zuverlässig betrachtet werden kann. Die Reaktion wird bedingt durch die in roher Milch vorhandene Reduktase, welche einen blauen Farbstoff, der der Milch zugesetzt wird, reduziert, d. h. entfärbt. In einer erhitzten Milch, die infolge der hohen Temperatur keine Reduktase mehr aufweist, findet eine solche Entfärbung nicht statt. Zur Ausführung der Reaktion sind folgende 2 Farbstofflösungen erforderlich: eine reine Methylenblaulösung und eine Methylenblauformalinlösung. Die erstere besteht aus einem Gemisch von 5 ccm gesättigter alkoholischer Methylenblaulösung und 195 ccm Wasser, während die zweite nur 190 ccm Wasser enthält, daneben aber noch 5 ccm Formalin. Der Nachweis beruht auf der Reduktion genannter Farbstofflösungen, d. h. auf der Entfärbung des Methylenblaus. Gekochte Milch entfärbt beide Lösungen nicht. Ungekochte Milch, solange sie noch frisch und nicht säuerlich ist, entfärbt die zweite Lösung immer, die erstere nicht. Ungekochte Milch, die aber schon etwas säuerlich ist, entfärbt beide Lösungen. Mit diesem Prüfungsmittel kann man also nicht nur den Nachweis einer stattgehabten Erhitzung führen, sondern gleichzeitig auch eine Säureprüfung vornehmen. Je 20 ccm Milch werden in einem Reagenzglase auf 70° im Wasserbade erwärmt und mit 1 ccm Methylenblaulösung und 1 ccm Methylenblauformalinlösung versetzt und geschüttelt. Man läßt die Gläser im Wasserbade stehen. Bei frischer Milch soll nach 10 Minuten bei Verwendung der Methylenblauformalinlösung i m m e r eine Entfärbung eintreten, bei Verwendung der reinen Methylenblaulösung nur manchmal. Gekochte Milch dagegen reduziert beide Farbstofflösungen niemals.

d) Die Rothenfußersche Reaktion.

Diese Methode zum Nachweise einer Erhitzung der Milch ist besonders den Meiereien zu empfehlen und wird mit Hilfe zweier Lösungen ausgeführt. Die eine Lösung ist eine 0.3 prozentige Wasserstoffsuperoxydlösung und die andere das sogenannte Rothenfußersche Reagenz. Letzteres besteht aus einem Gemisch von 1 g Paraphenylendiamin in 15 ccm Wasser und 2 g Guajakol in 135 ccm Alkohol; das Gemisch dieser beiden Lösungen sieht farblos aus und muß gut verschlossen in einer braunen Flasche im Dunkeln aufbewahrt werden. Dasselbe gilt von der 0.3 prozentigen Wasserstoffsuperoxydlösung. Zu ca. 5 ccm Milch werden von jeder Flüssigkeit einige Tropfen hinzugeben; vom Wasserstoffsuperoxyd genügen 1—2 Tropfen, von Rothenfußers Reagenz 2—5 Tropfen. Welche Flüssigkeit zuerst hinzukommt, ist nebensächlich. Selbstverständlich kann man auch mehr Milch und dementsprechend mehr von den Reagentien nehmen. Durch Umschütteln färbt sich dann rohe Milch oder nicht hoch erhitzte Milch violett; hoch erhitzte Milch dagegen verändert die Farbe nicht; zu beachten ist auch die violette Ringzone, die bei roher Milch auf Zusatz des Rothenfußerschen Reagenz unverzüglich eintritt, wenn vorher die Wasserstoffsuperoxydlösung zugegeben worden ist. Nach längerem Aufbewahren wird sich das Rothenfußersche Reagenz mehr und mehr violett färben und dadurch unbrauchbar werden, und zwar um so mehr, je mehr es der Luft und dem Lichte ausgesetzt ist. Wenn die Färbung sehr schwach ist, kann man das Reagenz noch benutzen; doch ist es gut, dann dasselbe zuerst, d. h. vor der Zugabe des Wasserstoffsuperoxydes zu nehmen.

Das Verfahren von Rothenfußer kann auch in folgender Weise ausgeführt werden:

100 ccm Milch werden mit 6 ccm Bleiessig versetzt, umgeschüttelt und filitriert. Zu etwa 10 ccm des Bleiserums gibt man dann 1—2 Tropfen der 0.3 prozentigen Wasserstoffsuperoxydlösung und schließlich etwas von dem Rothenfußer-Reagens. Das Serum von ungekochter Milch wird intensiv violett, während dasjenige gekochter Milch farblos bleibt.

e) Die Benzidinreaktion.

Die alkoholische Lösung des essigsauren Benzidins gibt mit aus Wasserstoffsuperoxyd freigemachten Sauerstoff eine starke Blaufärbung. Zu 10 ccm Milch setzt man 2 ccm einer 4 prozentigen alkoholischen Benzidinlösung, dann 2—3 Tropfen Essigsäure, welche Menge zur Gerinnung der Milch ausreicht, und schließlich 2 ccm einer 3 prozentigen Wasserstoffsuperoxydlösung. Bei ungekochter Milch tritt sofort deutliche Blaufärbung ein, während Milch, die auf 78° oder darüber erhitzt worden ist, unverändert bleibt. Die Benzidinlösung, in einem geschlossenen Glase aufbewahrt, hält sich lange Zeit.

Man achte darauf, die Lösung des Wasserstoffsuperoxydes an der Wandung des schräg gehaltenen Reagenzglases herunterlaufen zu lassen, und vermeide, sie mit der Milch zu mischen.

Drittes Kapitel.

Die Butteruntersuchung.

Die Butter ist ein aus Kuhmilch bezw. deren Rahm hergestelltes Molkereierzeugnis, welches als das edelste Speisefett in Betracht kommt; bei dem Butterungsprozesse wird als Nebenprodukt die Buttermilch gewonnen. Ein aus Rahm von Milch anderer Tiere gewonnenes Erzeugnis darf nicht mit der bloßen Bezeichnung „Butter" belegt werden, sondern soll in Verbindung mit dem Worte „Butter" den Namen desjenigen Tieres tragen, von dem es stammt, z. B. Schafbutter, Ziegenbutter. Bezeichnungen wie „Pflanzenbutter", „bester Ersatz für Butter", „gleicht bester Meiereibutter", wie sie von den Margarinefabriken in die Welt geschleudert werden, sollen beseitigt bezw. durch andere Bezeichnungen ersetzt werden, weil sie das Wort „Butter" in seiner Würde und Erhabenheit schädigen und herabsetzen. Margarine, o du falsche Butter, du bist doch ein schlechtes Futter.

Die Rahmlieferung.

Neuerdings wird von verschiedenen Seiten anstatt der Milchlieferung die Rahmlieferung an die Molkereien angestrebt. Ohne Zweifel mag die Rahmlieferung für diesen oder jenen Betrieb große Vorteile haben und zu empfehlen sein; ob sie aber für alle Betriebe und für jede Gegend empfehlenswert ist, mag dahingestellt sein. Für die Rahmlieferung kommen wohl nur die beschränkten Betriebe in Betracht, in denen die Magermilch an die Genossen zurückgegeben wird. Die Landwirte sind zu der Erkenntnis gekommen, daß die in ihrer Hofwirtschaft gewonnene Magermilch sich zur Aufzucht des Jungviehes besser eigne, als die in Molkereien gewonnene. Daher besteht der Hauptvorteil der Rahmlieferung darin, daß die Rahmlieferanten ihre Magermilch immer ganz frisch zu Fütterungszwecken zur Verfügung haben, und daß die Magermilch der verschiedenen Gehöfte nicht miteinander vermischt wird; durch dieselbe können also keine ansteckenden Krankheiten von einem Gehöft zu einem anderen verschleppt werden. Letzterer Vorteil zur Verhütung von Ansteckungsgefahren besteht jedoch nur zum Teil, da auch die Molkereien imstande sind, durch Erhitzung der zurückzugebenden Magermilch der

Verbreitung von ansteckenden Krankheiten durch dieselbe vorzubeugen. Den Ersparnissen an Beförderungskosten der Rahmlieferung steht wieder die Vermehrung des Arbeitsaufwandes auf den einzelnen Gehöften gegenüber, was besonders während der Frühjahrs- und Sommerszeit ins Gewicht fällt, wo viel Arbeit zu bewältigen ist, aber Mangel an Arbeitskräften herrscht. Außerdem sind bei der Entrahmung der Milch auf den Gehöften die Anschaffungs- und Unterhaltungskosten für die Zentrifugen bedeutend höher als in der Molkerei, ganz abgesehen von der Gefahr, daß die Entrahmung der Milch auf den Gehöften bezüglich der Gewinnung eines sauberen Rahmes manchmal zu wünschen übrig läßt. Im allgemeinen ist gegen die Rahmlieferung nichts einzuwenden, wenn man nur mit der nötigen Sorgfalt und Sauberkeit bei der Rahmgewinnung auf den Gehöften vorgeht, die infolgedessen einer unbedingten Kontrolle unterworfen werden müßte. Die Rahmlieferung wird also in der Meiereiwirtschaft der Zukunft das einzig Gegebene sein, weil die Vorteile dieser Lieferungsweise immerhin so überwiegend sind, daß die allgemeine Einführung der Rahmlieferung nur noch eine Frage der Zeit bedeutet. Wenn der Betriebsleiter einer Meierei davon überzeugt ist, daß die Rahmlieferung für seine Genossenschaft von größerem Nutzen sein würde als die Milchlieferung, so steht ihm selbstverständlich das Recht zu, auf erstere hinzuarbeiten.

Behandlung des Rahmes gleich nach Ankunft in der Molkerei.

Ein während seiner Gewinnung auf dem Hofe gut abgekühlter Rahm kann vor seiner Ablieferung zur Molkerei 1—2 Tage im Sommer, 2—3 Tage im Winter aufbewahrt werden, ohne an seiner Qualität wesentlich einzubüßen. Will man dagegen den Rahm erst am dritten Tage nach seiner Gewinnung zur Molkerei schaffen, so ist schon entschieden zur Erhaltung seiner Qualität eine Tiefkühlung von 4—6° mittels Eis notwendig. Während des Transportes muß der Rahm in der heißen Jahreszeit mittels geeigneter Kühlvorrichtungen möglichst kühl gehalten werden. Ist der Rahm in der Molkerei angelangt, so ist es die erste Aufgabe des Betriebsleiters oder seines Gehilfen, den Säuregrad des Rahmes und dessen Fettgehalt nach Köhler zu bestimmen. Die weitere Behandlung des Rahms gehört in das Gebiet der Molkereipraxis, und soll daher an dieser Stelle nicht weiter erwähnt werden.

I. Berechnung eines Wasserzusatzes zur Buttermilch.

Die Buttermilch ist ein in gesundheitlicher Beziehung nicht zu unterschätzendes Nebenprodukt bei der Buttergewinnung. Bezüglich des Fettgehaltes der Buttermilch, der weniger genau nach Gerber mit Schwefelsäure und Amylalkohol, genauer aber nach Gottlieb-

Röse bestimmt wird, hat die Erfahrung gezeigt, daß derselbe zwischen 0.3% bis 0.8% schwanken kann, im Mittel aber etwa 0.5% bis 0.6% beträgt. Ein Fettgehalt von 0.5% kann als normal gelten, wenn die Butter vor, während und nach dem Kneten nicht mit Wasser gespült worden ist. Ist sie in dieser Weise gespült, so darf er als etwas hoch angesehen werden, sodaß ein Fettgehalt der Buttermilch von nur 0.4% bis 0.35% als ein sehr günstiges Butterungsergebnis gelten kann. Da die Buttermilch eine Flüssigkeit ist, in welcher die Bestandteile zu ungleichmäßig verteilt sind, als daß ein Wasserzusatz ohne weiteres durch Spindeln der Buttermilch selbst festgestellt werden könnte, so muß man einen derartigen Zusatz durch Spindeln des Buttermilchserums, das man durch einfaches Filtrieren der Buttermilch durch ein Faltenfilter erhält, ermitteln bezw. berechnen. Das spezifische Gewicht des Buttermilchserums wird also in gewöhnlicher Weise mit dem Laktodensimeter bestimmt. Das Serum einer unverwässerten Buttermilch soll auf Grund zahlreicher Untersuchungen 26 Spindelgrade zeigen, während jeder Wasserzusatz zur Buttermilch das spezifische Gewicht des Serums erniedrigt. Hierauf beruht die Bestimmung der zur Buttermilch zugesetzten Wassermenge, deren Berechnung nach folgender Formel erfolgt:

$$w = \frac{(s_1 - s_2) \times 100}{s_2}.$$

In dieser Formel bedeutet w die zu 100 Teilen Buttermilch zugesetzte Wassermenge, s_1 die Spindelgrade des Serums der unverwässerten Buttermilch, also 26.0, und s_2 die abgelesenen Spindelgrade des Serums der verwässerten Buttermilch. Man legt also bei dieser Bestimmung immer die Zahl 26.0 zugrunde. Ein Wasserzusatz zur Buttermilch darf 25% nicht überschreiten und muß beim Feilhalten und Verkaufen angegeben werden. Es wird also ein Wasserzusatz zur Buttermich bis zu 25% nicht als Fälschung angesehen, wenn die Meierei diesen Wasserzusatz als nach dem üblichen Butterungsverfahren geschehen deklariert.

II. Die Probenahme zur Butteruntersuchung.

Die Entnahme der Butterproben hat an verschiedenen Stellen des Buttervorrates zu erfolgen und zwar von der Oberfläche vom Boden und aus der Mitte. Zweckmäßig bedient man sich dabei eines Stechbohrers aus Stahl. Die entnommene Menge soll nicht unter 100 g betragen. Aufzubewahren und zu versenden ist die Probe in sorgfältig gereinigten und trockenen Gefäßen von Porzellan, glasiertem Ton, Steingut (Salbentöpfe der Apotheker) oder dunkelgefärbtem Glas, welche sofort möglichst luft- und lichtdicht zu verschließen sind. Papierumhüllungen sind zu vermeiden. Die Versendung geschehe ohne Verzug. Insbesondere für die Beurteilung eines Fettes auf Grund des Säuregrades ist jede Verzögerung, ungeeignete Aufbewahrung, sowie Unreinlichkeit von Belang.

Von der beim Untersuchungsamte eingegangenen Butterprobe wird dann eine gute Durchschnittsprobe in folgender Weise hergestellt: Man führt die Probe aus dem Gefäß, in welchem sie angekommen ist, in ein trockenes Glas mit eingeschliffenem Stöpsel über und schmilzt sie bei gelinder Wärme vollständig aus, wobei die Eiweißstoffe und das Wasser sich am Boden absetzen, während das klare Fett darüber gelagert ist. Für Untersuchungen, die sich nicht auf die Bestimmung des Kochsalz-, des Wasser- und des Fettgehaltes, sondern auf die Beurteilung des Fettes beziehen, wird das geschmolzene Fett warm filtriert und das klar filtrierte Fett zur Untersuchung herangezogen. Handelt es sich um die Ermittlung des Kochsalz-, Wasser- und Fettgehaltes in der Butter, so wird die geschmolzene Probe unter zeitweiligem Einstellen in Eiswasser so lange durcheinander geschüttelt, bis sie wieder fest geworden ist. Man erkennt die gute Durchschnittsprobe daran, daß die innere Wandung des Glases von oben herab mit Butter gleichmäßig bedeckt ist.

III. Die mit der Butter selbst auszuführenden Untersuchungen.

a) Bestimmung des Salzgehaltes in Butter.

Das Salzen der Butter bezweckt die vollständige Entfernung der Buttermilch, die Erhöhung der Haltbarkeit der Butter und die Erteilung eines bestimmten Geschmackes. Der Salzzusatz zur Butter erfolgt nach dem ersten Kneten oder bei Verwendung der vereinigten Butter- und Knetmaschinen schon im Fasse selbst. Die Salzmenge richtet sich nach dem Geschmack des Abnehmers und der Verwendungsart der Butter, je nachdem sie gleich nach ihrer Herstellung oder erst später verzehrt wird (Dauerbutter). Man rechnet im allgemeinen 2—3 % Zusatz. Das für die Butter bestimmte Salz soll folgende Eigenschaften haben: möglichst rein und weiß aussehen, fast nur aus Kochsalz bestehen und keine bitter schmeckenden Verunreinigungen enthalten, kleinkörnig und leicht löslich im Wasser sein. Als vorzügliches Buttersalz gilt das Lüneburger Salz.

Zur Ausführung der Salzbestimmung in Butter wiegt man 8 bis 10 g der Durchschnittsprobe auf einem kurzhalsigen Trichter, der in einem durchbohrten Korken behufs Aufstellung auf die Wagschale ruht, ab, setzt den Trichter mit Inhalt auf einen Scheidetrichter und spült mit warmem Wasser die Butter in denselben hinein und füllt bis zur Hälfte mit warmem Wasser. Man schüttelt gut durch, damit das Salz aus der Butter heraus in das Wasser übergeht und zieht nach Absetzenlassen in einem 500 ccm-Kolben ab. Man wiederholt diese Operation dreimal und füllt mit Wasser bis zur Marke des Kolbens auf. Von der Butter selbst soll so viel wie gar nichts in die Flüssigkeit hineingelangen. Von letzterer nimmt man dann 20 ccm und titriert den Salzgehalt mit $\frac{n}{10}$-Silbernitratlösung unter Anwendung von Kaliumchromat als Indikator. Das Ende der Reaktion ist erreicht, wenn in der gelb gefärbten Flüssigkeit der letzte Tropfen Silbernitratlösung einen braunen Niederschlag von Silberchromat hervorbringt. 1 ccm $\frac{n}{10}$ Silbernitratlösung $= 0.00585$ g Kochsalz.

Beispiel: Sind 1.5 ccm Silbernitratlösung verbraucht worden, so entsprechen diese $1.5 \times 0.00585 = 0.008775$ g Kochsalz für 20 ccm Flüssigkeit;

20 ccm Flüssigkeit entsprechen nun bei Anwendung von 10 g Butter und unter Berücksichtigung des Auffüllens auf 500 $\frac{2}{5} = 0.4$ g Butter; also enthalten 0.4 g Butter 0.008775 g Kochsalz, demnach enthält die Butter 2.19 % Kochsalz.

b) Bestimmung des Wassergehaltes in Butter.

Unerläßlich ist es bei Butterwasserbestimmungen, stets eine Doppelbestimmung auszuführen, um festzustellen, ob das Wasser in der Butter gleichmäßig verteilt ist. Findet man bei gewissenhaftem Arbeiten größere Differenzen zwischen einer Doppelbestimmung als 0,3 %, so ist der Grund dafür in einer ungleichmäßigen Verteilung des Wassers in der Butter zu suchen. Gesalzene Butter soll nicht mehr als 16 %, ungesalzene Butter nicht mehr als 18 % Wasser enthalten.

1. Mit der Perplexwage. Schnell und einfach läßt sich der Wassergehalt in Butter mit der Butterwasserwage Perplex ausführen, die mit allen nötigen Zubehörteilen sich auf 54 ℳ stellt, von der Firma Paul Funke, Berlin, zu beziehen ist und wegen ihrer Zuverlässigkeit in den Resultaten in keiner modernen Meierei fehlen sollte. Es kann mit diesem Apparat das Gewicht des Wassers bezw. der prozentische Wassergehalt der Butter aus den am Wagebalken angebrachten Zahlen sofort abgelesen werden. Man wiegt genau 10 g Butter in den Becher ein, nachdem man die Wage mit Becher und dem zugehörigen 10 g-Stück tariert hat; man entfernt das 10 g-Gewicht und wiegt an seine Stelle 10 g Butter in den Becher ein. Man erhitzt über kleiner Flamme bis zur völligen Austreibung allen Wassers. Erhitzt man zu weit, dann nimmt der Bodensatz eine dunkle Färbung an, und man findet den Wassergehalt zu hoch. Das Aufhören des knisternden Geräusches ist nicht immer ein sicheres Zeichen dafür, daß alles Wasser ausgetrieben ist. Das beste Merk-

mal ist die beginnende Bräunung des Bodensatzes zugleich mit dem Übergange der großen Blasen in kleine. In den meisten Fällen wird man allerdings bemerken, daß der Zeitpunkt der beginnenden Bräunung des Bodensatzes mit dem Aufhören des Knisterns zusammenfällt. Der durch 5 Minuten langes Stehenlassen einigermaßen erkaltete Becher wird darauf auf die Wagschale gestellt, und mit Hilfe des großen und kleinen Reiters das Gleichgewicht der Wage wieder hergestellt. Ist das Gleichgewicht vorhanden bei folgender Reiterstellung: großer Reiter auf 13, kleiner Reiter auf 6 } so enthält die Butter 13.6 % Wasser. Steht der große Reiter auf 18, der kleine Reiter auf 7, so beträgt der Wassergehalt 18.7 %. Sollte eine Butterprobe über 20 % Wasser enthalten, so muß man den zweiten großen Reiter zu Hilfe nehmen. Um die Butter nach der Wasserbestimmung aus dem Becher wieder zu entfernen, schmilzt man dieselbe, gießt das flüssige Fett aus und wischt den Rest mit weichem Papier aus. Dadurch erhält man den Becher sehr leicht vollständig und genügend rein für eine weitere Bestimmung.

2. Mit der Kosmoswage. Die mit den Bechern versehene Wage wird mittels der nach rechts zeigenden Stellschraube ins Gleichgewicht gebracht. Ist das geschehen, so hängt man auf die rechte Seite des Wagebalkens das Gewicht „Butter" und stellt das gestörte Gleichgewicht in der Weise wieder her, daß man in den linksstehenden Becher von der zu untersuchenden Butter einwägt. Nachdem man dann das Wasser wie bei der Perplexwage verdampft und den Becher mit dem Rückstand hat etwa 5 Minuten erkalten lassen, setzt man ihn wieder auf die Wagschale und stellt das durch den Wasserverlust gestörte Gleichgewicht wieder her, indem man die Butterreiter auf den linken Wagebalken aufhängt. Der große Reiter gibt die ganzen, der kleine Reiter die Zehntelprozente an. Großer Reiter bei 14, kleiner Reiter bei 8, Wassergehalt der Butter 14.8 %. Bei einem Wassergehalt von über 20 % benutzt man für die ganzen Prozente zwei große Reiter und addiert die Zahlen, bei denen sie aufgehängt sind.

Gegenüber der gewichtsanalytischen Wasserbestimmung findet man mit der Kosmoswage sowohl wie mit der Perplexwage einige Zehntelprozente mehr, was darauf zurückzuführen ist, daß man den Becher in nicht vollständig erkaltetem Zustande wägt.

3. Gewichtsanalytisch. 3—5 g der vorher geschmolzenen und dann bis zum Erstarren kräftig durchgeschüttelten Butter werden in einer tarierten, mit ausgeglühtem Seesand nicht ganz halbgefüllten und mit einem Glasstäbchen versehenen Nickelschale genau eingewogen. Man verreibt mit dem Glasstabe ohne Verlust die eingewogene Butter möglichst innig mit dem Seesand, der das Wasser anzieht, und trocknet das Ganze $1\frac{1}{2}$—2 Stunden im Wasserdampfstrockenschranke und trocknet etwa $\frac{1}{2}$ Stunde nach. Dann ist Gewichtskonstanz eingetreten.

Ein zu langes Trocknen sowie ein Trocknen bei zu hoher Temperatur d. h. bei über 100° muß vermieden, weil durch zu große Wärme das Fett sich infolge Oxydation zersetzt, wodurch falsche Resultate gewonnen werden.

Beispiel:

Nach dem Trocknen	= 76.5665	14.56 % Wasser
+ Butter	= 76.9980	
Schale + Sand + Glasstab	= 74.0332	
Angewandte Buttermenge	= 2.9648 g.	

c) Bestimmung des Fettgehaltes in Butter.

Obwohl eine solche Bestimmung zwecklos ist, so wird sie doch mitunter ausgeführt, wenn es speziell von dem Einsender der Butterprobe verlangt wird. Die genaueste, aber sehr viel Zeit beanspruchende Methode für eine solche Bestimmung ist die nach Gottlieb-Röse, auf die bei der Besprechung der Fettbestimmungsmethoden bereits hingewiesen worden ist. Hier soll zunächst die Ausführung eines Schnellverfahrens Platz finden, welches in weniger Zeit zu demselben Ziele und zu einem zufriedenstellenden Ergebnisse führt. Sie geschieht nach Gerber mit Schwefelsäure und Amylalkohol in Spezial-Butyrometern.

α) Nach Gerber. Eine bestimmte Menge der Durchschnittsprobe wird in ein Becherchen, das in einem Gummistopfen eingelassen ist, eingefüllt, mit einem Spatel glatt abgestrichen und das Gewicht festgestellt. Da es nicht richtig ist anzunehmen, daß das gefüllte und glatt abgestrichene Becherchen genau 5 g Butter enthält, so muß die genaue Gewichtsmenge festgestellt werden. Der Gummistopfen mit Becherchen und Inhalt wird in den birnenförmigen Teil des Prüfers hineingeschoben, bis er fest sitzt, und hierauf das Butyrometer mit 20 ccm verdünnter Schwefelsäure und 1 ccm Amylalkohol gefüllt. Nach Verschließen der oberen Öffnung des Prüfers mit einem kleinen Kautschukzapfen schüttelt man den Inhalt, bis der Amylalkohol vollständig mit der Säure vermischt ist, und legt ihn in ein Wasserbad von 50° hinein, bis das geschmolzene Butterfett sich an der Oberfläche angesammelt hat. Man achte darauf, daß kein Fettverlust durch Ausfließen stattfindet. Erst nachdem alle flockigen Stoffe gelöst sind, stellt man durch Nachgießen von Säure auf den Nullpunkt ein, läßt einige Zeit im Wasserbade bei 65° ruhig stehen und schleudert schließlich 3—5 Minuten lang.

Die Berechnung des Fettgehaltes geschieht folgendermaßen: Ergab die Ablesung am Butyrometer 90.5 und wurden 5.310 g Butter abgewogen, so ist

$$\frac{90.5 \times 5}{5.310} - 0.5 = 84.71\,\%\ \text{Fett.}$$

Reine gut durchgearbeitete Butter soll nicht weniger als 80 % Fett enthalten; durchschnittlich kann man auf 100 Teile Butter 84 Fetteinheiten rechnen.

β) Nach Gottlieb Röse. Die Ausführung dieser gewichtsanalytischen Fettbestimmungsmethode für Butter ist im Abschnitt der Milchfettbestimmungen erwähnt worden.

γ) Funkes Butterprüfmethode auf Fettgehalt, ein vereinfachtes Schnellverfahren, welches schnell und einfach zu handhaben ist, dabei aber mir der chemischen Analyse sehr gut übereinstimmt. Obschon diese Butterfettprüfmethode durch die Butterwasserbestimmung hinfällig geworden ist, so verdient sie doch kurz geschildert zu werden. Mit einer Pipette werden ca 3 ccm Butterprüferlösung in den Butterprüfer einpipettiert. Der Stand der Flüssigkeit wird nach kurzem Zentrifugieren abgelesen und notiert. Im Becherchen wägt man nun genau 5 g Butter ab und bringt das gefüllte Becherchen in das Butyrometer. Durch Einstellen des Prüfers in ein Wasserbad von 65° Celsius wird die Butter geschmolzen, dann füllt man wasserfreien Petroläther in den Prüfer nach und zentrifugiert den vorher zu verschließenden und kräftig zu schüttelnden Butterprüfer. Jetzt wird der Stand an der Prozentskala abgelesen, und der Ursprungsstand in Abzug gebracht. Die Differenz ist von 100 abzuziehen, das Resultat ist der Fettgehalt der Butter. Die erwähnte Butterprüferlösung ist in der Hauptsache eine Glyzerinlösung, die besonders daraufhin präpariert ist, daß sie sich leicht vom Fette abscheidet.

d) Das Färben der Butter.

Soll die Butter gefärbt werden, so hat dies durch Zusatz flüssiger Butterfarbe zur Butterungsflüssigkeit zu geschehen. Im allgemeinen kann man gegen das Färben der Butter nichts einwenden, obschon ein Fremdkörper in dieselbe hineingelangt, der, weil er die Qualität der Butter durchaus nicht erhöht, besser fortbliebe. Als eine Fälschung kann der Zusatz einer Butterfarbe nicht angesehen werden, wenn Butterfarben harmloser, unschädlicher Natur, deren Zusatz auf die Gesundheit der Konsumenten keinen nachteiligen Einfluß hat, verwendet werden. Wohl aber liegt eine Fälschung vor, wenn das Färben mit ungeeigneten Farbstoffen, wie Martinsgelb, Viktoriagelb, Chromgelb erfolgt, und es ist in solchen Fällen strafbar.

Zu den gebräuchlichsten harmlosen Butterfarben gehören die aus Orlean, Orlean und Curcuma, Mohrrüben bereiteten Farben; zu verwerfen sind diejenigen Orleanbutterfarben, die einen allzu starken brenzlichen Geruch haben. Eine gute Butterfarbe zeigt eine dickliche Konsistenz und eine tiefdunkel rotbraune Färbung und setzt im Laufe der Zeit einen rotbraunen Bodensatz ab. Überschichtet man in einem engen Glaszylinder Wasser mit einer 0.5 ccm hohen Schicht Butterfarbe, so schwimmt dieselbe in scharf abgegrenzter Schicht oben auf, wenn sie echt ist. Schüttelt man Wasser mit etwas Butterfarbe durcheinander, so setzt sich nach einiger Zeit ruhigen Stehenlassens die Farbe oben wieder glatt ab, und das darunter befindliche Wasser muß, wenn die Farbe gut ist, goldgelb gefärbt und völlig klar erscheinen. Bei Benutzung einer derartigen Butterfarbe nimmt man auf 100 Liter Milch etwa 4 g und setzt sie vor dem Ausbuttern zu.

e) Bestimmung des Eiweißgehaltes der Butter.

1. Nach Kjeldahl. In einen Destillationskolben werden 10—20 g Butter genau eingewogen und durch Übergießen mit Äther entfettet. Das Entfetten der Butter ist durchaus notwendig, weil das Fett sehr schwer verbrennt und störend auf die Verbrennung einwirkt. Die Ätherfettlösung gießt man durch ein aschefreies Filter, gibt das Filter in den Destillationskolben, in dem sich der aus Eiweiß bestehende Rückstand befindet, zurück und kjeldahlisiert in der gewöhnlichen Weise. Man kann auch die Entfettung in der Weise vornehmen, daß man die Butter auf einem in einem Trichter befindlichen aschefreien Filter abwiegt, durch Auswaschen mit Alkohol und Äther vom Fette befreit und das Filter nebst Inhalt in einen Destillationskolben hineinbringt. Die Destillation geht in der gewöhnlichen Weise vor sich; nur braucht die als Vorlage dienende Schwefelsäuremenge nicht so groß zu sein und vielleicht 20 ccm betragen.

2. Nach Miller. 10 g Butter werden bei 60—70° geschmolzen, mit 25 ccm Wasser der gleichen Temperatur und 1 ccm 0,5 prozentiger Phenolphtaleinlösung versetzt und mit $\frac{n}{20}$ Alkali neutralisiert. Dann werden 5 ccm Formalinlösung zugesetzt und mit $\frac{n}{20}$ Strontian bis zur schwachen Rotfärbung titriert. Die verbrauchten ccm Strontionlösung mit 0.170 multipliziert ergeben den prozentigen Gehalt an Eiweiß.

IV. Die mit dem Butterfett auszuführenden Untersuchungen.

Zu den nun folgenden Untersuchungen wird das bei der Besprechung der Durchschnittsprobe erwähnte geschmolzene klare Butterfett gewonnen. Hierher gehören: Nachweis von Pflanzenfarbstoffen, Nachweis von Margarine in Butter, Bestimmung der Reichert-Meißl-Zahl, der Köttstorferschen Verseifungszahl, der Polenske-Zahl, der freien Fettsäuren, der von Hüblschen Jodzahl, der Hehnerschen Zahl, der Silberzahl, Nachweis kleiner Mengen Kokosfett in Butter, Phytosterin- und Phytosterinazetatprobe zum

Nachweise von Pflanzenfetten in Tierfetten, Nachweis von Pflanzenölen, Kombiniertes Verfahren der Fettanalyse.

1. Nachweis von Pflanzenfarbstoffen.

Man schüttelt etwa 10 g des geschmolzenen klaren Fettes in einen Scheidetrichter mit 10—20 g Eisessig. Sind die Substanzen zu heiß, so löst sich das Fett; bei 35° scheidet es sich aber schnell und fast vollständig ab. Die klare Säureschicht wird abgelassen, und nach Feststellung der Art ihrer Färbung werden 5 ccm von ihr mit einigen Tropfen Salpetersäure geprüft. Bei ungefärbter Butter ist die Eisessiglösung vor und nach dem Zusatz der Salpetersäure farblos, auf Zusatz von konzentrierter Schwefelsäure wird sie nach einiger Zeit rosa. Bei Färbung der Butter mit Pflanzenfarben ist die Eisessiglösung gelb gefärbt und ändert sich kaum auf Zusatz von Salpetersäure. Wenn aber die Butter mit Teerfarbstoffen gefärbt ist, so erscheint der Eisessig rosa oder gelb und wird nach Zusatz von Salpetersäure rosarot.

Man kann auch das geschmolzene Butterfett mit absolutem Alkohol schütteln. Nicht künstlich gefärbtes Butterfett erteilt diesem Lösungsmittel keine oder eine nur schwach gelbliche Färbung, während es sich bei gefärbtem Butterfett deutlich gelb färbt.

Teerfarbstoffe werden ferner nachgewiesen, indem man 2 bis 3 g Butterfett in 5 ccm Äther löst, und die Lösung in einem Reagenzgläschen mit 5 ccm konzentrierter Salzsäure schüttelt. Bei Gegenwart gewisser Teerfarbstoffe färbt sich die unten sich absetzende Salzsäureschicht deutlich rot. Oder man kocht 5 ccm Butterfett mit 2 ccm gesättigter Alaunlösung und einem Wollfaden 1 Minute lang im Reagenzglas. Wenn der Faden Farbstoff aufgenommen hat, wird er kalt mit verdünntem Ammoniak behandelt. Hierbei bleibt Teerfarbe unverändert, während Fruchtfarbstoff verschwindet.

2. Nachweis von Margarine in Butter.

a) Die Furfurolreaktion. Dieser Nachweis beruht auf der Anwesenheit von Sesamöl in Margarine, die nur zum Zwecke der Unterscheidung von Butter oder zur Feststellung eines Margarinezusatzes zur Butter 20% Sesamöl enthalten muß; denn das Sesamöl ist von allen Ölen das einzige, welches mit konzentrierter Salzsäure und Furfurol eine charakteristische Rotfärbung gibt. 5 ccm geschmolzenes, klar filtriertes Butterfett werden in einem Reagenzglase mit der gleichen Menge konzentrierter Salzsäure überschüttet und mit 3 Tropfen Furfurol versetzt. Färbt sich beim kräftigen Durcheinanderschütteln die Flüssigkeit kirschrot, so ist der Nachweis von Margarine in Butter geliefert. Das ist die Furfurolreaktion.

b) Der Soltsiensche Nachweis von Margarine in Butter wird mit Zinnchlorürlösung geführt. Um diese Lösung herzustellen, rührt man 5 Teile kristallisiertes Zinnchlorür mit 1 Teil Salzsäure zu einem Brei an und sättigt letzteren vollständig mit trockenem Chlorwasserstoff. Die hierdurch erzielte Lösung wird nach dem Absetzen durch Asbest filtriert. Etwa gleiche Raumteile der Zinnchlorürlösung und des Butterfettes werden in einem Reagenzglase einmal (nicht öfter) stark durchgeschüttelt und das Glas so lange in siedendes Wasser gesenkt, bis sich die Zinnchlorürlösung eben abgeschieden hat. Wird wenig Margarine in dem Untersuchungsfette vermutet, so muß von diesem eine größere Menge mit dem Reagenz durchgeschüttelt werden. Je schneller sich das Reagenz absetzt, um so sicherer ist die Reaktion. Auftretende Rotfärbung zeigt das Vorhandensein von Margarine an.

c) Die Schmelzprobe. Zur Vorprüfung der Butter auf Margarinezusatz bedient man sich der Schmelzprobe, die auf der Eigenschaft der Margarine beruht, im Gegensatz zu Butter trübe und undurchsichtig zu schmelzen. Werden 20 g Butter in einem Reagenzglase 10—15 Minuten lang im kochenden Wasserbade erhitzt, so erhält man eine klare, durchsichtige Fettschicht, während bei mit Margarine versetzter Butter, derselben Operation unterworfen, das Fett mehr oder weniger trübe schmilzt und ein undurchsichtiges Aussehen hat. Aus dem Grade der Trübung kann mühelos auf die Größe der Verfälschung geschlossen werden. Dieselbe Beobachtung macht man auch, wenn man Butter bezw. Margarine oder Gemische beider Produkte zwecks Erlangung des reinen Fettes, welches man ja zur Ausführung der beiden genannten charakteristischen Reaktionen anwenden muß, in einem Glase bei gelinder Wärme ruhig zum Schmelzen bringt.

3. Die Bestimmung der Reichert-Meißl-Zahl.

Diese Bestimmung hat den Zweck, eine etwaige Verfälschung der Butter mit fremden Fetten nachzuweisen. Die Fette bestehen aus Glyzerinestern der Fettsäuren, die auf verschiedene Weise in Glyzerin und freie Fettsäuren gespalten, d. h. verseift werden können. Von den Fettsäuren, die im Butterfett enthalten sind, sind die einen teils fest teils flüssig und nicht mit Wasserdämpfen flüchtig (Ölsäure, Palmitin und Stearinsäure), die anderen dagegen mit Wasserdämpfen flüchtig; letztere zerfallen wieder in solche, die in Wasser löslich, und in solche, die in Wasser unlöslich sind. Zu den wasserlöslichen Fettsäuren gehören die Ameisen-, Essig-, Buttersäure, zu den wasserunlöslichen die Kaprin-, Kapryl-, Propionsäure usw. Die Verseifung der Fette kann entweder mit Glyzerin-Natronlauge oder mit alkoholischer Kalilauge oder, wie es beim Ranzigwerden der Fette der Fall ist, durch fermentative Spaltung erfolgen.

Die Menge der flüchtigen, wasserlöslichen Fettsäuren wird durch die Reichert-Meißl-Zahl ausgedrückt. Diese gibt die Anzahl verbrauchter ccm $\frac{n}{10}$ Natronlauge an, welche zur Neutralisation der der in 5 g Butterfett enthaltenen flüchtigen Fettsäuren erforderlich sind. Von dem gut durchmischten Butterfette wägt man auf einer gröberen Wage genau 5 g in einem Erlenmeyerkolben ein, indem man aus einer Pipette das flüssige Fett tropfenweise einfließen läßt. Zur Verseifung des Fettes gibt man nun 2 ccm konzentrierte Natronlauge 1 : 1 hinzu und wiegt 20 g Glyzerin (Rohglyzerin mit Wasser zu gleichen Teilen verdünnt) in den Kolben hinein. Nun wird unter stetem Umschwenken des Kolbens über kleiner Flamme erhitzt, bis eine völlig klare Lösung eingetreten ist, was gewöhnlich 5—7 Minuten dauert. Das ist die Glyzerin-Natron-Verseifung. Zu der erhaltenen Lösung (Seife) setzt man dann 90 ccm warmes Wasser und zur Abscheidung der festen Fettsäuren 50 ccm einer Schwefelsäure zu, die 25 ccm Schwefelsäure in 1 Liter Wasser enthält. Nun wird destilliert, nachdem man vor der Zugabe des warmen Wassers noch einige Bimssteinstückchen (Siedesteinchen) zur Verhinderung des Siedeverzuges während der Destillation in den Kolben hineingetan hat. Man destilliert so lange, bis nach 25—30 Minuten eine Destillatmenge von 110 ccm übergegangen ist. Das Destillat wird zwecks Entfernung dee mitgerissenen, wasserunlöslichen Fettsäuren filtriert, und 100 ccm werden unter Anwendung von Phenolphtalein als Indikator mit $\frac{n}{10}$ Natronlauge bis zur bleibenden Rosafärbung titriert. Die gefundene Anzahl ccm von Lauge wird auf 110 umgerechnet, indem man den zehnten Teil dieser gefundenen Zahl hinzuzählt. Hat man mit $\frac{n}{4}$ Natronlauge titriert, so muß man noch, da dieselbe 2.5 mal stärker ist als die $\frac{n}{10}$ Natronlauge, mit 2.5 vervielfältigen.

Beispiel: Hat man 10.8 ccm $\frac{n}{4}$ Lauge verbraucht, so ist die Reichert-Meißl-Zahl $(10.8 + 1.08) \times 2.5 = 29.70$, d. h. zur Neutralisation der in 5 g Butterfett enthaltenen flüchtigen wasserlöslichen Fettsäuren sind 29.7 ccm $\frac{n}{10}$ Natronlauge erforderlich. Die Reichert-Meißlsche Zahl schwankt für unverfälschtes Butterfett zwischen 28—32; Zusatz fremder Fette zur Butter verändert sie beträchtlich.

4. Bestimmung der Köttstorferschen Verseifungszahl.

Da man sich auf die Reichert-Meißl-Zahl allein bei Beurteilung, ob eine Butter rein oder verfälscht ist, nicht verlassen kann, so wird gewöhnlich neben dieser noch die Köttstorfersche Verseifungszahl bestimmt, die erlaubt, die Art des zugesetzten Fettes zu erkennen. Es werden zwei Parallelbestimmungen und ein blinder Versuch gemacht. In je ein kleines Erlenmeyerkölbchen wägt man auf einer empfindlichen Wage eine bestimmte, zwischen 1 und 2 g liegende Menge Butterfett ein und fügt je 25 ccm $\frac{n}{2}$ alkoholische Kalilauge hinzu. Dann verseift man in einem kochenden Wasserbade $^1/_4$ Stunde lang, nachdem man jeden Kolben mit einem langen, nicht weit durch den Korkstopfen hindurchgehenden Steigrohr verbunden hat. Gleichzeitig stellt man in einem dritten Kolben den blinden Versuch an, indem man 25 ccm $\frac{n}{2}$ alkoholische Kalilauge, aber ohne Butterfett, in derselben Weise kocht. Die noch heißen, klaren Flüssigkeiten werden mit zwei Tropfen Phenolphtalein versetzt, und der Überschuß an Kalilauge mit $\frac{n}{2}$ Salzsäure zurücktitriert. Die Endreaktion zeigt sich an durch die gelbliche Färbung der Flüssigkeit beim Übergange in die saure Reaktion.

Beispiel: Waren 9.2 ccm $\frac{n}{2}$ Salzsäure zur Zurücktitration erforderlich und ergab der blinde Versuch, daß 18.95 ccm $\frac{n}{2}$ Salzsäure nötig waren zur Neutralisation von 25 ccm $\frac{n}{2}$ Kalilauge, so erfolgt die Berechnung, wenn 1.2912 g Butterfett angewendet wurde, wie folgt:

Angewendete Substanzmenge = 1.2912 normal Kalilauge = 55.74

18.95 ccm $\frac{n}{2}$ Salzsäure = 25.0 ccm $\frac{n}{2}$ Kalilauge $\frac{n}{2}$ Kalilauge = 27.87

10.00 ccm $\frac{n}{2}$ Salzsäure = 13.19 ccm $\frac{n}{2}$ Kalilauge

1 ccm Alkali = 21.124 mg Kalihydrat nach der Proportion
1.319 : 0.02787 = 1 : x

Zugegeben 25.0 ccm $\frac{n}{2}$ Kalilauge

Zurücktitriert 9.2 ccm $\frac{n}{2}$ Salzsäure = 9.2 × 1.319 = 12.1348 d. Alkalis

Verbraucht 25.0 — 12.1348 = 12.8652 ccm Alkali

1.2912 : 12.8652 = 1 : x
x = 9.96 ccm Alkali.

Da nun 1 ccm Alkali 21.124 mg Kalihydrat enthält, so enthalten 9.96 ccm Alkali 9.96 × 21.124 = 220.394 mg Kalihydrat, also ist die Köttstorfersche Zahl = 220. Die Köttstorfersche Zahl gibt die mg Kalihydrat an, welche zur Verseifung von 1 g Butterfett erforderlich sind.

Reichert-Meißl-Zahl — (Köttstorfersche Verseifungszahl — 200) = Differenz.

Die Menge der flüchtigen Fettsäuren der Margarine und des Schweinefettes ist ganz unbedeutend, während die Reichert-Meißl-Zahl normaler Butter etwa 28 beträgt und bis zu 32 aufsteigen kann: Andererseits findet man für Margarine und Schweinefett Verseifungszahlen von etwa 195 und für Butterfett bis gegen 232. Es ist daher selbstverständlich, daß beim Vermischen von Butter mit Margarine oder Schweinefett in den für die Fälscher in Frage kommenden Verhältnissen und bei der Untersuchung dieser Gemische als Differenz ein Wert erhalten werden muß, der sich nur sehr wenig von dem der zum Vermischen benutzten Butter unterscheiden kann. Bei reiner Butter soll die Differenz etwa ± 0 betragen. [32 — (232 — 200) = 0] Beim Kokosfett und Palmkernöl, deren Reichert-Meißl-Zahl etwa 7 und Verseifungszahl 255 beträgt, ist die Differenz 47. Die Schwankungen bei Butter im Differenzwert sollen zwischen + 4.25 und — 3.50 liegen.

5. Bestimmung der Polenske-Zahl.

Diese Zahl bietet einen Anhaltspunkt zum Nachweise von Kokosfett in Butter. Da das Kokosfett eine niedrige Reichert-Meißlsche Zahl hat, so ist der Gehalt an flüchtigen, wasserunlöslichen Fettsäuren dementsprechend höher, so daß die Polenskesche Zahl, die den Maßstab für die flüchtigen wasserunlöslichen Fettsäuren bildet, zwischen 16—18 sich bewegt. Das Umgekehrte ist bei reiner Butter der Fall. Bestimmt man also die Polenske-Zahl, so ermittelt man dadurch die Menge der nach Reichert-Meißl erhaltenen, in Wasser unlöslichen, aber alkohollöslichen flüchtigen Fettsäuren. Bei dieser Bestimmung ist zu berücksichtigen, daß der Kühler, an welchem die Bestimmung der Reichert-Meißl-Zahl vorgenommen wird, nicht länger als 52 ccm sein soll. Sobald das Destillat 110 ccm erreicht hat, entfernt man die Flamme und ersetzt die Vorlage durch einen 25 ccm fassenden Meßzylinder. Man kühlt das Destillat 10 Minuten lang im Wasser von 15° ab und filtriert. Man spült das Kühlrohr, den Meßzylinder und die Vorlage dreimal mit je 15 ccm Wasser aus und benutzt diese Waschwässer zur dreimaligen Ausspülung des Filters. Hat man so alle wasserlöslichen Fettsäuren entfernt, so wiederholt man dieselbe Operation dreimal mit je 15 ccm neutralen 90 prozentigen Alkohol. Die alkoholischen Filtrate vereinigt man und bestimmt in ihnen die wasserunlöslichen, aber alkohollöslichen flüchtigen Fettsäuren durch Titration mit $\frac{n}{10}$ Natronlange. Die verbrauchte Anzahl ccm $\frac{n}{10}$ Natronlage gibt die Polenske-Zahl an. Bei reinem Butterfett, welches eine Reichert-Meißl-Zahl nicht über 27 hat, läßt sich die Polenske-Zahl nach folgender Formel berechnen:

Polenske $= \frac{RM - 7}{10}$ Ist die R-M-Zahl höher als 27, so muß man in der Formel 5 anstatt 7 setzen.

6. Bestimmung der freien Fettsäuren.

Die freien Fettsäuren, als welche Palmitin-Stearin-Margarin- und Ölsäure in Betracht kommen, bilden sich beim Ranzigwerden der Butter durch die Tätigkeit von Fermenten, welche auf Kosten der in der Butter enthaltenen Eiweißstoffe ihr Dasein fristen (Fermentative Spaltung). Zur Bestimmung der Ranzigkeit werden 5—10 g Butterfett in einem Becherglase in einem Gemisch von 20 ccm Äther und 20 ccm Alkohol gelöst, mit Phenolphtalein versetzt und mit $\frac{n}{10}$ alkoholischer Kalilauge titriert. Von der verbrauchten Anzahl ccm wird die bei einem gleichzeitig mit derselben Menge Äther-Alkohol ausgeführten blinden Versuch erhaltene Anzahl ccm Lauge abgezogen. Aus der verbrauchten Menge $\frac{n}{10}$ Kalilauge berechnet man die Säuregrade oder die Anzahl ccm von Normal-Kalilauge, welche 100 g Fett zur Neutralisation erfordern, wobei man 1 ccm Normal-Kalilauge auf 100 g Butterfett mit einem Säuregrad bezeichnet. Eine Butter, die auf diese Weise 8 Säuregrade zeigt, steht an der äußersten Grenze eines guten Fettes.

Je mehr die Butter Wasser und Käsestoff enthält, um so leichter wird sie ranzig, was auf Faulen des Käsestoffes zurückzuführen ist. Erhält die Butter einen Salzzusatz, so bleibt sie, da Kochsalz konserviert, längere Zeit haltbar. Da der Genuß ranzig gewordener Butter sehr leicht Magenbeschwerden hervorzurufen vermag, so empfiehlt es sich, dieselbe vor ihrer Verwendung wieder vollkommen reinschmeckend zu machen, was man dadurch erreicht, daß man sie einige Zeit mit frischer Buttermilch behandelt. Die Butter wird gut auseinander geknetet und dazwischen mit der Buttermilch übergossen. Darauf tut man das Ganze in ein Butterfaß, in welchem reichlich von letzterer enthalten ist, und buttert einige Augenblicke durch. Wird nun die Butter von neuem ausgearbeitet und noch etwas Salz dazu gegeben, so hat sie ihren schönen, reinen Geschmack wieder erhalten. Man kann ranzig gewordene Butter auch auf folgende Weise verbessern: man knetet sie entweder tüchtig in frischer Milch ein oder man fügt ihr pro Kilo zwei Eßlöffel Salz und einen Eßlöffel feinpulverisierte reine Soda, beides in 1 Liter Wasser gelöst, hinzu und knetet sie damit durch. Übrigens hält sich Butter lange frisch, wenn man zu ihrer Aufbewahrung Porzellan oder Steingutgefäße mit gutem Verschluß verwendet.

7. Bestimmung der von Hüblschen Jodzahl.

Das Butterfett besteht aus den Glyzerinestern der Palmitin-Stearin-Margarin- und Ölsäure. Von diesen Säuren ist die Ölsäure die einzige ungesättigte Fettsäure, die in der Butter vorkommt. Die ungesättigten Fettsäuren haben nun die Eigenschaft, durch Addition von Halogenen in gesättigte Verbindungen überzugehen. So ist auch die für Butter allein in Betracht kommende Ölsäure imstande, auf je 1 Molekül 2 Atome Jod aufzunehmen. Bestimmt man nun für ein Butterfett die sogenannte Jodzahl, so gibt diese an, wieviel Prozent Jod das Fett zu addieren vermag, und bildet demnach ein Maß für den Gehalt einer Butter an Ölsäure.

Die zur Bestimmung der von Hüblschen Jodzahl erforderlichen Lösungen sind folgende:

a) Eine alkoholische Jodquecksilberchloridlösung. Es werden einerseits 25 g Jod, andererseits 30 g Quecksilberchlorid in je 500 ccm 95 prozentigen Alkohols gelöst. Letztere Lösung wird, wenn nötig, filtriert. Beide Lösungen werden getrennt aufbewahrt. Ihre Vereinigung erfolgt zu gleichen Teilen und soll mindestens 48 Stunden vor dem Gebrauch stattfinden. Die Jodquecksilberchloridlösung muß vor jeder Benutzung neu eingestellt werden, da ihr Titer wenig konstant ist und sich infolgedessen rasch ändert.

b) Natriumthiosulfatlösung. Sie enthält 24 g kristallisiertes $Na_2 S_2 O_3$ in 1 Liter Wasser gelöst. Man stellt die Lösung auf Jod ein nach der Methode von Volhard. Man löst 3.8740 g Kaliumbichromat zu 1 Liter auf. Man gibt 15 ccm einer 10 prozentigen Jodkaliumlösung in ein Stöpselglas mit eingeriebenem Glasstopfen von 250 ccm Inhalt, säuert mit 5 ccm konz. Salzsäure an und verdünnt mit 100 ccm Wasser. Unter tüchtigem Umschütteln bringt man hierauf 20 ccm der Kaliumbichromatlösung hinzu. Jeder

Kubikzentimeter derselben macht genau 0.01 g Jod frei. Man läßt nun unter Umschütteln von der $Na_2S_2O_3$-Lösung aus einer Bürette zufließen, wodurch die anfangs stark braune Lösung immer heller wird, setzt, wenn sie nur noch weingelb ist, etwas Stärkelösung hinzu und läßt unter Umschütteln noch so viel $Na_2S_2O_3$-Lösung vorsichtig zufließen, bis der letzte Tropfen die Blaufärbung der Jodstärke eben zum Verschwinden bringt.

Berechnung: Da 20 ccm Kaliumbichromatlösung 0.2 g Jod frei machen, so wird die gleiche Menge Jod von der verbrauchten Anzahl ccm $Na_2S_2O_3$-Lösung gebunden. Daraus berechnet man, wieviel Jod 1 ccm $Na_2S_2O_3$-Lösung entspricht. Die erhaltene Zahl, den Koeffizienten für Jod, bringt man bei allen Versuchen in Rechnung.

c) Chloroform zur Lösung des Fettes.

d) 10prozentige Jodkaliumlösung. 1 Teil Jodkalium in 10 Teilen Wasser.

e) Stärkelösung. 1 g Stärke mit 100 ccm heißem Wasser verkleistern.

Ausführung der Bestimmung: Man bringt durch Differenzwägung 0.8 bis 1 g klarfiltriertes Butterfett in die Stöpselflasche, löst das Fett in 15 ccm Chloroform auf und füllt mit einer Pipette 30 ccm Jodquecksilberchloridlösung ein. Die zugegebene Jodmenge muß so groß sein, daß nach zweistündigem Stehen die Flüssigkeit noch stark braun gefärbt ist. Tritt nach dieser Zeit eine Entfärbung ein, so muß man noch 25 ccm Jodlösung zusetzen, damit die braune Färbung bestehen bleibt. Man versetzt darauf die Mischung mit 15 ccm Jodkaliumlösung, schwenkt um und fügt 100 ccm Wasser hinzu. Scheidet sich ein roter Niederschlag von Quecksilberjodid aus, so muß man ihn durch weitere Zugabe von Jodkaliumlösung in Lösung bringen. Man läßt nun aus der Bürette $Na_2S_2O_3$-Lösung zufließen, bis die wässrige Flüssigkeit und die Chloroformschicht nur noch schwach gefärbt sind. Jetzt wird etwas Stärkelösung zugefügt, wodurch die Flüssigkeit sich blau färbt, und zu Ende titriert d. h. bis zum Verschwinden der Blaufärbung. Mit jeder Versuchsreihe ist ein blinder Versuch ohne Anwendung von Fett, aber mit Chloroform anzustellen. Bei der Berechnung der Jodzahl ist der für den blinden Versuch nötige Verbrauch in Abzug zu bringen. Vor jeder Operation wird der Titer der Jodquecksilberlösung unter Anwendung von 30 ccm derselben mit der $Na_2S_2O_3$-Lösung ermittelt. Man berechnet aus den Versuchsergebnissen, wieviel g Jod von 100 g Butterfett aufgenommen werden, und erhält so die v. Hüblsche Jodzahl des Butterfettes.

Beispiel: Beträgt der Natriumthiosulfatverbrauch für den blinden Versuch 53.1, ist der Koeffizient für Jod = 0.0101, und hat die angewandte Fettmenge von 1.1207 g 21.4 ccm Natriumthiosulfat verbraucht, so berechuet sich die Jodzahl

$$\frac{(53.1 - 21.4) \times 0.0101 \times 100}{1.1207} = 28.57 \text{ g Jod.}$$

8. Bestimmung der Hehnerschen Zahl.

Durch diese Zahl werden die unlöslichen Fettsäuren bestimmt. Die Ausführung geschieht in folgender Weise:

3—4 g Butterfett werden in einer Porzellanschale mit 1—2 g Natriumhydroxyd und 50 ccm Alkohol auf dem Wasserbade vollständig verseift. Die teigartige Seife wird in 100—150 ccm Wasser gelöst und mit Salzsäure angesäuert. Man erhitzt, bis sich die Fettsäuren an der Oberfläche als klares Öl gesammelt haben, und filtriert durch ein bei 100° getrocknetes und gewogenes Filter, wobei man das Filter zunächst bis zur Hälfte mit heißem Wasser anfüllt. Man wäscht mit siedendem Wasser bis zu 2 Liter Waschwasser aus. Nachdem die Fettsäuren erstarrt sind, werden sie entweder direkt gewogen oder sie werden zunächst in Äther gelöst und in einem tarierten Kölbchen nach Abdunstung des Äthers gewogen. Aus den Ergebnissen berechnet man, wieviel Gewichtsteile unlöslicher Fettsäuren in 100 Gewichtsteilen Butterfett enthalten sind, und erhält so die Hehnersche Zahl.

9. Die Bestimmung der Silberzahl.

Diese Bestimmung wird nur dann ausgeführt, wenn es sich um eine Verfälschung von Butter mit Kokosfett oder Palmin handelt. Da bei dieser Arbeitsweise die absolute Höhe der Silberzahl, welche für eine normale Butter zwischen 3 und 6 liegt, außer Betracht kommt, so werden zwei Silberzahlen bestimmt, und nur das Verhältnis dieser beiden Zahlen ist maßgebend. Ist die zweite Silberzahl höher wie die erste, so darf auf Anwesenheit von Kokosfett geschlossen werden.

Zur Ausführung dieser Methode wird zunächst eine erste Reichert-Meißl-Zahl in der gewöhnlichen Weise bestimmt. Zu den titrierten 100 ccm fügt man 40 ccm $\frac{n}{10}$ Silbernitratlösung hinzu, filtriert und wäscht den Niederschlag bis auf 200 ccm Filtratmenge aus. Zur Flüssigkeit werden 50 ccm $\frac{n}{10}$ Chlornatriumlösung gegeben, und der Überschuß an Kochsalz unter Anwendung von Kaliumchromat als Indikator mit $\frac{n}{10}$ Silberlösung zurücktitriert. Der Unterschied zwischen den im ganzen verbrauchten ccm $\frac{n}{10}$ Silberlösung und den zugegebenen ccm $\frac{n}{10}$ Kochsalzlösung, erhöht um den zehnten Teil, ist die „erste Silberzahl“. Sie drückt die Anzahl ccm $\frac{n}{10}$ Silberlösung aus, die zur Fällung der gelösten flüchtigen Fettsäuren in 110 ccm neutralisiertem Destillat aus 5 g Butterfett erforderlich sind.

Es wird nun eine zweite Reichert-Meißl-Zahl bestimmt in der Art, daß zuerst 100 ccm Flüssigkeit überdestilliert werden, dann die Destillation unterbrochen wird, und 100 ccm destilliertes Wasser in den Destillationskolben hineingegeben werden, dann wieder 100 ccm abdestilliert, nochmals 100 ccm hinzugegeben und endlich noch 100 ccm abdestilliert werden. Im ganzen erhält man also 300 ccm Destillat. Dasselbe wird filtriert, und 250 ccm des Filtrates werden mit Natronlauge neutralisiert. Zu der neutralisierten Flüssigkeit werden 40 ccm $\frac{n}{10}$ Silberlösung zugefügt, der Niederschlag abfiltriert und bis auf 350 ccm Filtratmenge ausgewaschen. Im übrigen wird wie oben verfahren. Die erhaltene Zahl, erhöht um den fünften Teil, ist die „zweite Silberzahl".

10. Nachweis kleiner Mengen Kokosfett in Butter.

Gute Ergebnisse liefert beim Nachweise kleiner Mengen Kokosfett in Butter die Berücksichtigung der in Wasser löslichen und unlöslichen Fettsäuremengen. Bezeichnet man die Verseifungszahl der Butter mit A, die in Wasser lösliche Säuremenge mit B, die Verseifungszahl der in Wasser unlöslichen Säuren mit a, die in Wasser unlösliche Säuremenge mit b, und bestimmt nun die Verhältniszahlen $A : B = R$ und $a : b = r$, so ist bei reiner Butter R stets kleiner als r, während bei einem Zusatze von 5 % Kokosfett R größer als r wird.

11. Die Phytosterin- und die Phytosterinazetatprobe zum Nachweise von Pflanzenfetten in Tierfetten.

Zu 50 g Fett setzt man in einem Kolben 20 g Kalihydrat, ebensoviel Wasser und 50 ccm 70prozentigen Alkohol. Man erwärmt solange auf dem Wasserbade, bis vollständige Verseifung eingetreten ist, verdünnt die Seifenlösung mit Wasser auf 1000—1200 ccm und schüttelt sie im Scheidetrichter mit 500 ccm Äther durch. Die von der wässrigen Schicht getrennte Ätherschicht wird ev. filtriert und der Äther abdestilliert. Da der Rückstand noch Seife enthält, so wird er in etwas Äther gelöst und im Scheidetrichter mit einer klaren Eisensulfatlösung versetzt, um die Seife als Eisenseife vollständig auszufällen. Nachdem man letztere durch allmähliges Zugeben von Wasser entfernt hat, wird die Ätherlösung zur Entfernung des Wassers mit dem gleichen Volumen Ligroin geschüttelt. Nachdem man Äther und Ligroin hat verdunsten lassen, löst man den Rückstand in warmem Alkohol, läßt verdunsten und breitet die sich beim Erkalten bildende Kristallmasse auf einer größeren Tonplatte aus. Um die Kristalle in einem reinen Zustande, d. h. frei von Fett und Seife zu erhalten, kristallisiert man sie drei- bis viermal aus wenig heißem Alkohol um. Aus der alkoholischen Lösung kristallisiert das Cholesterin der Tierfette in dünnen Tafeln von rhombischem Umriß, die wahrscheinlich dem triklinen Systeme angehören. Das Phytosterin der Pflanzenfette dagegen kristallisiert in sternenförmigen oder in Büscheln angeordneten Nadeln, die den Eindruck des monoklinen Systems machen. Auf die Ermittlung der Kristallform beider Körper beruht die Phytosterinprobe. Die Kristallformen beider Körper sind so verschieden, daß sich Cholesterin von Phytosterin leicht unterscheiden läßt. In Gemischen von Tierfetten mit Pflanzenfetten kristallisieren beide Körper nicht getrennt aus, sondern nur in einer Form, die entweder dem Phytosterin fast gleich oder beim Vorherrschen des Cholesterins von beiden verschieden ist.

In Verbindung mit der Phytosterinprobe wird die Phytosterinazetatprobe ausgeführt. Diese besteht darin, daß man den Schmelzpunkt des Phytosterinazetates bestimmt. Da es hierbei auf eine genaue Schmelzpunktbestimmung ankommt, so ist es selbstverständlich, daß alle Umstände, welche eine Schmelzpunktbestimmung beeinflussen, gerade bei der des Phytosterinazetates in Betracht gezogen werden müssen. Die Formel, nach welcher die Korrektion eines am Thermometer abgelesenen Schmelzpunktes erfolgt, wird als bekannt vorausgesetzt. Es kommt bei der Schmelzpunktbestimmung des Phytosterinazetates darauf an, daß man ein äußerst reines Präparat in Anwendung nimmt. Um das Azetat rein darzustellen, verfährt man in folgender Weise: Man verdampft den Inhalt der Kristallisationsschale, in welcher in der geschilderten Weise die Rohalkohole Phytosterin und Cholesterin gewonnen wurden, auf dem Wasserbade zur Trockene ein, versetzt den Rückstand mit 2—3 ccm Essigsäureanhydrid, erhitzt unter Bedeckung des Schälchens mit einem Uhrglase auf dem Drahtnetz ¼ Minute zum Sieden und verdunstet den Überschuß an Anhydrid auf dem Wasserbade. Den erhaltenen Rückstand löst man darauf unter Erwärmen mit soviel absolutem Alkohol, als eben zur Lösung des gebildeten Essigsäureesters erforderlich ist, setzt nach erfolgter Lösung noch einige ccm Alkohol hinzu und überläßt die klare Lösung bei Zimmertemperatur in bedeckter Schale der Kristallisation. Mehrmaliges Auflösen und Auskristallisierenlassen ist zwecks der Reindarstellung des Esters unbedingt erforderlich. Von der dritten Kristallisation ab bestimmt man den Schmelzpunkt und wiederholt diese Bestimmung bei jeder folgenden Kristallisation, bis daß eine Konstanz im Schmelzpunkt der aufeinanderfolgenden Kristallisationen eingetreten ist. Schmilzt nach der letzten Kristallisation der Ester bei 116° (korrigierter Schmelzpunkt) nicht vollständig, so ist ein Zusatz von Pflanzenfett anzunehmen, schmilzt er bei 117° oder noch höher, so läßt dies mit Sicherheit auf einen Zusatz von Pflanzenfett zum Tierfett schließen.

12. Nachweis von Pflanzenölen mit Phosphormolybdänsäure.

1 g des geschmolzenen und klar filtrierten Fettes löst man in einem dickwandigen, mit Stöpsel verschließbaren Probierröhrchen in 5 ccm Chloroform, setzt 2 ccm einer frischbereiteten Lösung von Phosphormolybdänsäure und einige Tropfen Salpetersäure zu und schüttelt kräftig durch. Bei Abwesenheit von Pflanzenölen bleibt das Gemisch gelb, bei deren Anwesenheit tritt jedoch Reduktion ein: Die Mischung wird grünlich, bei bedeutenden Zusätzen smaragdgrün. Läßt man einige Minuten stehen, so scheidet sich die Flüssigkeit in zwei Schichten: Die untere Chloroformschicht erscheint wasserhell, während die obere grün ist. Macht man die saure Mischung mit Ammoniak alkalisch, so geht die grüne Farbe in Blau über.

13. Kombiniertes Verfahren der Fettanalyse.

Obschon dasselbe nie zur Anwendung kommt, bedarf es doch einer kurzen Schilderung. 5 g Fett werden in einem 300 ccm fassenden Schottschen Kolben mit 10 ccm alkoholischer Lauge verseift. Nach Feststellung der Verseifnngszahl, wobei mit möglichst wenig Phenolphtalein zu arbeiten ist, versetzt man die neutrale Seifenlösung mit 0.5 ccm alkoholischer Lauge und 20 g Glyzerin. Alkohol und Wasser werden nun durch Erhitzen über freier Flamme vorsichtig verjagt (8—10 Minuten), der sirupöse Rückstand mit 90 ccm ausgekochten Wassers verdünnt, die so erhaltene Seifenlösung mit 50 ccm Reichert-Meißl-Schwefelsäure versetzt, worauf 110 ccm abdestilliert werden. Die weiteren Ausführungen zur Bestimmung der Reichert-Meißl- und Polenske-Zahl bleiben dieselben. Der die nicht flüchtigen Fettsäuren enthaltende Kolben wird fast bis zum Kolbenhals mit heißem destillierten Wasser gefüllt. Man läßt die verflüssigten festen Fettsäuren an der Oberfläche sich sammeln und beschleunigt ihre Erstarrung durch Eintauchen in kaltes Wasser. Die saure Flüssigkeit wird von dem Fettsäurekuchen abgegossen, der Kolben bis zur neutralen Reaktion des Waschwassers mit destilliertem Wasser ausgewaschen, worauf man den Fettsäurekuchen nochmals durch Auffüllen mit heißem Wasser verflüssigt und die Fettsäuren zum Erstarren bringt. Nach Abgießen der Flüssigkeit und nach Auswaschen des Kolbens nimmt man die festen Fettsäuren mit Äther auf. Die ätherische Lösung wird drei Stunden lang über Chlorkalzium getrocknet, filtriert und der Äther abdestilliert. Man trocknet die Fettsäuren etwa $^3/_4$ Stunden lang bei 100°, bringt sie möglichst quantitativ in einen gewogenen 60 ccm fassenden Erlenmeyerkolben, fügt nach Feststellung des Gewichtes der Fettsäuren 10 ccm alkoholische Lauge hinzu und bestimmt in der gewöhnlichen Weise die Verseifungszahl.

V. Die Betriebskontrolle und die Berechnung der Butterausbeute.

Betriebskontrolle.

Verarbeitet werden	5000	kg	Milch mit	3.15 %	Fett
Gewonnen seien	4296.1	„	Magermilch mit	0.12 „	„
	529.2	„	Buttermilch mit	0.55 „	„
	174.7	„	Butter mit	85.53 „	„

Also Eingang 5000 kg Milch mit 3.15 % Fett 157.50 kg Fett

Produkte	4296.1 kg	Magermilch mit	0.12 % Fett	5.16 kg Fett
	529.2 „	Buttermilch	„ 0.55 „ „	2.91 „ „
	174.7 „	Butter	„ 85.53 „ „	149.42 „ „
	5000 kg			157.49 kg Fett

100 kg Milch mit 3.15 kg Fett zerfallen in

85.90 kg	Magermilch mit	0.1032 kg Fett und
10.58 „	Buttermilch „	0.0582 „ „
	zusammen	0.1614 kg Fett

Es bleiben also übrig 3.15 — 0.1614 = 2.9886 kg Fett.

Da 149.42 kg Fett 174.7 kg Butter ergeben haben, so gewann man aus 100 kg Milch

$$\frac{2.9886 \times 174.7}{149.42} = 3.5 \text{ kg} = 7.0 \text{ Pfund Butter}$$

Erhielt man für 1 Pfund Butter 1.20 Mk., so kosten 7 Pfund Butter 8.40 Mk., d. h. für 1 kg Milch entsprechende Menge Fett 8.40 Pfennig.

Berechnung der Butterausbeute.

Zur Berechnung der Butterausbeute operiert man mit den beiden folgenden Begriffen:

$$a = \text{Aufrahmungsgrad} = \frac{\text{gewonnene Menge Rahm}}{\text{Rahmfettgehalt}}$$

$$b = \text{Ausbutterungsgrad} = \frac{\text{die in die Butter übergegangene Menge Fett}}{\text{Rahmfettmenge}}$$

Der Aufrahmungsgrad ist verschieden, je nach der Art der Aufrahmung, höher beim Schleudern als beim alten Aufrahmungsverfahren. Bei gleichem prozentischen Fettgehalt der Magermilch steigt der Aufrahmungsgrad mit zunehmendem Fettgehalt der Vollmilch und mit abnehmendem Fettgehalt der Magermilch.

Der Ausbutterungsgrad ist beim Verbuttern von saurem Rahm höher als beim Verbuttern von süßem Rahm und bei letzterem höher als beim Milchbuttern.

Bezeichnet B die zu erwartende Buttermenge, a den Aufrahmungsgrad, b den Ausbutterungsgrad, f den prozentischen Fettgehalt der Milch, v die in der Gewichtseinheit Butter enthaltene Fettmenge, so erhält man die zu erwartende Buttermenge aus folgender, in Buchstaben ausgedrückten Formel:

$$B = f \times \frac{a \times b}{v}$$

Beispiel: $a = 0.92$, $b = 0.96$, $v = 0.83$, $f = 3$, gegebene Milchmenge = 100 kg, so ist die aus 100 kg Milch zu erwartende Butterausbeute

$$= 3 \times \frac{0.92 \times 0.96}{0.83} = 3.192 \text{ kg}$$

Zur Gewinnung von 1 kg Butter aus der gleichen Milch würde eine Milchmenge von

$$\frac{100}{3.192} = 31.328 \text{ kg}$$

erforderlich sein.

Es ist selbstverständlich, daß die Veränderlichkeit einer der in der Rechnung eingeführten Faktoren einen erheblichen Einfluß auf das Resultat der Butterausbeute hat.

Bezeichnet man den prozentischen Fettgehalt der Milch mit f und nimmt man an, daß die fertige Butter 84% Fett enthält, so findet man die Butterausbeute x beim Verbuttern gesäuerter Milch aus der Formel

$$x = 1.05 \times f$$

und beim Verbuttern gesäuerten Rahmes, wenn der Fettgehalt der gewonnenen Magermilch 0.2% beträgt, und man 20% Rahm nimmt, aus der Formel

$$x = 1.155 \times f - 0.185.$$

Wenn man aus einer beliebigen Milchmenge von m kg mit f% Fett in regelrechter Weise b kg Butter gewinnt, so lassen sich die Beziehungen zwischen diesen drei Größen durch folgende Formel ausdrücken:

$$b = \frac{m \times f}{83.33}$$

aus der sich jede der drei Größen berechnen läßt, wenn die beiden anderen bekannt sind.

Ergeben 100 kg Milch 16.68% Rahm, 82.75% Magermilch und einen Verlust von 0.57%, und dividiert man mit 16.68 in 100, so erhält man 5.995, eine Zahl, die angibt, wieviel Gewichtsteile Milch auf 1 Gewichtsteil Rahm treffen. Diese Zahl braucht man zur Berechnung der Butterausbeute in denjenigen Fällen, wo man nicht allen aus der ganzen verarbeiteten Milchmenge erhaltenen

Rahm verbuttert. Hätte man z. B. aus der ganzen Milchmenge 10 kg Rahm verbraucht, so müßte man die verarbeitete Milchmenge um $10 \times 5.995 = 59.95$ kg Milch verringern, um diejenige Milchmenge zu finden, welche der gewonnenen Buttermenge entspricht.

Neuerdings hat Hittcher zur Berechnung der Butterausbeute eine Formel aufgestellt, die in folgender Gleichung ihren Ausdruck findet:

$$B = 1.2 \times f - 0.26.$$

Zu Grunde gelegt ist bei dieser Hittcherschen Butterausbeuteformel, die viel Anwendung findet, ein Fettgehalt der Magermilch von 0.15 %. Beträgt der Fettgehalt der Milch 3 %, so ergibt sich nach dieser Formel

$$1.2 \times 3 - 0.26 = 3.34 \text{ kg Butter.}$$

Für gewöhnlich kann man sich schließlich mit folgender Formel behelfen:

$$B = \frac{\text{Rahmfettgehalt} - 0.4125}{84} \times 100$$

Diese Formel drückt die Buttermenge in kg aus, welche aus 100 kg Rahm mit etwa 20 % Fett gewonnen wird.

Zur Erläuterung der Herkunft des Wertes 0.4125 diene folgende Erklärung:

In der Annahme, daß die Buttermilch 0.55 % Fett enthält und von 100 kg Rahm 75 kg Buttermilch gewonnen werden, berechnet sich $\frac{75 \times 0.55}{100} = 0.4135$ kg Fett, welches in der Buttermilch verbleibt.

Viertes Kapitel.

Die Käseuntersuchung.

Der Käse sollte in keinem Haushalte arbeitender Menschen fehlen, nicht allein, weil er den Appetit reizt und die Verdauung befördert, sondern auch weil nach seinem Genusse ein außerordentlich angenehmes Gefühl der Sättigung eintritt. Und dieses Gefühl der Sättigung ist keine Vorspiegelung falscher Tatsachen; denn tatsächlich enthält der Käse wertvolle Bestandteile für den Aufbau unseres Körpers. Die unendliche Mannigfaltigkeit der Käsesorten schließt eine Ermüdung des Geschmackes beim Käsegenuß von vornherein aus. Die städtischen Käseladen bieten einen erfreulichen Anblick:

italienische, französische, deutsche, holländische, englische und Schweizer Käse sind in großer Menge vertreten. Da der Käse ein so überaus wichtiges Volksnahrungsmittel ist, so darf selbst in dem unscheinbarsten Buche über Milchwirtschaft eine kurze Übersicht über die Untersuchungsmethoden dieses edlen Molkereierzeugnisses nicht fehlen.

I. Bestimmung des relativen Fettgehaltes mit der Herzschen Käsewage.

Diese Bestimmung ist von größter Wichtigkeit für die Beurteilung der Käse nach ihrem Fettgehalt, obschon für die Beurteilung des Handelswertes eines Käses der Fettgehalt nicht allein ausschlaggebend ist, sondern ein Käse dem Konsum und Konsumenten um so wertvoller ist, je vollkommener die für die betreffende Handelssorte des Käses geforderten Eigentümlichkeiten, Geschmack, Geruch, Aussehen, Beschaffenheit des Teiges, in ihm ausgeprägt sind. So können fehlerhafte Käse mit 35—45 % Fett in der Trockenmasse billiger gehandelt werden als gut gelungene Käse, die aber nur 25—35 % Fett in der Trockenmasse enthalten. Da je nach dem Reifungsgrade und der Herstellungsweise des Käses sein Wassergehalt schwankt, so kommt es auf den absoluten Fettgehalt im Käse nicht an, sondern vielmehr auf den relativen, d. h. auf denjenigen, der in 100 Teilen Trockenmasse enthalten ist. Bei der Untersuchung von Käse, ob derselbe als vollfett, halbfett, viertelfett usw. bezeichnet werden darf, wird also der prozentische Fettgehalt der Trockenmasse zu Grunde gelegt. Um diesen zu ermitteln, muß neben dem absoluten Fettgehalt auch der Trockensubstanzgehalt im Käse bestimmt werden. Für die Beurteilung eines Käses hält man an folgenden Grenzwerten fest:

vollfett = über 45 % Fettgehalt in der Trockenmasse,
fett = 35—45 % Fettgehalt in der Trockenmasse,
halbfett = 25—35 % Fettgehalt in der Trockenmasse,
viertelfett = 25—15 % Fettgehelt in der Trockenmasse,
mager = unter 15 % Fettgehalt in der Trockenmasse.

Diese Fettgehaltszahlen der Käsetrockenmasse hat vor einigen Jahren die deutsche Landwirtschaftsgesellschaft in Berlin als Grenzwerte für obige fünf Klassen festgesetzt, um Anhaltspunkte für eine Klassifizierung der Käse zu erhalten. Als eine weitere Gruppe nehmen die Nahrungsmittelchemiker noch solche Käse an, die über 50 % in der Trockenmasse enthalten, und bezeichnen diese als „überfette" Käse.

Die Bestimmung des Fettgehaltes der Käse, wenn irgend möglich in Verbindung mit derjenigen der Trockenmasse, gibt alsbald Aufschluß darüber, was ein Käse wert ist oder nicht.

Da in der Praxis der Nahrungsmittelkontrolle für die Prüfung der Frage, ob ein Käse aus Vollmilch, Magermilch oder Mischungen beider hergestellt ist, ausschließlich der prozentische Fettgehalt der Trockenmasse als wichtigstes Entscheidungsmerkmal dient, so muß der Meierist selbstverständlich auch mit dieser Bestimmung bekannt werden. Zur möglichst raschen, billigen und zuverlässigen Ausführung der Bestimmung dient die Käsewage von Herz, mit welcher man das spezifische Gewicht des Käses an kleinen Ausschnitten bestimmt, die keine Luftblasen enthalten. Fett ist leichter, Käsestoff schwerer als Wasser, Luftblasen wiegen noch leichter als Fett. Um sie zu beseitigen, schneidet man 1—2 mm dicke Scheiben aus dem Käse, zerteilt sie dann auf einem Blatte Pergamentpapier mit dem Messer erst der Länge nach in Stäbchen, dann der Breite nach in Würfelchen, die keine Löcher mehr enthalten, und nimmt zur Prüfung eine Messerspitze voll von diesen Käsestückchen. Es ist aber bequemer, das spezifische Gewicht von Flüssigkeiten (Milch, Salzlösungen) zu ermitteln, als das von festen Körpern, z. B. Käse. Deshalb gibt man die Käsestückchen in eine Flüssigkeit von veränderlichem spezifischen Gewicht, z. B. in eine Kochsalzlösung, der man soviel Wasser oder soviel einer gesättigten (also stärkeren und schwereren) Salzlösung hinzufügt, bis die Flüssigkeit dasselbe spezifische Gewicht zeigt, als wie die Käsestückchen. Man wirft also eine Messerspitze voll von den Käsestückchen in einen Glaszylinder, der Salzlösung enthält (1/4 Pfund gewöhnliches Kochsalz im Liter), und sieht unter Beobachtung, daß die Flüssigkeit nicht zu warm und nicht zu kalt, möglichst nahe bei 17.5° Celsius ist, zu, wie die Käsestückchen sich verhalten. Es sinken nun entweder fast alle Stückchen bald zu Boden, dann enthält die Trockenmasse des Käses, wie die in dieselbe Flüssigkeit eingetauchte Käsewage anzeigt, weniger als 35 % Fett, oder es streben die meisten Stückchen nach oben, um erst nach längerem Stehen zu sinken, nachdem sie sich mit Salzwasser angesaugt haben, dann enthält die Trockenmasse mehr als 35 % Fett, oder aber die meisten Stückchen schweben lange in der bewegten Flüssigkeit und sammeln sich später teils am Boden, teils an der Oberfläche an, dann wird der Fettgehalt der Tockenmasse ziemlich genau 35 % betragen. Man liest demnach auf der Käsewage nicht das spezifische Gewicht selbst ab, sondern die bei 17.5° Celsius ermittelten Käsegrade, worunter man weiter nichts als die dem beobachteten spezifischen Gewichte annähernd entsprechenden Werte für den Fettgehalt des trocken und wasserfrei gedachten Käses zu verstehen hat.

Vollkommene Übereinstimmung der abgelesenen Käsegrade mit dem wirklichen genauen prozentischen Fettgehalt der Trockenmasse kann man von dieser Vorprüfung nicht verlangen. Zweck der Käsewage ist daher nur das Ausfindigmachen derjenigen Käseproben, die verdächtig sind und vom Chemiker genauer untersucht werden müssen. Die Käsewage von Herz kann nur beim milchwirtschaftlichen Verein im Algäu in Kempten bestellt werden. Der Versand erfolgt dann durch Joh. Greiner, Präzisions-Glasinstrumentenfabrik in München, nebst Gebrauchsanweisung.

Die 5 erforderlichen Salzlösungen enthalten folgende Salzmengen:

$18^1/_2$ g Salz in 100 ccm destilliertem Wasser gelöst für Magerkäse d. h. für 20 % und darunter.
16 g Salz in 100 ccm destilliertem Wasser gelöst für viertelfette Käse d. h. für 25 %,
13 g Salz in 100 ccm destilliertem Wasser gelöst für halbfette Käse d. h. für 35 %,
11 g Salz in 100 ccm destilliertem Wasser gelöst für dreiviertelfette Käse d. h. für 40 %,
$7^1/_2$ g Salz in 100 ccm destilliertem Wasser gelöst für Vollfette Käse; die Käsewage sinkt bis etwa 50 ein.

Aus diesen Salzgehaltszahlen geht hervor, daß, je fetter ein Käse ist, um so leichter die Salzlösung sein muß, d. h., um so weniger Salz sie enthalten muß, wenn der Käse in ihr schwimmen soll. Bestimmt man das spezifische Gewicht dieser Salzlösungen mit der Käsewage, so findet man, daß sie den Käsegraden annähernd entsprechen. Es genügt zwecks Ausführung der Untersuchung, etwas von den Salzlösungen in je ein Glas zu gießen und zu beobachten, in welcher der Lösungen einige hineingeworfene Stückchen eines zu prüfenden Käses in der Schwebe sich erhalten. Zu bemerken ist noch, daß nach einiger Zeit die Stückchen infolge Vollsaugens mit Salzlösung selbstverständlich zu Boden gehen.

II. Bestimmung des absoluten Fettgehaltes im Käse.

Der Chemiker ermittelt den relativen Fettgehalt eines Käses nicht mit der Herzschen Käsewage, sondern in getrennter Weise, indem er nicht nur den absoluten Fettgehalt für sich, sondern auch die Gesamttrockenmasse für sich bestimmt. Hierzu ist eine richtige Durchschnittsprobe nötig, über deren Herstellung im Abschnitt Fettbestimmungsmethoden das Nähere gesagt worden ist.

1. Nach Gottlieb Röse.

Die Ausführung der genauesten Fettbestimmungsmethode für Käse nach Gottlieb Röse ist im Abschnitt „Fettbestimmungen" behandelt worden, so daß hier nur auf die betreffende Stelle hingewiesen zu werden braucht.

2. Käsefettbestimmung nach van Gulik.

Die van Gulikschen Käsebutyrometer sind speziell für die Fettbestimmung erdacht. Man verschließt den engeren Teil des Prüfers mit einem passenden Gummistopfen und gibt durch die erweiterte Öffnung, um Verluste beim nachherigen Einfüllen des Käses zu vermeiden, 15 ccm Schwefelsäure vom spezifischen Gewichte 1.50 hinein. Dann wiegt man 3 g Käse auf einer gröberen Wage in einer tarierten Porzellanschale ab, bringt sie mittels Pinsels quantitativ in den erweiterten Raum des Prüfers hinein und verschließt mit einem passenden Gummistopfen. Würde man den Käse vor der Schwefelsäure einfüllen, so könnten Käsestückchen in den engen Teil hineingelangen und so zu Verlusten Anlaß geben. Dann stellt man den Prüfer in ein Wasserbad von 70° und löst den Käse unter Schütteln auf. Erst nach vollständiger Lösung, die vielleicht eine halbe Stunde in Anspruch nimmt, fügt man 1 ccm Amylalkohol zu und füllt mit Schwefelsäure bis zum Teilstrich 35 auf. Man durchmischt den Inhalt vorsichtig und läßt den Prüfer etwa 5 Minuten unberührt im Wasserbade stehen. Dann schleudert man 4 Minuten, wenn möglich in einer erwärmten Zentrifuge, läßt abermals 5 Minuten im Wasserbade stehen und liest direkt den absoluten Fettgehalt ab.

3. Die Lipometrie nach Burstert.

Wichtig nicht allein für Chemiker, sondern auch für Käsegroßhändler ist die sogenannte Lipometrie nach Burstert, eine Fettbestimmungsmethode, die innerhalb 30 Minuten genaue, mit der Gewichtsanalyse übereinstimmende Resultate ergibt. Sie beruht darauf, daß der Käse in einem bestimmten Säuregemisch, welches im Liter 500 ccm Gerberschwefelsäure, 250 ccm Eisessig und 250 ccm Wasser enthält, aufgelöst, und das Fett ohne weiteres durch Zentrifugieren zur Abscheidung gebracht wird. Das abgeschiedene Fett wird dann in eine Skalenröhre gedrängt, an der direkt die Fettprozente abgelesen werden können. Da die Auflösung des Käses in einem besonderen, birnenförmig gestalteten Lösungskolben von 110 ccm Inhalt erfolgt, und die Fettabscheidung ohne Amylalkohol vor sich geht, so muß das Zentrifugieren in einer besonders gebauten, der Apparatur beigegebenen Zentrifuge vorgenommen werden.

Man verschließt die kleine Öffnung des Lösungskolben mit einem gut passenden Gummistopfen und wägt möglichst genau 10 g Käse ein; dann gibt man soviel Lösungsflüssigkeit hinzu, bis die Oberfläche derselben die größte Ausdehnung erreicht hat, und stellt den Kolben in ein Wasserbad von ca 50°, das man allmählich zum Sieden bringt. Weichkäse löst sich in 4—6 Minuten, Hartkäse, namentlich magere, in 10—15 Minuten. Nach erfolgter Lösung beläßt man den beschickten Kolben noch einige Minuten im kochenden Wasserbade, verschließt ihn dann mit einem Gummistopfen, in dessen Durchbohrung ein Glasstäbchen fest eingelassen ist, und bringt ihn umgekehrt in die Zentrifuge d. h. mit der kleinen Öffnung nach oben. Nach 1 Minute Schleuderns hat sich meist schon das Fett klar abgeschieden, wenn nicht, so schleudert man noch etwas länger. Man nimmt nun den Kolben aus der Zentrifuge, entfernt den Stopfen der kleinen oberen Öffnung und setzt das Skalenrohr auf. Dann drängt man durch Säurezuführung von unten her in den Kolben das Fett in der Skala hinauf, indem man das Zuleitungsglasrohr in die Bohrung des unteren Gummistopfens einzwängt und so das Glasstäbchen in den Kolben hineinstößt. Ist das abgeschiedene Fett in die Meßröhre hinaufgestiegen, so verschließt man das Säurezuführungsrohr mit einem Schlauchstück und Quetschhahn, stellt den Kolben mit darauf befindlichen Meßrohr in ein dazu passendes Stativ und bringt die ganze Apparatur in ein Wasserbad von 60—65°. Nach etwa 5 Minuten nimmt man den Lipometer heraus und liest direkt die Fettprozente ab.

III. Die Trockensubstanzbestimmung im Käse.

1. Kemptener Vereinbarung.

Man wiegt 2—4 g Käse in eine mit ausgeglühtem Seesand und abgeplattetem Glasstäbchen versehene tarierte Nickelschale ein, verreibt und zerdrückt ihn mit Hilfe des Glasstäbchens innig mit dem Seesand und trocknet das Ganze im Wasserdampftrockenschranke bis zur annähernden Gewichtskonstanz, indem man zwischendurch, nach dreistündigem Trocknen etwa, eine Wägung vollführt. Die Kemptener Vereinbarung schreibt vor dem Haupttrocknen ein einstündiges Vortrocknen auf dem kochenden Wasserbade vor; dadurch wird mitunter beim Haupttrocknen an Zeit gespart. Noch schneller soll das Trocknen vor sich gehen, wenn man den auf dem siedenden Wasserbade vorgetrockneten Käse in einen Glyzerintrockenschrank bringt, der so gespeist ist, daß man mit ihm eine konstante Temperatur von 106—108° erreicht. Bei dieser Temperatur soll meist schon eine Gewichtskonstanz nach 2 Stunden eingetreten sein, es liegt aber die Gefahr nahe, daß das Fett des Käses sich bei dieser hohen Temperatur zersetzt.

2. Handelsanalyse.

Nicht so groß ist die Gefahr einer Zersetzung des Fettes bei derjenigen Temperatur, die die Handelsanalyse zum Trocknen des Käses vorschreibt. Bei der Handelsanalyse zur Bestimmung der Käsetrockenmasse arbeitet man mit einer Temperatur von 103—104° im Glyzerintrockenschrank, der mit einer Mischung aus gleichen Teilen Glyzerin und Wasser gespeist wird. Man läßt Seesand und Glasstab fort und wägt den Käse in die verdeckte tarierte Nickelschale. Dadurch, daß man während der Wägung die Schale zugedeckt hält, ist jeder Wasserverlust aus dem Käse ausgeschlossen. Man läßt die beschickte Schale, natürlich ohne Deckel, nun 6 Stunden lang bei 103—104° trocknen, nimmt sie dann aus dem Trockenschrank heraus, bringt sie in den Exsikkator und bestimmt nach dem Erkalten ihr Gewicht. Ein Nachtrocknen ist nicht vorgeschrieben.

3. Mit der Kosmoswage:

Man stellt auf jede Wagschale einen Becher und tariert die Wage mittels der Stellschraube ein. An dem rechten Tragbügel hängt man nun das Käsegewicht = 5 g und füllt in den Becher auf der anderen Seite soviel Käse ein, bis die Wage wieder einspielt. Der rechte Tragbügel wird nun noch mit dem „Butter“- und mit dem „S“-Gewicht (10 g und 15 g) belastet, und die Schale, welche die abgewogene Käsemenge enthält, mit einem Glasstabe und einem Maße ausgeglühten Seesandes versehen, und das Gleichgewicht durch Drehen an der Stellschraube wieder hergestellt. Nachdem man den Käse getrocknet, stellt man den erkalteten Becher auf die Wagschale zurück, entfernt das 5 g-Gewicht und bringt die Wage durch Aufsetzen der Reiter auf die rechte Seite des Wagebalkens ins Gleichgewicht zurück. Größte Reiter auf 5, der zweite Reiter auf 7, der kleinste Reiter auf 4, Trockensubstanzgehalt = 57.4%. Im Durchschnitt weichen die Resultate, die mit der Kosmoswage gefunden werden, von denen der Gewichtsanalyse um + 0.062 ab.

4. Berechnung des Trockensubstanzgehaltes im Käse.

Die Gesamttrockenmasse im Käse läßt sich berechnen, wenn man die Menge und die Trockenmasse von Milch und Molken kennt.

Beispiel: Liefern 100 Raumteile Magermilch im Gewichte von 103,42 g 85 Raumteile Molken im Gewicht von

$$85 \times 1.0264 = 87,244 \text{ g}$$

(das spezifische Gewicht der Molke bei 15° = 1.0264 vorausgesetzt) so enthält der frische Käse

$$103.42 - 87.244 = 16.176 \text{ g}.$$

Die Magermilch hat $\frac{103.42 \times 8.72}{100} = 9.018$ g Trockenmasse;

in den Molken finden sich $\frac{87.244 \times 6.61}{100} = 5.767$ g Trockenmasse.

Folglich sind in die Käsemasse

9.018 — 5.767 = 3.251 g Trockenmasse und daher
16.176 — 3.251 = 12.925 g Wasser übergegangen.

Die Magermilch enthält 103.42 — 9.018 = 94.402 g Wasser, die

Molke 87.244 — 5.767 = 81.477 g Wasser.

IV. Die Bestimmung des Wasser- bezw. Trockensubstanzgehaltes im Käse.

Die Wassergehaltsbestimmung im Käse, welche sich aus der Trockensubstanzbestimmung gerade so wie letztere aus ersterer ergibt, kann auf zweierlei Weise ausgeführt werden:

1. Nach Teichert mit der Perplex-Wage.

Teichert-Memmingen hat die Butterwasserbestimmungswage Perplex auch für die Ermittelung des Wasser- bezw. Trockensubstanzgehaltes im Käse nutzbar gemacht. Man verfährt zur Ausführung dieser Untersuchung in folgender Weise: Man tariert zunächst die Wage mit aufgesetzem Arbeitsbecher und dem für die Butteruntersuchung beigegebenen Anhängegewicht, nachdem man zuvor in den Becher einen an dem einen Ende abgeplattenen Glasstab hineingestellt hat. Rechts neben dem Becher stellt man dann auf die Wagschale ein Gewicht von 5 g und entfernt das Anhängegewicht. Nun füllt man in den Becher so lange ausgeglühten Seesand, bis das Gleichgewicht wieder hergestellt ist. Sobald man dies erreicht hat, entfernt man das 5 g-Gewicht und füllt in den Becher soviel Käse, bis die Wage wiederum ins Gleichgewicht zurückgekehrt ist. Man hat also einfach das 5 g-Gewicht durch den zugefügten Käse zu ersetzen. Der Arbeitsbecher nebst Inhalt wird nun auf ein kochendes Wasserbad gestellt, der Käse geschmolzen und mit Hilfe des Glasstabes mit dem Seesande gründlich verrieben. Ist der Inhalt gut verrieben, so stellt man den Becher zum Weitertrocknen in einen Trockenschrank, woselbst dann die vollständige Wasserabgabe in einigen Stunden erfolgt. Man muß sich hüten, die Erhitzung nicht zu weit zu treiben; eine ganz leichte Braunfärbung des Käsesandgemisches zeigt das Ende des Wasseraustrittes an. Nach dem Erkaltenlassen des Bechers wird derselbe gewogen, wobei zu berücksichtigen ist, daß das große Reitergewicht zur Ergänzung des verdunsteten Wassers, das kleine Reitergewicht zur Angabe der Zehntelprozente dient. Das gefundene Resultat, mit 2 vervielfältigt, ergibt den Wassergehalt des Käses.

Beispiel: Erster großer Reiter angehängt bei 20 = 20, zweiter großer Reiter angehängt bei 10 = 10, kleiner Reiter aufgesetzt bei 3 = 0.3, zusammen = 30.3 × 2 = 60.6 % Wasser. Demnach ist der Gehalt an Trockenmasse in diesem Käse:

$$100.00\,\% - 60.60\,\% = 39.40\,\%$$

2. Nach Mai-Rheinsberger durch Destillation.

In einem gereinigten und sorgfältig getrockneten Erlenmeyerkolben von 300 ccm Inhalt, den man bei 200 ccm äußerlich mit einer Marke versieht, werden 8—12 g Käse (wenn möglich genau

10 g, wodurch die Umrechnung erspart bleibt) eingewogen und sofort mit Petroleum, welches selbstverständlich wasserfrei sein muß, bis zur Marke übergossen. Das Petroleum soll ein farbloses, gutes, etwa zur Hälfte unter 200° übergehendes Brennöl sein, welches neben Kohlenwasserstoffen keine anderen flüchtigen Bestandteile enthält. Man gibt 3—5 g von Staub durch Ausschütteln mit Wasser befreiten, körnigen, ausgeglühten Bimsstein hinzu, stellt den Kolben bis zur Marke in ein Sandbad und verbindet ihn mit einem Kühler von etwa 30 ccm Mantellänge und der Vorlage. Die Vorlage ist ein zylindrisches Gefäß von etwa 150 ccm Inhalt, welches bei 50,75 und 100 ccm Marken trägt und sich nach unten hin in die 10 ccm fassende, in $^1/_{10}$ ccm geteilte Meßröhre von etwa 23 ccm Länge und 8 mm Weite verjüngt. Der in einem Holzfuß ruhenden Vorlage wird oben, solange die Destillation dauert, ein kleiner Kühler aufgesetzt. Man heizt das Sandbad mit nicht zu großer Flamme an, dann beginnt die Destillation langsam und gleichmäßig. Man destilliert unter allmähliger Verstärkung der Flamme und unter Vermeidung des Überschäumens, bis die Vorlage 75 ccm Destillat enthält, was in der Regel $1^1/_2$ Stunden dauert und wobei sich in der Meßröhre die wässrige Schicht sofort klar abscheidet. Man unterbricht die Destillation und stellt die Vorlage in ein Temperierbad von 15°, wobei zu beachten ist, daß das Temperieren wegen des unangenehmen Geruches, der nach Abstellung der Destillation sich bemerkbar macht, unter dem Abzuge zu geschehen hat. Man liest nun in der Meßröhre den Stand der Wassersäule ab, multipliziert bei Anwendung von genau 10 g Käse die abgelesene Zahl mit 10 und erhält so den prozentischen Wassergehalt des Käses. Das Destillat muß man vor dem Ablesen so lange stehen lassen, bis es völlig klar ist, was ca. 6—8 Stunden in Anspruch nimmt. Während dieser Zeit läßt sich schon eine Wassergehaltsbestimmung im Käse durch Trocknen ausführen. Die Destillationsmethode ist einfach, leidet jedoch an dem Übelstande, daß zu hohe, mit der Gewichtsanalyse um $1^1/_2$% differierende Wassergehaltszahlen gefunden werden. Das dem so ist, beweist eine vollständige Analyse des Käses, in die die gewichtsanalytisch gefundenen Werte besser hineinpassen, als die durch Destillation ermittelten. Die Schuld an den zu hohen Wassergehaltszahlen kann unter Umständen das zur Verwendung gelangende Petroleum tragen; weshalb eine Prüfung desselben durch Anstellung eines blinden Versuches vor seiner Verwendung geboten erscheint.

Auf Grund von Untersuchungen ist festgestellt worden, daß bei der Destillation Stickstoff aus dem Käse in Form von Ammoniak mit übergeht. Es ist daher der zu hohe Wassergehalt, den man nach dieser Methode findet, auf das gebildete Ammoniak zurückzuführen. Die Berechnung des prozentischen Wassergehaltes des Käses W erfolgt nach der Formel:

$$W = \frac{V \times 100}{g}$$

wobei V des bei 15° Celsius abgelesene Volumen der wässrigen Destillatschicht und g das Gewicht des angewandten Käses bedeuten.

V. Stickstoffbestimmung im Käse.

a) Gesamtstickstoff. In einem tarierten Stickstoffkolben wägt man 1—2 g Käse ein und verfährt bei der Verbrennung wie bei der Destillation in gleicher Weise wie bei einer gewöhnlichen Stickstoffbestimmung.

b) Bestimmung der wasserlöslichen Stickstoffverbindungen. Man verreibt 10 g Käse mit lauwarmen Wasser, bringt den dünnflüssigen Brei in einen Meßkolben von 250 ccm und füllt mit destilliertem Wasser auf. Nach 24stündigem Stehenlassen bei Zimmerwärme, wobei ein geringer Zusatz von Formalin behufs Verhinderung weiterer Zersetzungen zu empfehlen ist, und nach öfterem Umschütteln filtriert man und verwendet zur Bestimmung des wasserlöslichen Gesamtstickstoffes 25 ccm des Filtrates, welche man zunächst eindunstet und schließlich in der gewöhnlichen Weise kjeldalisiert.

c) Zur Bestimmung des wasserlöslichen Eiweißstickstoffes werden 50 ccm desselben Filtrates mit 30 ccm verdünnter Salzsäure (1 : 4) angesäuert und mit 20 ccm 10 prozentiger Phosphorwolframsäure gefällt. Nach 24 Stunden sammelt man den Niederschlag auf ein aschenfreies Filter, wäscht aus und verbrennt ihn samt Filter nach Kjeldahl.

d) Den Ammoniakstickstoff bestimmt man in der Weise, daß man zunächst 50 ccm des erwähnten Filtrates mit Magnesia destilliert und den so erhaltenen Stickstoff von dem löslichen Eiweißstickstoff abzieht.

e) Man erhält schließlich den Amidstickstoff durch Abzug des löslichen Eiweißstickstoffes und Ammoniakstickstoffes vom wasserlöslichen Gesamtstickstoff.

VI. Bestimmung des Parakaseins im Käse.

Trillert und Santon führen diese Bestimmung in folgender Weise aus:

In einem 100 ccm Becherglase verrührt man 2 g Käse mit 10 ccm heißem Wasser, setzt nach und nach 50 ccm Wasser hinzu — harter Käse muß im Mörser mit schwach ammoniakalischem Wasser verrieben werden — und erhitzt 5 Minuten lang zum Sieden. Dann gibt man zwecks Löslichmachung der Peptone und Albumosen 0.5 ccm Formalin hinzu, kocht noch 3 Minuten und füllt nach 5 Minuten langem Stehenlassen, während welcher Zeit sich das Fett an der Oberfläche ansammelt, das Kasein mit 5 Tropfen Essigsäure. Nach eingetretener Klärung bringt man den Niederschlag auf ein gewogenes Filter, wäscht mit Azeton nach, trocknet bei 75—80° und wägt. In der Azetonlösung kann man durch Verdunsten des Lösungsmittels das Fett bestimmen.

VII. Nachweis von Metallen im Quark.

Jeder Molkereifachmann weiß, daß eines der Haupterfordernisse für die Käsereien darin besteht, einen Quark zu verarbeiten, der, wenn auch nicht völlig metallfrei, so doch nur ganz geringe Spuren von Metall enthält, seitdem sich herausgestellt hat, daß die Verfärbungen der Käse, die sich je nach dem Grade der Verunreinigung in verschieden dunklen Farbentönen geltend machen, auf Beimengungen von Metallspuren zurückzuführen sind. Als Metalle kommen hier vornehmlich Kupfer und Eisen in Betracht, die der Quark bei seiner Gewinnung aus den Gefäßen in sich aufnimmt. Kupfer kommt im Quark seltener vor als Eisen, trotzdem sind Kupferverbindungen im Käse ebenso gefährlich als die weitaus häufiger vorkommenden Eisenverbindungen. Meist werden Verunreinigungen des Quarkes durch nicht verzinnte Stellen in eisernen oder kupfernen Käsewannen, durch rostige Milchkannen oder Schöpfeimer herbeigeführt. Es ist auch möglich, daß die zum Streichen der Käse dienende Färbemischung geringe Eisenmengen gelöst enthält, was z. B. vorkommen kann, wenn dieselbe in einem schadhaft gewordenen Emaillegefäß hergestellt oder zu ihrer Bereitnng eisenhaltiges Wasser verwendet wird. Daß derartige Verunreinigungen einem aus solchem Quark stammenden Käse ein schlechtes Aussehen und Ekel vor seinem Genuß verleihen, läßt sich denken, und daher haben die Ankäufer von Quark auch ein volles Recht darauf, eine Ware zu erhalten, die vollends einwandfrei ist und allen gesundheitlichen Ansprüchen gerecht wird; um so mehr, als durch das Schwarzwerden der Käse die Käsefabrikation erhebliche Verluste erleidet. Absolut metallfreier Quark wird sich nun wohl nicht immer liefern lassen, aber jedenfalls dürfen die Metallbeimengungen nicht in derartiger Menge vorhanden sein, daß sie seiner Verarbeitung hinderlich sind und dem aus ihm gewonnenen Käse ein verfärbtes Aussehen verleihen. Da es dem Quark so ohne weiteres nicht anzusehen ist, ob er metallische Spuren enthält oder nicht, so ist es bei einem verdächtigen Quark immerhin ratsam, ihn auf seine Reinheit hin zu prüfen. Obschon die Untersuchung auf Eisen und Kupfer rein chemischer Natur ist, so läßt sie sich doch ohne Schwierigkeit auch von jedem Nichtchemiker vornehmen.

Man prüft einen Quark auf Eisen, indem man in einer weißen Porzellanschale etwa 20 g davon mit einigen Tropfen Ammoniak verreibt, bis die Masse gleichmäßig glasig erscheint und nach Ammoniak riecht. Dann fügt man einige Tropfen frischbereitetes Schwefelammon hinzu. Beim Verreiben entsteht dann je nach der im Quark enthaltenen Eisenmenge eine hell- bis dunkelgrüne Färbung, die bei Abwesenheit von Eisen nicht eintritt. Eine zur quantitativen Angabe des Eisens von Schäffer aufgestellte Farbentafel hat insofern an Wert verloren, als die von ihm für die einzelnen Farbentöne angegebenen Eisenmengen nicht richtig, sondern um das Fünffache zu klein sind. Die Farbentafel ist inzwischen von Scherer-Liegnitz entsprechend abgeändert und auf das Fünffache erhöht worden. So bietet der Schäffer-Schererſche Quarkprober ein zuverlässiges und bewährtes Verfahren zum Nachweise von Eisen im Quark.

Ebenso leicht läßt sich das Vorhandensein von Kupfer nachweisen. Man verreibt in einer Porzellanschale etwas Quark mit einigen Tropfen Salzsäure und fügt etwas Ferrozyankalium hinzu, wobei eine violett-rote Färbung eintritt, wenn mehr oder weniger Kupfer im Quark enthalten ist.

VIII. Nachweis der Herkunft eines Käses.

Obschon der Nachweis, ob ein Käse von Lab- oder von sauren Molken herstammt, eine Untersuchungsmethode ist, die für den Praktiker auch nicht das geringste Interesse hat, so ist er doch für den Chemiker zweifellos von Wichtigkeit. Wenn der Praktiker fragt, ob ein Quark — anders als bei Quark wird die Frage wohl nicht aufgeworfen — unter Zuhilfenahme von Lab oder aus saurer Milch hergestellt wurde, so ist die bei der Herstellung des Quarkes gewonnene Molke schon längst nicht mehr vorhanden. Ein Bedürfnis aber ist vorhanden nach einem sicheren Verfahren, aus dem Quark bezw. aus dem Käse selbst festzustellen, ob er aus saurer oder mit Lab dickgelegter Milch erzeugt ist. Da ein solches Verfahren noch nicht existiert, so zieht man die Molke zum Nachweise heran und geht dabei von dem Gedanken aus, daß Säure einen Teil des in der Milch enthaltenen Kalkes bindet, wodurch der Quark kalkärmer, die zugehörige Molke dagegen kalkreicher wird. Das Umgekehrte ist der Fall bei der Einwirkung von Lab auf Milch, da Lab zur Aufnahme von Kalk nicht imstande ist. Im Labquark ist daher der größte Teil des Kalkes vorhanden, während in den Labmolken sich nur ein geringer Teil vorfindet. Labquark enthält daher mehr Kalk als Sauermilchquark, und saure Molken zeichnen sich durch einen weit höheren Kalkgehalt aus als Labmolken. Hierauf gründet sich der Nachweis der Herkunft eines Käses. Man führt die Prüfung, wenn es sich nicht um einen quantitativen Kalknachweis handelt, im Reagenzglase aus, indem man einmal saure Molken und daneben Labmolken mit Ammoniumoxalat oder Sodalösung prüft und die entstehenden Niederschläge miteinander vergleicht. Die Kalziumoxalatniederschläge lassen durch den Grad ihrer Voluminosität deutlich erkennen, in welchem Glase sich saure Molken, und in welchem sich Labmolken befinden.

IX. Die Käseausbeute und die Betriebskontrolle in der Käserei.

Was die Käseausbeute anbelangt, so hängt sie von den verschiedensten Faktoren ab. Den größten Einfluß hat selbstverständlich die Zusammensetzung und die Beschaffenheit der zu verarbeitenden Milch; denn es ist klar, daß aus einer gehalt- d. h. trockensubstanzreichen Milch mehr herausgeholt werden kann als aus einer gehaltärmeren Milch; daher ist die Untersuchung der Milch nötig. Dann aber wird die Käseausbeute abhängen von der Fabrikation, von der Arbeitsweise, vor allem von der Bearbeitung des Bruches, ob viel Fett in die Molke geht, ob viel Käsestaub gebildet wird usw. Daraus ergibt sich als notwendige Folge die zeitweise Untersuchung der Molke auf Fettgehalt, die am sichersten nach Gottlieb Röse erfolgt, und auf Trockensubstanz. Je reichhaltiger die Bildung von Käsestaub ist. um so mehr kommt der dadurch entstandene Verlust in der Käseausbeute zum Ausdruck.

Da eine genaue Feststellung der Molkenmenge in der Praxis in der Regel nicht möglich ist, fehlt ein wesentliches Erfordernis zur Betriebskontrolle in der Käserei. Zum Ersatz dieses Mangels kann in gewissem Grade die Bestimmung des durchschnittlichen spezifischen Gewichtes der Molken dienen. Wenn 100 Liter Milch im Gewichte von 103 kg 12 kg frische Käsemasse geben, so sind 91 kg Molken und Käsestaub entfernt. Kennt man das spezifische Gewicht der Molken und der Milch, so läßt sich aus den Unterschieden ein Rückschluß auf die Menge der in den Käse übergegangenen Trockenmasse ziehen. Für die Bestimmung des Käsestoffgehaltes der Milch gibt Lindet an, daß für den Unterschied von 1 Laktodensimetergrad der fettfrei gedachten Milch und der fettfrei gedachten Molke man 3,5 g Kasein pro Liter Milch rechnen kann. Richmond gibt die Zahl 3,58 für denselben Unterschied an, da Kaseinmenge und fettfreie Käsemasse nicht gleichbedeutend sind.

Nach Lindet berechnet man die Laktodensimetergrade der fettfreien Milch nach folgender Formel:

$$D_1 = \frac{100 \times D - a \times 0.93}{100 - a}.$$

In dieser Formel bedeutet D_1 die Laktodensimetergrade der fettfreien Milch, D die Laktodensimetergrade der fetthaltigen Milch, a den prozentischen Fettgehalt der Milch in ccm und 0.93 das spezifische Gewicht des Milchfettes nach Fleischmann. Bezüglich der Berechnung des spezifischen Gewichtes der fettfrei gedachten Molke verweise ich auf die im Abschnitt „Zur Kenntnis des Milchserums“ erwähnte Formel.

Fünftes Kapitel.

Die Untersuchung der Molkereihilfsstoffe.

Als Molkereihilfsstoffe kommen in Betracht:

1. Das Wasser nicht allein in seiner Bedeutung als Kesselspeisewasser, sondern noch vielmehr in seiner hygienischen Bedeutung.

2. Das zur Haltbarmachung der Butter dienende Salz.

3. Die Butterfarbe.

4. Das zum Einwickeln der Butter dienende Pergamentpapier.

5. Das Lab im Dienste der Käserei.

1. Die Wasseranalyse.

Gar manche Butterfehler sind zurückzuführen auf das beim Spülen und Kneten zur Verwendung kommende Gebrauchswasser, wenn dieses nicht von einwandfreier Beschaffenheit ist. Das zur Bearbeitung der Butter dienende Wasser soll in jeder Hinsicht rein sein; da nicht jedes Wasser sich für Buttereizwecke eignet, so ist es durchaus notwendig, das zu verwendende Wasser chemisch untersuchen zu lassen, sobald sich Qualitätsfehler in einer Butter herausstellen. Wässer, die der Butter gefährlich werden können, zeichnen sich meistens schon durch ihr Aussehen und ihren Geschmack aus. Die praktische Erfahrung lehrt nämlich, daß z. B. Eisenverbindungen, die in einem Wasser enthalten sein können, auf die Güte und den Geschmack der Butter von nachteiligem Einfluß sind. Eine Butter, die mit einem eisenhaltigen Wasser hergestellt worden ist, macht sich schon durch ihren metallisch tintenartigen Geschmack bemerkbar. Daher soll man bemüht sein, möglichst eisenfreies Wasser zur Butterei zu verwenden, oder falls das nicht angeht, das zur Verfügung stehende Wasser durch eine Wasserreinigungsgesellschaft enteisenen zu lassen, wodurch manche Butterfehler beseitigt werden können.

Die Anforderungen, denen ein Molkereiwasser genügen soll, sind folgende: Das Aussehen soll nicht gelblich oder weißlich trübe, sondern klar sein; Geruch und Geschmack müssen normal sein. Der Abdampf- und Glührückstand dürfen im Liter nicht erheblich sein. Salpetersäure und salpetrige Säure sollten in einem Molkereiwasser nicht vorkommen, dagegen schadet ein etwas hoher Chlorgehalt nicht. Ammoniak sowie organische Stoffe, die als Zersetzungsprodukte von Fäkalien angesehen werden müssen, machen ein Wasser zu Molkereizwecken unbrauchbar, sobald es größere Mengen davon enthält. Ein Molkereiwasser darf nicht zu hart und nicht zu weich sein; soll es gleichzeitig als Kesselspeisewasser benutzt werden, so ist eine allzu große Härte schädlich, weil der hohe Kalkgehalt zur Bildung von Kesselstein Anlaß gibt. Endlich soll ein Molkereiwasser möglichst eisenfrei sein oder nur ganz geringe Spuren Eisen enthalten.

Dem Meieristen wird es nun nicht möglich sein, eine vollständige Wasseranalyse auszuführen; daher macht sich wohl in dringenden Fällen manchmal die Einsendung einer verdächtigen Wasserprobe, die mindestens $1^1/_2$—2 Liter betragen muß, zur Untersuchung auf Molkereitauglichkeit nötig. Wohl aber wird der Meierist imstande sein, einige qualitative Reaktionen auszuführen und auf Grund dieser einen wenn auch nicht immer sicheren Schluß auf die Güte des Wassers zu ziehen. Zu diesen qualitativen Reaktionen gehören:

Der Nachweis von Salpetersäure, salpetriger Säure, von Ammoniak und Eisen.

Neben diesen Reaktionen umfaßt die Wasseruntersuchung folgende Bestimmungen.

a) Die Bestimmung des Abdampfrückstandes.

250 ccm Wasser läßt man in einer gewogenen Platinschale auf einem kontinuierlichen Wasserbade verdampfen. Das geschieht am besten in der Weise, daß man die genannte Menge aus einem Meßkolben, in den man sie genau eingemessen hat, portionsweise in die Schale gießt, sobald sie zur Trockne eingedampft ist. Die im Meßkolben zurückbleibenden Wasserreste spült man mit wenig destilliertem Wasser in die Schale nach. Hat man kein kontinuierliches Wasserbad zur Verfügung, so wendet man eine geringere Wassermenge an, indem man nur 100 ccm, die eine Platinschale gewöhnlich faßt, zum Verdampfen bringt. Ist alles Wasser verdampft, so bringt man die Schale mit Rückstand zur vollständigen Trocknung in einen Trockenschrank. Man läßt darauf erkalten und wägt. Aus der Gewichtszunahme berechnet man schließlich die Menge des Abdampfrückstandes, der in 1 Liter Wasser enthalten ist.

b) Die Bestimmung des Glühverlustes.

Die den Abdampfrückstand enthaltende, gewogene Platinschale wird bis zur mäßigen Rotglut erhitzt, und so der Abdampfrückstand allmählich ausgeglüht. Die Differenz zwischen den Wägungen des Abdampfrückstandes und des so erhaltenen Glührückstandes bedeutet die Menge der im Wasser enthaltenen organischen Substanzen, während der Glührückstand die Menge der wasserfreien Mineralsubstanzen ergibt. Auch diese Menge wird für 1 Liter Wasser angegeben.

c) Die Bestimmung des Chlorgehaltes.

Dazu werden 50 ccm Wasser unter Anwendung von Kaliumchromat als Indikator mit $\frac{n}{10}$ Silbernitratlösung bis zur Bildung des braunen Niederschlages von Silberchromat titriert. Das Produkt aus den verbrauchten ccm Silberlösung und dem Faktor der letzteren (1 cmm $\frac{n}{10}$ $AgNO_3$lösung = 0.00585 g NaCl = 0.003545 g Cl) ergibt die mg an Chlor in 50 ccm Wasser. In 1 Liter ist dann das 20fache enthalten.

d) Nachweis der salpetrigen Säure.

Die qualitative Bestimmung derselben geschieht in der Weise, daß man in einem Reagenzglase oder in einem flachen, sauberen Porzellanschälchen eine Probe des zu prüfenden Wassers mit einigen Tropfen konzentrierter Schwefelsäure und Jodzinkstärkelösung versetzt. Bei Anwesenheit von salpetriger Säure tritt Blaufärbung ein. Die Reaktion beruht darauf, daß die salpetrige Säure aus der Jodzinkstärkelösung Jod freimacht; dieses Jod geht an die Stärke heran, um die blaue Verbindung der Jodstärke hervorzubringen.

e) Nachweis von Salpetersäure.

Man versetzt in einem flachen, sauberen Porzellanschälchen eine Probe des Wassers mit einigen Tropfen konzentrierter Schwefelsäure und Diphenylaminlösung, wobei Blaufärbung eintritt, wenn Salpetersäure vorhanden ist. Wenn man nicht sicher ist, daß die Schwefelsäure nicht chemisch rein ist, so muß man in derselben Weise einen Kontrollversuch mit destilliertem Wasser ausführen. Tritt die Blaufärbung ein, so ist die Schwefelsäure nicht chemisch rein, für den Nachweis zu verwerfen und durch eine salpeterfreie zu ersetzen; bleibt dagegen die Blaufärbung aus, so ist die Schwefelsäure gut und verwendbar.

f) Nachweis von Ammoniak.

Die Bestimmung desselben geschieht am einfachsten kolorimetrisch. Zu diesem Zwecke füllt man in vier geräumige Reagenzgläser, die man nebeneinander auf eine weiße Unterlage stellt, je 50 ccm destillierten Wassers und läßt aus einer Pipette in das erste 0.2 ccm, in das zweite 0.5 ccm, in das dritte 1 ccm und in das vierte 2 ccm Chlorammoniumlösung einfließen. In ein fünftes Reagensglas füllt man dann 50 ccm von dem zu prüfenden Wasser ein, nachdem man diese Menge vorher in einem Meßzylinder mit 2.5 ccm gesättigter Sodalösung und 2.5 ccm $\frac{n}{10}$ Natronlauge versetzt, gut durchgeschüttelt und filtriert hat. In jedes Reagenzglas gibt man nun die gleiche Menge Neßler-Reagenz und vergleicht die Farbentöne in der Weise, daß man von oben herab in die Gläser hineinsieht und feststellt, zwischen welchen beiden aufeinander folgenden Farbentönen die entstandene Färbung in dem fünften Reagenzglase einzureihen ist. Das Neßler-Reagenz hat die Eigenschaft, in einem ammoniakhaltigen Wasser eine mehr oder weniger starke Gelbfärbung hervorzurufen, die sich ganz nach dem Ammoniakgehalte richtet und bei viel Ammoniak sogar in einen rotbraunen Niederschlag übergehen kann. Will man nun wissen, ob in einem Wasser überhaupt Ammoniak vorhanden ist, so genügt es, in einem Reagenzglase etwas von dem zu prüfenden Wasser hineinzutun, einige Tropfen Neßler-Reagenz zuzusetzen und von oben herab den Farbenton zu beobachten; zum Vergleich muß in einem daneben stehenden Reagenzglase mit der gleichen Menge destillierten Wassers in derselben Weise der Versuch ausgeführt werden, wobei dann eine Färbung nicht eintreten darf.

g) Nachweis des Eisens.

Die Prüfung eines Wassers auf Eisen kann jeder Meierist selbst ausführen, wenn er im Besitze von Salzsäure und einer Rhodanammoniumlösung 1 : 10 ist. Etwas von dem zu prüfenden Wasser wird in einem Reagenzglase mit einigen Tropfen Salzsäure und Rhodanammoniumlösung versetzt, wobei bei Gegenwart von Eisen sofort eine mehr oder weniger intensive Rotfärbung eintritt, die auf einen verschieden hohen Eisengehalt hindeutet.

Neben der Rhodanammoniumlösung prüft man auch auf Eisen mit einer 5prozentigen Ferrozyankaliumlösung, und es empfiehlt sich, beide Methoden nebeneinander anzuwenden. Das Eintreten einer auf der Bildung von Berlinerblau beruhenden Blaufärbung zeigt die Anwesenheit des Eisens an.

Die **kolorimetrische Methode** zur Eisenbestimmung in Wasser wendet man mit Vorteil an, wenn es sich um den Nachweis geringer Mengen handelt. Der Eisengehalt der natürlichen Wässer ist oft zu gering, als daß derselbe sich kolorimetrisch mit dem zu untersuchenden Wasser direkt ermitteln läßt. Man muß zu diesem Zwecke das zu prüfende Wasser eindampfen und zwar in folgender Weise:

200 bis 500 ccm Wasser werden nach Zusatz von einigen Körnchen Kaliumchlorat und 1 ccm konzentrierter eisenfreier Salzsäure in einer Porzellanschale auf etwa 50 ccm eingedampft, wodurch die vorhandenen Ferroverbindungen vollständig in Ferrichlorid umgewandelt werden. Die saure Flüssigkeit füllt man dann mit destilliertem Wasser auf 100 ccm auf und bringt die so vorbereitete 100 ccm einnehmende Wasserprobe in einen von vier gleich weiten Zylindern aufs farblosem Glase. Jeder der drei anderen Zylinder ist an der Stelle, wo er 100 ccm einnimmt, mit einer Marke versehen. In den zweiten Zylinder bringt man 1 ccm, in den dritten Zylinder 2 ccm und in den vierten Zylinder 4 ccm einer Ferrisalzlösung, die in 1 ccm 0.1 mg Eisen enthält, fügt $1/2$ ccm Salzsäure zu und füllt sie mit

destilliertem Wasser bis zur Marke auf. Zur Herstellung der erforderlichen Ferrisalzlösung löst man 0.898 g reines hellviolettes, durch sorgfältiges Pressen zwischen Fließpapier vom hygroskopischen Wasser vollständig befreites Eisenalaun (Kaliumferrisulfat) in 1 Liter destillierten Wassers auf. Jeder ccm dieser Lösung enthält 0.1 mg Eisen. Man bringt alsdann in jeden der vier Zylinder 1 ccm einer 10prozentigen Ferrozyankaliumlösung (gelbes Blutlaugensalz), rührt mit einem Glasstabe um und beobachtet die Farbentöne.

Gefundene Teile Eisen $\times$ 1.29 = entsprechende Teile Eisenoxydul (FeO)
„ „ „ $\times$ 1.43 = „ „ Eisenoxyd (Fe_2O_3)

An dieser Stelle mag auf den Apparat von König hingewiesen werden, der an der Hand einer drehbaren Farbentafel erlaubt, annähernd die Eisenmengen im Wasser anzugeben. Als Reagenz zur Prüfung kommt Rhodanammon in Anwendung. Die den in der Farbentafel zum Ausdruck gebrachten Farbentönen entsprechenden Eisenmengen beziehen sich auf 100 ccm Wasser: 0.1 mg Eisen weißlich gelb, 0.2 mg gelb, 0.4 mg hellrot, 0.6 mg dunkelrot, 0.9 mg rot, 1.5 mg rotbraun.

h) Bestimmung des Schwefelwasserstoffes.

Ein Gehalt von Schwefelwasserstoff läßt sich leicht an seinem Geruch oder an der Entfärbung von schwach gebläutem Jodstärkepapier erkennen, wenn man eine Menge des mit verdünnter Schwefelsäure angesäuerten Wassers in einer nicht ganz vollgefüllten Flasche schüttelt.

Die Menge von Schwefelwasserstoff wird mit einer Jodlösung von bekanntem Gehalt bestimmt. Als Jodlösung benutzt man eine solche, welche 1 g Jod (in Jodkalium gelöst) im Liter enthält. Man mißt ein Quantum des Wassers ab, versetzt mit Essigsäure und frisch bereiteter, verdünnter Stärkelösung und läßt aus der Bürette unter fortwährendem Umrühren der Flüssigkeit tropfenweise von der Jodlösung hinzufließen, bis die blaue Farbe der Jodstärke bleibend eintritt. Es erübrigt nun noch festzustellen, wieviel Jodlösung erforderlich ist, um ein dem zum Versuche angewandten gleiches Quantum destillierten Wassers in gleicher Weise zu färben, und diese Menge in Abzug zu bringen.

1 ccm $^1/_{10}$-Jodlösung entspricht 0.001699 H_2S.

i) Die Bestimmung der Schwefelsäure,

welche besonders für ein zum Kesselspeisen dienendes Wasser von Wichtigkeit ist, wird in der Weise ausgeführt, daß man 100 ccm des zu prüfenden Wassers mit Salzsäure ansäuert, und die Schwefelsäure mit Chlorbaryum als Baryumsulfat bestimmt. Hat man z. B. 0.0410 g $BaSO_4$ gefunden, so enthält 1 Liter Wasser

$$0.41 \text{ g} \times 0.343 = 0.1406 \text{ g } SO_3.$$

k) Bestimmung der organischen Substanzen.

Dieselbe beruht auf der Oxydierbarkeit der organischen Substanzen in saurer Lösung durch Kaliumpermanganat. Der Überschuß des hinzugefügten Chamäleons wird durch Oxalsäure zurücktitriert. 100 ccm destillierten Wassers werden in einem Erlenmeyerkolben mit 5 ccm verdünnter Schwefelsäure (1 : 3) und 5 ccm $\frac{n}{100}$ Chamäleonlösung 10 Minuten lang unter Zugabe einiger Bimssteinstückchen in gelindem Sieden erhalten. Die Chamäleonlösung enthält 0.16 g $KMnO_4$ in 500 cm Wasser, die dieser entsprechende $\frac{n}{100}$ Oxalsäurelösung 0.315 g viermal umkristallisierte Oxalsäure in der gleichen Menge destillierten Wassers. Zu der heißen roten Flüssigkeit läßt man dann aus einer Bürette einige Tropfen $\frac{n}{100}$ Oxalsäure zufließen, bis eben die rote Färbung verschwunden ist. Dann setzt man aus der Bürette einige Tropfen $\frac{n}{100}$ $KMnO_4$lösung hinzu, bis die Flüssigkeit sich eben schwach rosa färbt. Jetzt ist die Flüssigkeit frei von Kaliumpermanganat reduzierenden Substanzen. Nun folgt die Titerstellung der Chamäleonlösung. Dazu wird die schwach rosa gefärbte Flüssigkeit mit 10 ccm $\frac{n}{100}$ $KMnO_4$lösung versetzt und 10 Minuten lang vorsichtig gekocht. Es färbt sich dabei die Flüssigkeit etwas bräunlich. Dann setzt man 10 ccm $\frac{n}{100}$ Oxalsäure bis zur Entfärbung zu und titriert mit $\frac{n}{100}$ $KMnO_4$lösung bis zur schwachen Rosafärbung. Seien x die zuletzt verbrauchten ccm $KMnO_4$lösung, so beträgt die zugesetzte Gesamtmenge $x + 10$ ccm, und diese entspricht den 10 ccm $\frac{n}{100}$ Oxalsäure.

In denselben Kolben pipettiert man, ohne vorher den Inhalt desselben auszugießen, 50 ccm des zu prüfenden Wassers ein, setzt 20 ccm Chamäleonlösung zu und siedet vorsichtig 10 Minuten lang. Die Rotfärbung muß hierbei bestehen bleiben; verschwindet sie beim Kochen, so gibt man zu der heißen Flüssiigkeit noch 10 ccm; für gewöhnlich genügen aber 20 ccm. Nach dem Sieden läßt man die rote Farbe durch Zusatz von 20 ccm Oxalsäure verschwinden und titriert mit $KMnO_4$

bis zur schwachen Rosafärbung. Hat man y ccm $\frac{n}{100}$ Chamäleonlösung verbraucht, so beträgt die Gesamtzahl 10 ccm + y; zieht man davon ab die 10 ccm $\frac{n}{100}$ Oxalsäure entsprechenden ccm $\frac{n}{100}$ Chamäleonlösung, also x + 10, so erhält man die für 50 ccm Wasser verbrauchten ccm Chamäleonlösung. Diese Zahl, mit 20 und 0.316 multipliziert, sagt dann, wieviel mg Kaliumpermanganat für 1 Liter des zu untersuchenden Wassers zur Oxydation der organischen Stoffe nötig ist. Dieselbe Zahl, mit 20 und 0.08 multipliziert, ergibt in mg die Menge des zur Oxydation erforderlichen Sauerstoffes.

l) Die Bestimmung des Kalkes und der Magnesia.

Der Glührückstand wird mit etwas Salzsäure und destilliertem Wasser in ein Becherglas gespült, gekocht, stark mit Ammoniak versetzt, filtriert und mit warmem Wasser nachgewaschen. In dem Filtrat wird der Kalk mit Ammoniumoxalat als Kalziumoxalat gefällt, der Niederschlag auf einem Aschenfilter gesammelt, in einer gewogenen Platinschale verascht und geglüht bis zur Konstanz des Gewichtes. Nach dem Erkalten wird der aus CaO bestehende Rückstand gewogen. (1 Zentigramm CaO = 1 Härtegrad)

Die Magnesia wird bestimmt in dem Filtrat von dem Kalziumoxalatniederschlage als Magnesiumpyrophosphat durch Fällen mit Phosphorsalz. Der Niederschlag wird filtriert, sehr vorsichtig verascht und geglüht. Der Rückstand, bestehend aus $Mg_2P_2O_7$, wird gewogen. Das gefundene Gewicht, mit 0.36 multipliziert, ergibt die entsprechende Magnesia.

m) Die Härtebestimmung.

Man unterscheidet die Gesamthärte und die bleibende Härte. Die Methode zur Bestimmung der Härte beruht darauf, daß man dem zu untersuchenden Wasser Seifenlösung zusetzt, wodurch die fettsauren Alkalien sich mit den Kalk- und Magnesiaverbindungen zu unlöslichen fettsauren Kalk- und Magnesiasalzen und in die entsprechenden Salze der Alkalien umsetzen. Das Ende der Reaktion wird an dem beim Schütteln erzeugten bleibenden Schaum erkannt. Zunächst wird die Seifenlösung gegen eine bestimmte Gipslösung eingestellt, zu welchem Zwecke man eine bei genau 20° Celsius gesättigte Gipslösung herstellt. Nimmt man von dieser 142 ccm und füllt mit destilliertem Wasser auf 1 Liter auf, so enthalten 100 ccm genau soviel Gips, als 0.012 g CaO = 12 Härtegraden entspricht. Von der alkoholischen Seifenlösung sollen genau 45 ccm 100 ccm der Gipslösung = 12 Härtegraden entsprechen. Zur Einstellung der

Seifenlösung kann auch eine Chlorbaryumlösung dienen, die 0.523 g $BaCl_2$ in 1 Liter enthält.

100 ccm des zu untersuchenden Wassers bringt man in ein Stöpselglas von 200 ccm Inhalt, zu denen man dann aus einer Bürette von der Seifenlösung zufließen läßt, bis ein bleibender Schaum entsteht. Der Verbrauch an Seifenlösung soll 45 ccm nicht übersteigen, sonst ist das Wasser zu hart, und die Reaktion wird unzuverlässig. In diesem Falle wendet man nur 10 ccm Wasser an, verdünnt mit 90 ccm destillierten Wassers und wiederholt den Versuch.

Die Bestimmung der bleibenden Härte geschieht in derselben Weise nur mit dem Unterschiede, daß man das Wasser zuvor kocht, wodurch Kalk und Magnesia niedergeschlagen werden. 300—500 ccm Wasser werden in einem Becherglase etwa 1 Stunde lang gekocht, wobei das verdampfende Wasser in dem Maße wie es verdampft durch destilliertes Wasser auf sein ursprüngliches Volumen gehalten werden muß. Nach dem Filtrieren und eventuellem Auffüllen auf das ursprüngliche Volumen läßt man erkalten und titriert 100 ccm mit Seifenlösung.

Alkalinität. 50 ccm Wasser werden mit 2 Tropfen Azofarbstofflösung, die die Flüssigkeit gelb färbt, versetzt. Aus einer Bürette läßt man dann $\frac{n}{2}$ HCl zufließen, bis eben ein Farbenumschlag ins Rötliche entsteht. Die Anzahl verbrauchter ccm $\frac{n}{2}$ HCl, mit 2.8 multipliziert, gibt die bleibende Härte in deutschen Härtegraden an.

2. Die Untersuchung des Buttersalzes.

Das Salzen der Butter hat den Zweck, das ihr nach dem Auswaschen noch anhaftende Wasser nach Möglichkeit zu entfernen und ihr gleichzeitig eine größere Haltbarkeit zu verleihen. Da es sich bei der Butter um das wertvollste Milchprodukt handelt, welches die Natur uns bietet, so ist es von vornherein Bedingung, daß das Buttersalz von äußerster Reinheit sein muß, um so mehr als allerlei Butterfehler durch die Verwendung eines minderwertigen Salzes hervorgerufen werden. Bezüglich der dem Salze mitunter anhaftenden schädlichen Beimengungen ist der Nachweis etwaiger Verfälschungen zu bemerken:

a) Nachweis etwaiger Verfälschungen. Verfälschung mit Gips. Ist mehr als 5% Gips zugesetzt, so erscheint das Salz gewöhnlich feinkörnig und ohne glänzende Kristallisation. Löst man das Salz in Wasser, so fällt der Gips, der bekanntlich weiter nichts als schwefelsaurer Kalk ist, allmählich zu Boden, und das Salzwasser ist überhaupt nicht ganz klar. Mit einigen Tropfen Chlorbarium entsteht eine starke weiße Trübung und ein unlöslicher Niederschlag von schwefelsaurem Baryt.

Eine Verfälschung mit Alaun, den man zusetzt, um das Salz härter und weniger feucht zu machen, erkennt man daran, daß in einer Salzauflösung, welcher Chlorbarium zugetröpfelt wird und dem man noch einen Zusatz von Ammoniak folgen läßt, der Alaun sich als gallertartige Masse niederschlägt.

Zum Nachweise von Chlorkalium tröpfelt man zu der Salzauflösung etwas Platinchlorid, wodurch ein gelber Niederschlag bewirkt wird, der in Weingeist unlöslich ist.

Salpeter. Man mischt einen Teil Salz mit Kupferfeilspänen und etwas Wasser. Gibt man dann Schwefelsäure zu, so entwickeln sich in der Flüssigkeit salpetrige Dämpfe, die ein frisch bereitetes in Guajaktinktur getauchtes Papier blau färben, je nach der Menge des vorhandenen Salpeters mehr oder weniger dunkel.

Zur Bestimmung des Wassers, welches oft in betrügerischer Absicht zugesetzt wird, erhitzt man 5—10 g Salz in einer Schale aus Porzellan bis nahe vor den Punkt, wo es zu knistern beginnt. Alsdann wägt man es wieder. Ein gutes Salz darf im Mittel nur 8 % natürliches Kristallisationswasser enthalten. Neben diesen Bestimmungen erstreckt sich die Untersuchung des Buttersalzes noch auf die Feststellung der Körnigkeit, der Löslichkeit und des unlöslichen Rückstandes.

b) Bestimmung der Körnigkeit. Zur Bestimmung derselben dient ein zylindrischer Apparat aus Metall, der ungefähr 26 ccm hoch ist und im Durchmesser 60 mm mißt. Er besteht aus 8 gleichhohen und gleichweiten aufeinander schraubbaren Teilen, von denen der unterste den Boden des Zylinders bildet. Die anderen Teile weisen an ihrem unteren Ende verschiedenmaschige Siebe auf. Das unterste Sieb, dessen Masche $^1/_4$ mm beträgt, wird auf das Bodenstück des Apparates aufgeschraubt. Auf dieses Sieb folgt das mit $^1/_2$ mm Maschenweite, dem das nächstfolgende mit $^3/_4$ mm Maschenweite aufgeschraubt wird. Die Maschenweite der übrigen Siebe bebeträgt der Reihe nach 1 mm, $1^1/_2$ mm, 2 mm und $2^1/_2$ mm. Ist der Apparat zusammengeschraubt, so bildet ein zugehöriger Deckel, der dem Ganzen aufgeschraubt wird, den oberen Verschluß. Die mechanische Analyse der Salzkörnergröße geschieht mit diesem Siebsatz in der Weise, daß man 100 g Salz, das man vorher getrocknet hat, in mehreren Portionen auf den obersten Siebteil gibt, den Deckel schließt und schüttelt. Das Salz verteilt sich hierbei je nach der Größe der Körner auf die verschiedenen Siebe. Man nimmt diese der Reihe nach auseinander und bestimmt das Gewicht einer jeden gesiebten Menge. Genau so verfährt man mit den folgenden Portionen, bis die 100 g Salz durchgesiebt sind. Addiert man schließlich die gefundenen Gewichtszahlen, so muß sich annähernd

100 wieder ergeben. Ein Buttersalz soll nicht grobkörnig sein, sondern eine Körnergröße von 1 mm haben.

c) Die Löslichkeitsbestimmung. Bei dieser Bestimmung handelt es sich darum, festzustellen, wieviel g Salz sich in 1 Minute in 250 ccm Wasser von 15° Celsius löst. Man wägt 100 g Salz ab, tut es in einen Beutel, der kein Salz durchsickern läßt, bindet ihn zu und legt ihn 1 Minute lang in eine Porzellanschale, in der sich 250 ccm destillierten und auf 15° Celsius temperierten Wassers befinden. Man zieht ihn dann heraus, läßt abtropfen und gießt das Salzwasser in einen Meßkolben von 1000 ccm, um mit destillierten Wasser bis zur Marke aufzufüllen. Von dieser Flüssigkeit titriert man einen aliquoten Teil mit Kaliumchromat und Silberlösung in der bekannten Weise.

d) Bestimmung des unlöslichen Rückstandes. Derselbe besteht, wenn das Salz nicht durch andere Substanzen verunreinigt ist, der Hauptsache nach aus Schmutz. Er wird bestimmt aus 100 g Salz, die man in einem nicht zu weiten Standzylinder mit 500 ccm destillierten Wassers löst. Nach erfolgter Lösung läßt man die Flüssigkeit einige Zeit stehen, filtriert dann durch ein bei 100° getrocknetes und gewogenes Filter und bestimmt die Menge des Rückstandes durch Wägung, nachdem man Filter und Rückstand getrocknet hat. Man rechnet auf 1 kg Salz um.

3. Das Färben der Butter

die Untersuchung von Butterfarbstoffen ist im Abschnitt „Butteruntersuchung" besprochen worden.

4. Die Untersuchung des Pergamentpapieres.

Die Beschaffenheit des Pergamentpapieres für Molkereizwecke ist von großer Bedeutung. Zur Einhüllung von Butter und Käse wird häufig nicht einwandfreies Pergamentpapier verwendet. Chemische und bakteriologische Untersuchungen haben gezeigt, daß häufig das von den Pergamentpapierfabriken in den letzten Jahren in den Handel gebrachte Pergamentpapier für Molkereizwecke nicht geeignet ist. Es ist teils sowohl mit organischen (Zucker, Dextrin, Glyzerin) wie mit anorganischen Stoffen stark beschwert, teils gibt es gerade infolge der Beschwerung mit Zucker usw. zum Wachstum von Bakterien, Hefen und vor allem Schimmelpilzen Veranlassung, wodurch die darin eingeschlagenen Erzeugnisse, namentlich Butter, dem Verderben ausgesetzt sind. An Pergamentpapier zum Einschlagen von Butter sind folgende Anforderungen zu stellen: Pergamentpapier soll höchstens 8 Teile wasserlösliche und höchstens 3 Teile mineralische Stoffe in 100 Teilen Trockenmasse enthalten, es soll möglichst frei sein von Geruch und von Bestandteilen, welche die Beschaffenheit und Haltbarkeit der Molkereierzeugnisse beeinträchtigen. Man geht bei der chemischen Untersuchung des Pergamentpapieres in folgender Weise vor:

Zur Bestimmung des Gehaltes an Feuchtigkeit bezw. Trockenmasse werden 4—5 g feinzerschnittenen Papiers in einem Wägegläschen im Wasserdampftrockenschranke bei 98° Celsius bis zur Gewichtskonstanz getrocknet.

Zur Feststellung der Menge der mineralischen Bestandteile werden genau 5 oder 10 g Papier in einer tarierten Platinschale abgewogen, über kleiner Flamme verkohlt und schließlich vorsichtig weißgebrannt.

Die Menge der in Wasser löslichen Mineralstoffe ermittelt man dagegen durchweg in der Weise, daß eine bestimmte Menge des wässrigen Papierauszuges, den man durch Behandeln einer abgewogenen Papiermenge mit warmen Wasser erhält, in einer Platinschale eingedampft, verkohlt und über kleiner Flamme weißgebrannt wird.

Der in Wasser unlösliche Teil der Asche wird durch mehrmaliges Ausziehen derselben mit Salzsäure — gleiche Teile konzentrierte Salzsäure und destilliertes Wasser — unter Kochen bestimmt.

Um die Menge der mittels Wasser ausziehbaren Stoffe, sowie den Gehalt des Papieres an Fehlingsche Lösung direkt reduzierenden Bestandteilen — berechnet auf Invertzucker — zu ermitteln, werden 5.10 oder 20 g Papier, je nach seinem mehr oder weniger ausgeprägten süßen Geschmack, mit heißem Wasser ausgezogen, bis sich nichts mehr darin löst, und die erkalteten Auszüge mit destilliertem Wasser auf 500 ccm aufgefüllt. Von dieser Flüssigkeit werden dann je 50 ccm oder 100 ccm zur Bestimmung des Zuckers und der mit Wasser ausziehbaren Substanzen verwendet. Man bedient sich bei dieser Bestimmung, wie schon früher erwähnt wurde, des Berberichschen Bechers. Die Zuckerbestimmung mit Hilfe dieses Bechers beruht darauf, daß das schnell getrocknete Kupferoxydul als solches gewogen wird. Zur Umrechnung auf Invertzucker wird auf die Weinsche Tabelle verwiesen.

5. Das Lab und seine Prüfung auf Stärke.

Das Lab ist eine Substanz, welche ein Eiweißverdauungsferment enthält und die Eigenschaft hat, Milch zu vollständigem Gerinnen zu bringen. Das Lab greift den als Kalziumphosphatverbindung in der Milch enthaltenen Käsestoff direkt an und zerlegt ihn in zwei verschiedene Verbindungen. Die eine Kalziumphosphatverbindung des Käsestoffes wiegt der Menge nach weitaus vor, ist unlöslich und scheidet sich als Käse ab, die andere dagegen .tritt nur in kleiner

Menge auf und bleibt in den Molken gelöst zurück. Die Wirkung des Labfermentes ist in erster Linie abhängig von der Reaktion, bei welcher sie stattfindet, ferner von den der Milch eigentümlichen Aschensalzen, dann von der Temperatur und endlich von der Menge des vorhandenen Labfermentes und von der besonderen Beschaffenheit der Milch. Das zum Gebrauche in Käsereien fertige Lab wird zum größten Teil in Form von Extrakten, zum Teil auch in Pulverform hergestellt und ist ein Handelsartikel geworden. Gute Labsorten müssen folgenden Anforderungen genügen: vor allem müssen sie sich in durchaus appetitlicher Form zeigen, als fast ganz klare, farblose oder schwach gelblich gefärbte Flüssigkeiten ohne üblen oder stark gewürzhaften Geruch. Sie müssen haltbar sein und dürfen in wohlverschlossenen Gefäßen im Dunklen aufbewahrt nicht faulen, keine Schimmelbildungen auftreten lassen, keinen Bodensatz bilden und nicht trübe werden. Sie dürfen nach mehrmonatlicher Aufbewahrung nicht allzuviel von ihrer Wirksamkeit einbüßen. Da die Labfabrikanten eine bestimmte Stärke für ihr Produkt garantieren, so ist eine zeitweise Prüfung des Labes auf seine Stärke angezeigt.

Will man die Stärke eines Labes ermitteln, so wiegt man genau 1 g Lab ab, löst in destilliertem Wasser und füllt zur Marke in einem 100 ccm-Kölbchen auf; dann läßt man die Lablösung etwa 1 Stunde stehen. Vielfach löst sich ein Labpulver nicht vollständig auf, sondern hinterläßt einen Bodensatz; bei der Ermittlung der Stärke eines derartigen minderwertigen Labes läßt man die fehlerhafte Eigenschaft der geringen Löslichkeit unberücksichtigt, zieht aber nach Beendigung der Prüfung diesen Umstand mit in Betracht. Hat man es mit einer Labflüssigkeit zu tun, deren Stärke ermittelt werden soll, so genügt es, 1 ccm derselben genau abzumessen und mit destilliertem Wasser in einem 100 ccm-Kölbchen aufzufüllen. Nach einstündigem Stehenlassen der Lablösung werden 500 ccm frische süße Milch, deren kurz vorher ermittelter Säuregrad 7 nicht überschreiten soll, in einer geräumigen Porzellanschale, die auf einem warmen Wasserbade schwimmt, auf genau 35° Celsius erwärmt und mit 10 ccm (= 0.1 g Lab) der Lablösung versetzt. Man rührt dann mit einem hineingetauchten Thermometer gut durch und beobachtet die Zeit, die bis zur Gerinnung der Milch vergeht. In dem Augenblicke, wo die Masse zu brechen beginnt, d. h. wo unten an der Quecksilberkugel des Thermometers Gerinnsel sich ansetzt, wird die Reaktion als beendet angesehen. Bei der Ermittlung der Zeit müssen die Sekunden gezählt werden.

Beispiel: Angenommen, 0.1 g Lab habe in 135″ 500 ccm Milch bei 35° Celsius dickgelegt, dann legt 1 g Lab in 135″ 5000 ccm Milch bei 35° Celsius dick. In 40 Minuten (= 2400″) werden dann bei derselben Temperatur nach der Proportion

$$135 : 5000 = 2400 : x \quad [x = 88888]$$

88888 ccm Milch dickgelegt d. h. 1 g Lab bringt bei 35° Celsius in

40 Minuten 88888 Teile Milch zum Gerinnen oder mit anderen Worten, die Stärke des obigen Labes ist 1 : 88888.

Man versteht also unter Labstärke diejenige Milchmenge, welche 1 g Lab bei 35° Celsius in 40 Minuten dickzulegen vermag.

Hat man die Stärke eines Labes zu 1 : 88888 ermittelt und will man wissen, wieviel davon zur Dicklegung einer bestimmten Menge Milch (etwa 500 Liter) erforderlich ist, so verfährt man wie folgt:

88888 : 1 = 500 : x [x = 0.0056 Liter] d. h.

man gebraucht zur Dicklegung von 500 Liter Milch von dieser Labflüssigkeit 0.0056 Liter. Will man in 20 Minuten dicklegen, so muß man die doppelte Menge Lab anwenden. Die Kosten des Dicklegens von etwa 1000 Liter Milch bei 35° Celsius in 40 Minuten bei einem Preise der Labflüssigkeit von 2 ℳ pro Liter erfährt man, wenn die Labstärke 1 : 88888 ist, aus folgender Gleichung;

88888 : 200 = 1000 : x [x = 2.2 Pfennig] d. h.

die Dicklegung von 1000 Liter Milch bei 35° Celsins in 40 Minuten kostet 2.2 Pfennig. Diese heute noch übliche Methode der Labstärkeprüfung ist gut und vorzüglich, wenn die Milch nur überall die gleiche Zusammensetzung hat. Man hat aber erkannt, daß infolge der gewaltigen von Gegend zu Gegend vorkommenden Schwankungen in der Zusammensetzung der Milch erheblich voneinander abweichende Resultate für die Stärke ein und desselben Labes, wenn es in verschiedenen Gegenden mit verschiedener Milch geprüft wird, gefunden werden. Wenn zum Zwecke der Labprüfung die Milch durch eine künstlich hergestellte milchähnliche und haltbare Flüssigkeit z. B. durch eine bestimmte 3prozentige Kaseinlösung ersetzt werden könnte, so wäre das als ein großer Fortschritt zu bezeichnen, weil dann überall einheitliche Resultate erzielt würden. Die Labstärke würde in diesem Falle ihren Ausdruck darin finden, daß man angibt, wieviel Teile Kasein von 1 Teil Lab zur Fällung gebracht werden. Die Methode, deren Einbürgerung zwar noch in fernen Zeiten liegt, wird in ihrer Ausführung freilich etwas umständlicher, dafür aber einheitlicher und zuverlässiger. Die Schwierigkeit, welche der allgemeinen Einführung einer einheitlichen Methode zur Labstärkeprüfung in die Praxis einstweilen noch im Wege liegt, besteht darin, daß die Herstellung eines als gleichmäßiges Ausgangsmaterial dienenden Kaseinpräparates in großer Menge und die eines lange Jahre haltbaren Standardlabes, welches mit einer bestimmten etwa 3prozentigen Lösung des Kaseinpräparates auf die Stärke von 1 : 100000 eingestellt werden müßte, mit allerlei Umständlichkeiten verknüpft sind. Die Methode erstreckt sich auf folgende Prüfungen. Man prüft:

1. Die Kaseinlösung mit dem Standardlab,
2. Die zu untersuchende Labprobe in ihrer Wirkung auf die Kaseinlösung,

3. Die Standardlablösung auf Milch und
4. Die zu prüfende Lablösung auf Milch und ermittelt dadurch
   a) Den absoluten oder Kaseinwert des zu prüfenden Labes,
   b) Den relativen oder Milchwert des zu prüfenden Labes und
   c) Die Labfähigkeit der Milch der brtreffenden Gegend im Verhältnis zu derjenigen einer Kaseinlösung von bestimmtem Gehalt.

Sechstes Kapitel.

Zusammenstellung und Nachweis der Konservierungsmittel für Milch und Molkereiprodukte.

Zu diesem Kapitel sei vor allem bemerkt, daß keine chemische Substanz bekannt ist, die imstande wäre, die Milch frisch zu erhalten und vor dem Gerinnen zu bewahren, ohne ihr gleichzeitig gesundheitsschädliche Eigenschaften zu verleihen. Daher sind denn auch alle Konservierungsmittel, die im Nachstehenden angeführt sind, samt und sonders polizeilich verboten, wenn die Milch zu Genußzwecken oder zur Bereitung anderer Nahrungsprodukten dienen soll. Die einzig empfehlenswerten Wege zur Frischerhaltung der Milch sind früher angegeben worden.

Wohl aber ist der Zusatz von Konservierungsmitteln gestattet für Milchproben, die ausschließlich Untersuchungszwecken dienen sollen. In diesem Falle ist bei heißer Jahreszeit die Konservierung sogar zu empfehlen; nur darf sie nicht in zu starkem Maße vorgenommen werden, weil durch eine zu starke Konservierung die Untersuchung nicht nur erschwert, ja sogar unmöglich gemacht wird. Sie kann jedoch auch unterbleiben, da der Chemiker in der Lage ist, eine geronnene Milch durch Behandlung mit Ammoniak wieder flüssig zu machen. Als Konservierungsmittel für letzteren Fall kommen besonders zwei in Betracht, das Kaliumbichromat in gesättigter Lösung und das Formalin. Daher sollen diese beiden die Reihe eröffnen, um sich ihre Genossen, deren Zahl groß ist, auf dem Fuße folgen zu lassen.

Kaliumbichromat.

Die gesättigte Lösung sieht rot aus und wird in einer Menge von 4—5 Tropfen auf 30 ccm Milch oder von 15—20 Tropfen auf 1 Liter Milch zugesetzt. Es ist das geeignetste Konservierungsmittel, wenn lediglich Fettbestimmungen ausgeführt werden sollen, besitzt eine große konservierende Kraft und hält die Milch 3—4 Wochen lang in flüssigem Zustande. Freilich setzt sich beim Stehen der Rahm an der Oberfläche ab, er läßt sich aber durch Schütteln leicht wieder mit der Milch vereinigen. Im übrigen sei bezüglich des Kaliumbichromatzusatzes bei mehrmaliger Probenahme auf das bei der Wollny-Methode Gesagte hingewiesen. Die direkte Führung des chemischen Nachweises eines Kaliumbichromatzusatzes zur Milch kann unterbleiben, da eine auf diese Weise konservierte Milch sich ohne weiteres durch die gelbe Farbe zu erkennen gibt, die um so intensiver ist, je mehr man von dem Konservierungsmittel zugesetzt hat.

Formalin

wird am besten zur Konservierung benutzt, wenn die Milchen vollständig, insbesondere auf eine Verfälschung durch Wasserzusatz, untersucht werden sollen. Man wendet es an in einer Menge von 10 Tropfen auf 1 Liter Milch, in der heißesten Jahreszeit darf man wohl bis zu 12 Tropfen gehen. Mehr darf aber auf keinen Fall zugesetzt werden, weil dann eine einwandfreie Untersuchung nicht möglich ist. Es verleiht der Milch einen ätzenden Geschmack und wirkt daher auf die Gesundheit geradezu gefährlich ein. Zum Nachweise von Formalin in Milch können verschiedene Wege eingeschlagen werden; einwandfreie Reaktionen sind die folgenden:

1. Man leitet in die mit Formalin versetzte Milch Wasserdämpfe ein und destilliert das mit Wasserdämpfen flüchtige Formalin über. 2 bis 3 ccm des Destillates werden mit einigen Körnchen kristallisierten Resorzins versetzt und mit dem gleichen Raumteil 4prozentiger Natronlauge erwärmt. Es tritt selbst bei einer sehr großen Verdünnung noch deutliche Rotfärbung ein.

2. Man setzt zu 2 bis 3 ccm des Destillates 1 Tropfen 1prozentiger Phenollösung, worauf man die Mischung auf konzentrierte Schwefelsäure schichtet. Die Flüssigkeiten sollen sich dabei möglichst wenig mischen. Die Bildung eines karmoisinroten Ringes zeigt das Vorhandensein von Formalin an.

3. Kommen Milch, die Formalin enthält, konzentrierte Schwefelsäure und Amylalkohol in der Weise, wie es bei der Fettbestimmung geschicht, zusammen, so bildet sich an der Berührungsstelle zwischen Milch und Säure ein violetter Ring, der nicht eintritt, wenn die Milch frei von Formalin ist. Schüttelt man den Butyrometerinhalt durcheinander, so beobachtet man eine amethystblaue Färbung. Auch an der Art und Weise, wie die Formalinmilch sich löst, erkennt man einen etwaigen Zusatz des Konservierungsmittels.

4. Versetzt man eine Lösung von Formalin mit einigen Tropfen 1prozentiger Phloroglucinlösung und dem gleichen Raumteil Salzsäure vom spezifischen Gewichte 1.19 und erwärmt längere Zeit, so tritt eine weißliche Trübung und dann Abscheidung gelbroter Flocken ein.

5. Mit Peptonlösung und konzentrierter Schwefelsäure versetzt, zeigt das Formalin enthaltende Destillat eine Blaufärbung.

6. Die Nahrungsmittelgesetzgebung für das deutsche Reich verlangt zum Nachweise von Formalin in Milch und Molkereiprodukten die Reduktionsmethode mit ammoniakalischer Silbernitratlösung. Diese Lösung stellt man in folgender Weise her: Man löst 1 g Silbernitrat in einem 50 ccm-Meßkolbchen mit 30 ccm destilliertem Wasser auf und gibt soviel verdünntes Ammoniak hinzu, bis der zuerst entstandene graue Niederschlag sich wieder gelöst hat. Nach erfolgter Lösung füllt man mit Wasser bis zur Marke auf. Der Formalinnachweis geschieht mit 25 ccm Destillat, welches man durch Einleiten von Wasserdämpfen in die prüfende Milch gewonnen hat. Versetzt man diese Destillatmenge mit einigen Tropfen der frisch bereiteten Silberlösung, und entsteht dabei ein grauer Niederschlag, so ist die Gegenwart des Formalins nachgewiesen. Tritt der Niederschlag nicht sofort ein, so bildet er sich aber nach mehr oder weniger längerer Zeit, wenn man die Flüssigkeit an einen dunklen Ort stellt, vorausgesetzt, daß sie Formalin enthält. Die Reduktion mit ammoniakalischer Silbernitratlösung ist eine allgemeine Aldehydreaktion und für Formalin nicht charakteristisch.

7. Die Formalin-Reaktion tritt endlich auch dann ein, wenn man in einem Reagierzylinderchen 10 ccm der zu prüfenden Milch mit 1 ccm durch schweflige Säure entfärbtes Fuchsin versetzt und mischt. Tritt Rotfärbung auf, so ist Formalin zugesetzt. Dieses Reagenz auf Formalin ist das Schiffsche Reagenz und besteht aus einer mit Schwefeldioxyd entfärbten, wässrigen Lösung von Fuchsin 0.25 : 1000.

Wasserstoffsuperoxyd

ist eine beliebte und viel angewandte Konservierungsflüssigkeit, die nicht nur als solches selbst, sondern auch in Form von Präparaten, die unter phantasiereichen Namen als Konservierungsmittel für Milch angepriesen werden, Verwendung findet. Die Wirkungskraft des Wasserstoffsuperoxydes währt aber nur solange, als es unzersetzt ist; denn ist es einmal in seine Bestandteile, Wasser und Sauerstoff, zerfallen, so hört seine Konservierungsfähigkeit auf, und sein Nachweis ist nicht mehr zu führen.

1. Zu 10 ccm Milch werden 3 Tropfen Vanadinsäurelösung (1 g Vanadinsäure in 100 g verdünnter Schwefelsäure gelöst) und 5 ccm verdünnte Schwefelsäure zugesetzt. Bei Anwesenheit von Wasserstoffsuperoxyd entsteht eine rote Färbung.

2. Ein weiterer Nachweis dieses Konservierungsmittels in Milch gründet sich darauf, daß es aus einer Stärke enthaltenden Jodlösung Jod freimacht, wobei letzteres an die Stärke herantritt, um die blaue Verbindung der Jodstärke zu geben. Zur Ausführung der Reaktion

gibt man etwas der zu prüfenden Milch in ein Reagenzglas und fügt 2 bis 3 Tropfen Jodzinkstärkelösung hinzu. Färbt sich hierbei die Milch auf Grund der Bildung der Jodstärke blau, so schließt das auf ein Vorhandensein von Wasserstoffsuperoxyd in der betreffenden Milch. Verändert die Milch ihre Farbe nicht, so ist sie auch nicht mit Wasserstoffsuperoxyd versetzt. Die Reaktion tritt nicht ein, wenn das Wasserstoffsuperoxyd bereits in der Milch zersetzt ist; es empfiehlt sich daher, die Prüfung auf Wasserstoffsuperoxyd in einer Milch nicht allzulange aufzuschieben.

3. Die alkoholische Lösung des essigsauren Benzidins kann ebenfalls als ein empfindliches Reagenz auf Wasserstoffsuperoxyd gebraucht werden. Man versetzt etwas ungekochte Milch mit alkoholischer Benzidinlösung, fügt Essigsäure zu und schließlich die auf Wasserstoffsuperoxyd zu prüfende Flüssigkeit. Die Gegenwart des letzteren gibt sich alsdann durch die Blaufärbung zu erkennen.

Soda

gehört zu den veralteten Konservierungsmitteln und hat in der gegenwärtigen Praxis keinen Ruf. Der Nachweis von Soda zur Milch läßt sich durch eine Bestimmung in der Asche führen. Man äschert eine genau abgewogene Menge Milch in einer Platinschale vorsichtig ein, wie es bei der Aschenbestimmung der Milchasche gesagt ist, und zieht die Asche mit wenig warmem Wasser aus. Eine mit Soda versetzte Milch muß stets alkalisch reagieren; hat sie einen Sodazusatz von 1.5 g pro Liter erfahren, so nimmt sie einen Seifengeschmack an. Den erkalteten wässrigen Auszug titriert man unter Anwendung von Phenolphtalein als Indikator mit $\frac{n}{4}$ Salzsäure. Werden nur bis 4 Tropfen $\frac{n}{4}$ HCl verbraucht, so liegt kein Sodazusatz vor. Die „wahre Alkalität“ der Milchasche liegt nach Farnsteiner unter 1 d. h. 1 g Asche verbraucht weniger als 1 ccm Normalsäure, erhöht sich aber nach Zusatz von Natriumkarbonat, wobei auch die Aschenmenge steigt.

Will man den Nachweis einer Verwendung von Alkalikarbonaten bei der Sauermilchkäsefabrikation führen, so verfährt man in ähnlicher Weise, indem man die Käsemenge bei gelindem Erhitzen längere Zeit verkohlt und den wasserlöslichen Auszug der Käseasche zur Prüfung heranzieht. Zusätze von etwa 1 % Alkalikarbonat und mehr bewirken stets eine deutliche oder starke alkalische Reaktion des wässrigen Aschenauszuges gegen Phenolphtalein, während Zusätze bis zu 0.5 %, wie die Untersuchungen gelehrt haben, eine derartige Wirkung nicht oder nur undeutlich erkennen lassen.

Salpeter

ist ein Hilfsstoff, zu dem die Molkereien gerne greifen. Nach Ermittlungen von F. Reiß (Charlottenburg) gibt es Molkereien, welche Salpeter der Milch zusetzen, um ihr den Rübengeschmack zu nehmen. Ebenso verfährt man bei Butter und Käse. In Käsereien wird häufig Salpeter zur Milch zugesetzt, um das Blähen der Käse zu verhüten bezw. abzuschwächen. In der geringen zur Verhütung der Käseblähung ausreichenden Menge ist ein derartiger Zusatz um so weniger zu beanstanden, als der Salpeter im Käse zu Ammoniak reduziert wird.

Zum Nachweise von Salpeter in Milch ist die geeignetste Flüssigkeit das Chlorkalziumserum, vorausgesetzt, daß es nitratfrei ist. 0.5 g Diphenylamin werden in einer Mischung von 100 ccm konzentrierter nitratfreier Schwefelsäure (vergl. Nitratprobe) und 20 ccm destillierten Wassers gelöst. 2 ccm davon werden in eine kleine Porzellanschale gebracht, hierauf läßt man vom Serum 0.5 ccm tropfenweise in die Mitte der Lösung fallen und das Ganze, ohne zu mischen, stehen. Nach einigen Minuten tritt bei Anwesenheit von Nitraten ein blauer Fleck auf, und beim Umschwenken wird die ganze Flüssigkeit blau. Sind keine Nitrate vorhanden, so erscheint in der Mitte ein bräunlicher Fleck.

Will man den Nachweis von Salpeter in Molkereiprodukten, z. B. in Butter, führen, bezw. einen Salpeterzusatz quantitativ bestimmen, so wendet man nicht unzweckmäßig das Busch sche Reagenz Nitron an, eine komplizierte organische Verbindung, die freilich infolge ihres hohen Preises die Bestimmung wesentlich verteuert. Um den Salpetergehalt in Butter nach dieser Methode zu bestimmen, verfährt man folgendermaßen: Nach Feststellung des Kochsalzgehaltes werden, falls dieser 4% nicht übersteigt, 50 g Butter unter Zugabe von wenig Wasser in einer Porzellanschale geschmolzen, sodann in einen Scheidetrichter gebracht und mit wenig Wasser, nach erfolgter Abkühlung mit Äther oder einer anderen fettlösenden Flüssigkeit nachgespült. Nach völliger Abtrennung der wässrigen, von Kasein getrübten Flüssigkeit zieht man diese in ein Becherglas ab, wäscht mehrmals die Fettlösung mit Wasser nach, bis die Flüssigkeitsmenge etwa 100 bis 150 ccm beträgt. Man dunstet die noch Fett und Kasein enthaltende Flüssigkeit auf dem Wasserbade bis auf etwa 25 ccm ein, versetzt mit 2 Tropfen Ammoniak und fügt etwas mehr an trocknem gepulvertem essigsaurem Blei hinzu, als dem vorhandenen Kochsalz zur Bildung von Chlorblei entspricht. Man kocht sodann einmal auf und läßt über Nacht bis zur völligen Erkaltung und Abscheidung des Chlorbleis stehen. Die gewöhnlich klare, schwach opaleszierende Flüssigkeit wird vom gefällten Eiweiß und Chlorblei durch den Filter getrennt, mit wenig kaltem Wasser nachgewaschen, bis keine oder nur geringe Salpeterreaktion mit Diphenylamin eintritt. Ein vier- bis fünfmaliges Auswaschen genügt zu diesem Zwecke.

Das Filtrat, welches nicht mehr als 50 bis 100 ccm betragen soll, wird mit einigen Tropfen Essigsäure schwach angesäuert, mit 10 ccm Nitronlösung (10 g Nitron in 100 ccm 5prozentiger Essigsäure gelöst) versetzt, einmal aufgekocht, sodann in Eiswasser bis zur völligen Abscheidung des in spitzen, scharfkantigen Nadeln auskristallisierenden Nitronnitrates abgekühlt. Auf einem gewogenen Goochtiegel filtriert, sammelt man das ausgeschiedene Nitronnitrat, überspült mit der Mutterlauge, spült mit 10 ccm eiskalten Wassers in vier Portionen nach, trocknet und wägt $\frac{\text{Gefundene Menge} \times 101}{375} = KNO_3$.

Borsäure bezw. Borax.

1. Kurkumareaktion. 100 ccm Milch werden mit Kalkmilch alkalisch gemacht und vorsichtig verascht. Man löst die Asche in möglichst wenig 10prozentiger Salzsäure auf, versetzt die Lösung mit etwas Lauge, um störende Eisenverbindungen zu entfernen, filtriert und dampft das Filtrat zur Trockne ein. Den Rückstand befeuchtet man mit ganz schwach salzsäurehaltigem Wasser, durchtränkt den Kristallbrei mit Kurkumatinktur und läßt auf dem Wasserbade eintrocknen. Bei Gegenwart der geringsten Spuren Borsäure erscheint der Rückstand zinnober- bis kirschrot. Anstelle der Kurkumatinktur kann man auch Kurkumapapier anwenden. Dasselbe stellt man sich in folgender Weise her: Man löst 0.05 g Kurkumin in 100 ccm 90 prozentigen Alkohols, tränkt hiermit Filtrierpapierstreifen und hängt diese im Dunklen zum Trocknen auf. Das Trocknen darf nicht bei zu hoher Temperatur erfolgen, weil durch zu hohe Wärmegrade das Papier an Empfindlichkeit einbüßt. Nach $^1/_2$ bis 1 Stunde ist das Papier gebrauchsfertig und muß vor Licht geschützt in Glasstöpselgläsern aufbewahrt werden.

2. Die Flammenreaktion ist ebenso empfindlich wie die Kurkumareaktion und beruht auf der Eigenschaft der Borsäure, mit Alkohol einen Ester zu bilden, der sich durch eine charakteristisch grün umsäumte Flamme zu erkennen gibt. Daher ist auch sie zum Nachweise der Borsäure anwendbar. Er geschieht mit Methyl- oder Äthylalkohol, welcher mit der Borsäure einen Borsäuremethyl- oder Äthylester bildet, der beim Anzünden der Alkoholdämpfe an der grün umsäumten Flamme erkannt werden kann. Man führt die Reaktion mit der Milchasche aus, indem man sie in einer Porzellanschale mit etwas Methylalkohol übergießt, einige Tropfen verdünnter Schwefelsäure hinzufügt und Alkohol und Schwefelsäure anzündet. Zeigt die Flamme eine grüne Umsäumung, die man mit dem bloßen Auge deutlich erkennen kann, so ist damit die Borsäure nachgewiesen. Man muß möglichst wenig Alkohol nehmen, weil die Flammenfärbung um so schneller eintritt, je weniger Alkohol man anwendet.

Benzoesäure

ist ein in allen Nahrungsmittelzweigen beliebtes Konservierungsmittel, um welches sich in neuerer Zeit die Streitfrage erhebt, ob ihr Zusatz zur Butter zwecks größerer Haltbarmachung derselben erlaubt sein dürfe oder nicht. Man geht dabei von der Tatsache aus, daß den Margarinefabrikanten die Erlaubnis zusteht, ihre Produkte mit Benzoesäure zu konservieren, und daß Gerichtsverhandlungen gegen Schlächter, welche benzoesäurehaltige Hacksalze in ihrem Betriebe verwenden, fast stets ohne Verurteilung des Angeklagten verlaufen. Obschon manche Fachleute einen derartigen Zusatz entschieden mißbilligen, so treten doch andere wiederum für ihn ein, und schließlich wird es wohl noch so weit kommen, daß man einen mäßigen Benzoesäurezusatz, selbstverständlich unter Deklaration, bei Dauerbutter wenigstens, als notwendiges Übel zulassen muß.

1. Da die Benzoesäure mit Wasserdämpfen flüchtig ist, so kann man ihre Gegenwart in Milch mit dem Destillat feststellen, welches man durch Einleiten von Wasserdampf in 50 ccm Milch erhält. Das Destillat versetzt man mit Phosphorsäure in geringem Überschuß und schüttelt mit Äther aus. Den Ätherrückstand, der nach Verdunsten des Äthers aus dem ätherischen Auszuge verbleibt, nimmt man mit wenig absolutem Alkohol auf, bringt ihn in ein Reagenzglas und verestert ihn mit wenig konzentrierter Schwefelsäure durch einmaliges Aufkochen. Nach dem Erkalten versetzt man mit Wasser, sodaß noch etwa 5 ccm Äther hinzugefügt werden können. Man schüttelt einmal um und hat dann den gesamten Benzoesäureäthylester im Äther. Nach Abdunsten des letzteren verbleibt der Ester, erkennbar an seinem angenehm würzigen Geruche selbst in großer Verdünnung. Diese Methode ermöglicht es, Benzoesäure- bezw. benzoesäurehaltige Salze mit großer Sicherheit nachzuweisen.

2. Ein anderer Nachweis der Benzoesäure besteht in ihrer Ausfällung als Eisenbenzoat, ein brauner Niederschlag, der die bekannteste Verbindung der Benzoesäure unter den Eisenverbindungen mit Schwermetallen ist. 100 ccm Milch werden in einem Becherglase mit 40 ccm Fehling scher Kupfersulfatlösung und 10 ccm Normal-Natronlauge versetzt. Dann fügt man noch 150 bis 200 ccm Wasser hinzu und rührt mit einem Glasstabe um. Das Filtrat wird in einen Scheidetrichter gebracht und nach Zusatz von 5 ccm konzentrierter Salzsäure zwei- bis dreimal mit Äther ausgeschüttelt. Die Auszüge werden durch ein Falterfilter in eine flache Glasschale gegossen, und der Äther bei gelinder Wärme verjagt. Bei 2 mg Benzoesäure in 100 ccm Milch zeigt der zurückbleibende Rest nach dem Erkalten deutliche Neigung zum Kristallisieren. Man nimmt den Rückstand mit wenig Wasser auf, säuert schwach an, extrahiert das Filtrat mit Äther, verdampft letzteren und löst den Rückstand im Reagenzglase in wenig heißem Wasser. Nachdem man die Lösung unter Anwendung von

1—2 Tropfen Phenolphtalein neutralisiert und 1 Tropfen $\frac{n}{4}$-Lauge im Überschuß zugegeben hat, prüft man die schwach alkalische Lösung mit 1—2 Tropfen verdünnter Eisenchloridlösung, wobei sie gelb wird, wenn Benzoesäure vorliegt.

3. 250—500 ccm Milch werden mit einigen Tropfen Kalk- oder Barytwasser alkalisch gemacht. Man verdampft zunächst auf $^1/_4$ des ursprünglichen Volumens und nach Zugabe von etwas Bimsstein schließlich zur Trockne. Die getrocknete Masse wird fein zerrieben, mit verdünnter Schwefelsäure angefeuchtet und drei- bis viermal mit dem doppelten Volumen 50prozentigen Alkohols ausgeschüttelt. Die alkoholischen Flüssigkeiten werden vereinigt, mit Barytwasser neutralisiert und auf ein kleines Volumen eingedampft. Man säuert mit verdünnter Schwefelsäure an und zieht schließlich die Benzoesäure durch Schütteln mit Äther aus. Nach Verjagung des letzteren bleibt die Benzoesäure in fast reinem Zustande zurück. Sie wird in heißem Wasser gelöst und durch Zusatz je eines Tropfens Natriumazetats und neutralen Eisenchlorids, welches einen rotbraunen Niederschlag von benzoesaurem Eisen erzeugt, erkannt.

Salizylsäure.

1. 100 ccm Milch werden, wie unter 2. beim Nachweise der Benzoesäure gesagt ist, behandelt. Der nach der Ätherverjagung verbleibende Rückstand wird mit wenig destilliertem Wasser aufgenommen. Liegt Salizylsäure vor, so ist diese durch die eine Violettfärbung hervorrufende Eisenchloridreaktion zu erkennen.

2. Man kann auch den in wenig Wasser gelösten Rückstand mit Millons Reagenz prüfen, wobei eine schöne rote Färbung auf Spuren von Salizylsäure hindeutet.

3. Man fügt zu einem Gemisch von 100 ccm Milch und 100 ccm Wasser bei einer Temperatur von 60° Celsius 8 Tropfen Essigsäure und 8 Tropfen salpetersaures Quecksilber. Nach dem Durchschütteln und Filtrieren schüttelt man das Filtrat mit 50 ccm Äther aus, der die Salizylsäure aufnimmt. Man filtriert und läßt den Äther verdunsten, wobei die Salizylsäure in Form von weißen Kristallen sich ausscheidet. Die Kristalle werden in Alkohol gelöst, und die Lösung mit 1 Tropfen 1prozentiger Eisenchloridlösung versetzt, wobei die Gegenwart der Salizylsäure sich durch die charakteristische Violettfärbung zu erkennen gibt.

Zuckerkalk

oder Kalksaccharat (an Kalk gebundene Saccharose) ist ein chemisches Präparat, mit dem in neuester Zeit schwunghafter Handel getrieben wird und das wegen seiner säurebindenden, eiweißlösenden und keimtötenden Eigenschaft zur Frischerhaltung der Milch und zur Verfälschung des Rahmes dient. Eine Nahrungsmittelfälschung im wahrsten Sinne des Wortes liegt bei einem Zuckerkalkzusatze unzweifelhaft vor; denn nicht allein wird der Käufer über den Zustand einer schon stark zersetzten Milch hinweggetäuscht, sondern auch bezüglich der Qualität des Rahmes betrogen, weil der Zuckerkalk in seiner Eigenschaft als Verdickungsmittel dem Rahme ein fettreicheres Aussehen gibt, als es dem wirklichen Rahmfettreichtume entspricht. Er verleiht somit minderwertigen Rahmsorten den Anschein einer besseren Beschaffenheit. Abgesehen hiervon verändert der Zuckerkalk Milch sowohl wie Rahm nicht nur in ihrer Zusammensetzung, sondern übt auch auf sie gesundheitsschädliche Wirkungen aus. Daher ist seine Verwendung durchaus verwerflich und mit Recht strafbar. Allzu häufig scheinen Zuckerkalkzusätze zu genannten Erzeugnissen noch nicht vorgekommen zu sein, dürften aber in Anbetracht der Anpreisungen, die ihm von seiten der Fabrikanten widerfahren, nicht ausgeschlossen sein. Von großer Wichtigkeit ist es demnach für den Chemiker, ein Verfahren zu besitzen, welches ihm erlaubt, leicht und sicher einen derartigen Kalksaccharatzusatz zur Milch und zum Rahm nachzuweisen.

Es kommt bei der Untersuchung von Zuckerkalk nicht allein auf die Ermittlung des Kalkes, sondern auch auf den Nachweis der Gegenwart von Saccharose an, sodaß sich die Prüfung auf Zuckerkalk auf die Ermittlung der Saccharose und auf die quantitative Bestimmung des Kalkes in Milch und Rahm erstreckt.

Zum Nachweise der Saccharose gibt es verschiedene Methoden. Speziell für Milch und Rahm eignet sich am besten von allen die Cottonsche Reaktion, welche mit Ammoniummolybdat und Salzsäure ausgeführt wird. 25 ccm Milch oder Rahm werden in einem kleinen Erlenmeyerkölbchen mit 10 ccm einer 5prozentigen Uranazetatlösung versetzt, umgeschüttelt und nach 5 Minuten ruhigem Stehenlassen durch ein Faltenfilter filtriert. Von dem Filtrat nimmt man für Milch 10 ccm, für Rahm die ganze Menge desselben in ein Reagenzglas, fügt 2 ccm einer kalt gesättigten Ammoniummolybdatlösung und 8 ccm einer verdünnten Salzsäure hinzu (1 Teil 25prozentige Salzsäure und 7 Teile Wasser). Hat man den Inhalt umgeschüttelt, so stellt man das Reagenzglas in ein Wasserbad von 80° Celsius und läßt es ungefähr 5 bis 10 Minuten lang darin. Bei Gegenwart von Saccharose in Milch und Rahm färbt sich dann die Flüssigkeit je nach der vorhandenen Menge mehr oder weniger blau, und nach einiger Zeit setzt sich am Boden des Reagenzglases ein bläulicher Niederschlag ab, während die darüberstehende Flüssigkeit tiefblau aussieht. Stellt man einen Vergleichsversuch mit normaler Milch an, so findet man, daß sich die Flüssigkeit wohl grünlich färbt, aber niemals den charakteristischen blauen Farbenton annimmt.

Das Verfahren des Kalknachweises gestaltet sich bei Milch folgendermaßen: Man schüttelt 250 ccm Milch mit 10 ccm einer 10prozentigen Salzsäure um und filtriert $^1/_2$ Stunde später. Um ein möglichst klares Filtrat zu erhalten, muß man das zuerst durchgehende nochmals aufs Filter bringen. Vom Filtrat nimmt man 104 ccm (entsprechend 100 ccm Milch), gibt sie in ein 200 ccm-Kölbchen, fügt 10 ccm 10prozentiger Ammoniaklösung zu, füllt mit destilliertem Wasser auf, läßt $^1/_2$ Stunde stehen und filtriert. 100 ccm dieses Filtrates (entsprechend 50 ccm Milch) werden dann mit 10 ccm einer 5prozentigen Ammoniumoxalatlösung versetzt, und die Kalkbestimmung in der bekannten Weise fortgesetzt.

Handelt es sich um eine des Zuckerkalkgehaltes verdächtige Rahmprobe, so wendet man 250 g davon an und verschafft sich das Serum durch Zusatz von 8 ccm 10prozentiger Salzsäure und Filtration. Von dem Serum nimmt man $\frac{208}{4} = 52$ ccm (entsprechend 50 g Rahm), gibt sie in ein Kölbchen von 100 ccm, fügt 5 ccm 10prozentigen Ammoniak zu, füllt auf, läßt $^1/_2$ Stunde stehen und filtriert. 50 ccm des Filtrates (entsprechend 25 g Rahm) versetzt man dann mit 10 ccm 5prozentiger Ammoniumoxalatlösung, läßt über Nacht stehen und fährt fort wie bei einer gewöhnlichen Kalkbestimmung. Das Ergebnis multipliziert man mit 4.

Das Milchkonservierungsmittel Soldona, eine Handelsware der neuesten Zeit, besteht aus einer schwach salzsauren oder wässrigen Lösung von 5.89 % technisch reinen Wasserstoffsuperoxyd.

Perservid, welches zu demselben Zwecke angepriesen wird, ist eine 4.3prozentige schwach flußsaure Lösung derselben Substanz.

Was das Hexamethylentetramin betrifft, so diente dieser auch unter dem Namen „Urotropin" bekannte organische Körper eine zeitlang zur Milchkonservierung, um die an sich normale Ware von dem Verderben zu schützen. Seine konservierende Kraft dürfte auf einer Abspaltung von Formalin zurückzuführen sein. Nach Angaben mancher Gelehrten sollen selbst größere Mengen von diesem Stoff gut vertragen werden, weshalb nicht anzunehmen ist, daß eine 0.2prozentige Urotropinkonservierung zu gesundheitsschädlichen Störungen führen dürfte, wegen der wahrscheinlichen Formalinabspaltung aber dürften trotz der Untersuchungen jener Gelehrten Reizungen des Magens und des Darmes nicht ausgeschlossen sein.

Söresin, ein von A. Sörensen (Dortmund) angebotenes Frischerhaltungsmittel für Butter, besteht fast zur Hälfte aus Kochsalz, im übrigen aus Salpeter, Rohrzucker und doppelkohlensaurem Natron.

Föresin I verhindert nach der Gebrauchsanweisung das Sauerwerden und Absetzen des Schlagrahmes und besteht zur Hälfte aus Rohrzucker, enthält daneben Formalin oder einen Formaldehyd abgebenden Körper, ein Verdickungsmittel und wenig Vanillin.

Föresin II, welches nur das Absetzen des Schlagrahmes verhindern soll, besteht fast zu $^2/_3$ aus Rohrzucker und enthält dasselbe Verdickungsmittel wie Föresin I.

Oppermanns Milcherhaltungspulver ist ein weißes Pulver, welches das Sauerwerden der Milch verhüten soll und auch für Käse und Butter empfohlen wird. Es löst sich in kaltem Wasser leicht zu einer annähernd neutral reagierenden Flüssigkeit auf und besteht aus 61 % Borsäure, 6 % Borax und 33 % Kochsalz.

Lakto-Kordin wird als „nicht nachweisbar" empfohlen. Es ist eine wässrige Auflösung von Wasserstoffsuperoxyd mit einem Gehalt von 10.78 %, also lediglich weiter nichts als eine Neuauflage des berühmten „Milchozons" und analoger Präparate.

Unter dem Namen „Mystin" kommt ein Konservierungsmittel für Milch usw. in den Handel, welches aus Natriumnitrit, Formalin und Wasser besteht. Das Formalin gibt sich im allgemeinen bei der Fettbestimmung nach Gerber mit Schwefelsäure und Amylalkohol zu erkennen. Oder es werden 100 ccm Milch mit 5 ccm konzentrierter Phosphorsäure angesäuert nnd im Dampfstrom destilliert. Zu 10 ccm des Destillates gibt man die gleiche Menge an Schiffs Reagenz zu, worauf eine innerhalb 5 Minuten eintretende Rosafärbung die Gegenwart von Formalin anzeigt. Zum Nachweise des Natriumnitrits koaguliert man einen Teil der Milch mit verdünnter Schwefelsäure und filtriert. Das klare Filtrat prüft man dann in bekannter Weise auf salpetrige- oder Salpetersäure; tritt hierbei eine tiefblaue Färbung ein, so ist das Nitrit nachgewiesen.

Fluornatrium ist ein zur Butterkonservierung gebräuchliches Mittel und hält die Butter, in Menge von 1 g pro Kilo zugesetzt, fast 3 Monate frisch. Es ist ein Salz, welches in unsern Knochen vorkommt und oft zur Bekämpfung von Gärungen, insbesondere der Buttersäuregärung, angewandt wird. Man bestimmt das Fluormaß analytisch. Die Methode beruht auf der Verflüchtigung des Fluors als Fluorsilizium, Zersetzung derselben mit Wasser und Titrieren der gebildeten Kieselfluorwasserstoffsäure mit Normalkalilösung. 1 ccm Normalkalilauge = 0.019 g Fluor. Man mengt die abgewogene Buttermenge mit der 15fachen Menge Quarzsand, bringt das Gemenge in einem Destillationskolben mit flachem Boden von 200 bis 250 ccm Rauminhalt und nimmt die Zersetzung des Fluormetalls durch Zugabe von 50 ccm konzentrierter Schwefelsäure, die man durch einen Hahntrichter zufließen läßt, vor. Man leitet einen langsamen Luftstrom (1—2 Luftblasen in der Sekunde) ein und destilliert unter allmählich steigender Erhöhung der Temperatur schließlich bei 150° das sich verflüchtigende Fluorsilizium über, wobei man dasselbe durch zwei U-förmige Röhren, von denen die eine gekörntes Chlorkalzium und die andere entwässertes Kupfervitriol enthält, streichen läßt. Man fängt es auf in einem Becherglase, auf dessen Boden sich Quecksilber befindet, worüber Wasser geschichtet ist, welches zur Zersetzung des Fluorsiliziums dient. Sobald in dem Destillationskolben keine Gasbläschen mehr auftreten, ist die Zersetzung beendet. Unter weiterer Luftzufuhr läßt man erkalten und titriert die gebildete Kieselfluorwasserstoffsäure mit Normalkalilauge.

Das Konservierungsmittel Dura besteht aus: 40.70 % Saccharose, 16.2 % freier Benzoesäure, 15.8 % Natriumbenzoat, 12.4 % Kochsalz.

Sahnin, ein Konservierungsmittel für Sahne, ist ein Gemenge von kohlensauren Alkalien mit Magnesia. 1 kg Sahnin wird für 8 ℳ verkauft, hat aber nur einen Wert von etwa 55—75 Pfennig.

Milcholithin ist 3prozentiges Wasserstoffsuperoxyd.

Vollhases Verfahren zum Nachweise von Konservierungsmitteln in Butter.

Vollhase gibt den Nachweis von Konservierungsmitteln in Butter in folgender knappen und rasch ausführbaren Arbeitsweise an:

50 g Butter werden mit 100 ccm kochendem Wasser, dem 1 bis 2 Tropfen einer 15prozentigen Natronlauge und etwa 10 g festes Paraffin zugefügt werden, übergossen und kräftig durchgeschüttelt, sodaß das hierbei schmelzende Fett möglichst gleichmäßig verteilt wird. Nach dem Erkaltenlassen, wozu man nötigenfalls in kaltes Wasser oder Eis stellt, durchstößt man den Fettkuchen und filtriert die wässrige alkalische Flüssigkeit ab. Zum Nachweise von Salizylsäure, Benzoesäure, Fluornatrium und Borsäure versetzt man das Filtrat mit aufgeschwemmten Aluminiumhydrat, schüttelt durch, erhitzt zum Sieden und filtriert nach dem Erkalten. Die schwach opaleszierende Lösung dient zur Untersuchung.

Für den Nachweis der Salizylsäure und deren Salze nimmt man 3—5 ccm der Lösung und versetzt mit Eisenchlorid.

Die Benzoesäure extrahiert man aus der mit Salzsäure angesäuerten Lösung mit Äther und nimmt nach dem Verdampfen des Äthers den Rückstand mit einer Mischung von 2 Tropfen 10prozentigem Ammoniak und 5 ccm destilliertem Wasser auf. Man kocht solange, bis der Ammoniakgeruch verschwunden ist und die Flüssigkeit rotes Lackmuspapier nicht mehr bläut. Benzoesäure gibt sich durch Zusatz von stark verdünnter Eisenchloridlösung nach dem Erkalten zu erkennen.

Fluor. Die ausgeätherte Lösung wird mit Natronlauge alkalisch gemacht und bis auf 65 ccm eingedampft. 3 ccm davon werden mit Essigsäure und Kalziumchloridlösung versetzt. Ein weißer Niederschlag von Fluorkalzium deutet auf die Anwesenheit von Fluornatrium hin.

Die Borsäure bezw. Borate wird mit dem Reste der Lösung in bekannter Weise ermittelt.

Schlußwort.

Den Anlaß zur Zusammenstellung vorliegenden Materials gab das speziell an Molkerei-Lehranstalten sich immer mehr bemerkbar machende Bedürfnis nach einem einfach gehaltenen Buche zum praktischen Gebrauch und zum Selbstunterricht, das nicht nur den Schülern während ihrer Lehrzeit, sondern auch später noch in ihren Betriebsleiterstellungen die nötigen Fingerzeige zu geben bestimmt sei. Wenn es auch für diese Art junger Leute vielleicht etwas zu wissenschaftlich gefaßt ist, so hat dies seinen Grund darin, daß bei der Abfassung des in erweiterter Auflage erschienenen Buches der Verfasser hauptsächlich junge Leute mit vorgeschrittener Ausbildung ins Auge gefaßt hat. Es gibt zwar eine ganze Reihe interessanter milchwirtschaftlicher Lehrbücher, sie leiden aber alle an dem Übelstande, daß sie wissenschaftlich zu weitschweifig sind und daher weder von Schülern und Hospitanten noch von Studierenden, die sich dem Spezialfache der Milchuntersuchung zuzuwenden gedenken, gerne zu Rate gezogen werden. Das ist der Grund, weshalb ich ein kurz und klar geschriebenes Buch herauszugeben versucht habe; ob es mir aber gelungen ist, das Richtige getroffen zu haben, überlasse ich dem Urteile der geneigten Leser. Jedenfalls gebe ich dem Buche den Wunsch mit auf den Weg, daß es allgemeine Verbreitung finden und eine zweckmäßige Nutzanwendung zur Folge haben möchte. Sache des Untersuchenden ist es, für einen bestimmten Zweck das geeignetste der in dem Buche angegebenen Verfahren herauszusuchen und genau nach Vorschrift zu arbeiten. Mit der Wiederholung des Wunsches, es möge sich zahlreiche Anhänger erwerben, übergebe ich das Buch seiner Bestimmung.

FSC
www.fsc.org
MIX
Papier | Fördert gute Waldnutzung
FSC® C083411

Zeitfracht Medien GmbH
Ferdinand-Jühlke-Straße 7
99095 Erfurt, Deutschland
produktsicherheit@kolibri360.de